女性常见病用药与食疗

主　编

陈惠中　　陈　斌

副主编

王曙东　　陆健敏　　陈　胜

编　者

范　卉　马春霞　孟　音　周　瑶　吕敏敏

董　蕾　王　然　王　洁　周和玲　王喆一

王晓婧　张文君　陈晓清　徐　锋　陈　胜

陆健敏　王曙东　陈　斌　陈惠中

金盾出版社

内 容 提 要

本书介绍了女性经前期综合征、痛经、月经失调、功能性子宫出血、围绝经期综合征、急性乳腺炎、乳腺增生病、子宫肌瘤和阴道炎等常见病的用药与食疗。内容深入浅出、通俗易懂、操作简便，突出了科普性、实用性和群众性，既适合广大城乡女性家庭实践，又适合广大基层医护人员参考应用。

图书在版编目(CIP)数据

女性常见病用药与食疗/陈惠中，陈斌主编 . — 北京 ：金盾出版社，2018.8(2019.5 重印)
ISBN 978-7-5186-1368-7

Ⅰ.①女… Ⅱ.①陈…②陈… Ⅲ.①妇科病—常见病—用药法②妇科病—常见病—食物疗法 Ⅳ.①R711.05②R247.1

中国版本图书馆 CIP 数据核字(2017)第 160219 号

金盾出版社出版、总发行
北京太平路 5 号(地铁万寿路站往南)
邮政编码：100036 电话：68214039 83219215
传真：68276683 网址：www.jdcbs.cn
三河市双峰印刷装订有限公司印刷、装订
各地新华书店经销
开本：850×1168 1/32 印张：11.25 字数：280 千字
2019 年 5 月第 1 版第 2 次印刷
印数：4 001～7 000 册 定价：35.00 元

前　言

　　随着女性内分泌功能的调节和变化,在生理上表现为月经期、妊娠期、产褥期、哺乳期和围绝经期;在各个时期内,如果关注不够或保健不当,都会导致女性患病;若不能对症下药,不仅给女性带来身体和精神上的痛苦,也对女性的工作、学习和生活带来不良影响。本书编者俱为妇科专业医务人员,他(她)们集多年女性常见病诊疗经验、汇古今中外女性常见病用药与食疗方,对女性常见病用药与食疗进行了系统的论述,一定能给女性带来福音。

　　本书共分九部分,包括经前期综合征、痛经、月经失调、功能性子宫出血、围绝经期综合征、急性乳腺炎、乳腺增生病、子宫肌瘤和阴道炎等女性常见病的用药与食疗。用药分为西医用药和中医用药两部分,前者包括女性常见病防治原则性措施和不同病情西医用药方,后者包括女性常见病辨证施治方、秘验方、中成药剂方和中药汤剂方。食疗包括女性常见病辨证施治食疗、药食兼用品食疗和食品食疗。本书内容深入浅出、通俗易懂、操作简便,突出了科普性、实用性和群众性,既适合广大城乡女性家庭实践,又适合广大基层医护人员参考应用。

　　本书引用了国内外妇科权威专家的最新科研成果,在此,对他(她)们的辛勤劳动,表示衷心地感谢!因编者水平有限,书中难免有错误和不足,恳请广大读者批评指正。

陈惠中

目　录

第一章　经前期综合征用药与食疗

经前期综合征是指女性在月经前出现的生理上、精神上和行为上的改变,并随月经来潮而逐渐消失的症候群。临床表现为头痛、眩晕、全身疼痛、乳房胀痛、失眠、情志异常、发热、水肿、腹痛、腹胀、腹泻、吐血、鼻出血、感冒、荨麻疹、面部痤疮、口舌糜烂和声音嘶哑等经行主症。经前期综合征的发病率约占行经女性的50%,以20~30岁女性为高发,多见于城乡白领女性;病情轻者可以耐受,病情重者影响工作、学习和生活。

中医学称经前期综合征为月经前后诸症或经行诸症,按辨证施治将经前期综合征分为肝气郁结型、血瘀型、肾阴虚型、肾阳虚型、血虚型和风热型等。

第一节　经前期综合征西医用药

一、经前期综合征镇静剂用药方

避免或解除精神紧张和抑郁,镇静剂用药方如下。

1. 苯巴比妥,每次3毫克,每日3次,口服。

2. 谷维素,每次10毫克,每日3次,口服,连用3~4日。

3. 地西泮,每次5毫克,每日晚睡前1次,口服。

二、经前期综合征利尿剂用药方

若经前期综合征经行水肿症明显,利尿剂用药方如下。

1. 双氢克尿噻,每次25毫克,每日1~3次,口服。

2. 氨苯喋啶,每次50~100毫克,每日2次,口服。

3. 螺内酯,每次20毫克,每日3次,口服。

三、经前期综合征激素剂用药方

1. 甲羟孕酮,每次4~8毫克,每日1次,口服;从月经前14

日开始,连用 10 日。

2. 甲睾酮,每次 5 毫克,每日 2 次,舌下含服;从月经前 14 日开始,连用 10 日。

四、经前期综合征多巴胺激动剂用药方

若经前期综合征经行乳房胀痛症严重,多巴胺激动剂用药方如下。

溴隐亭,每次 1.25 毫克,每日 1~2 次,口服;从月经前 10~14 日开始,用至经行乳房胀痛症消失为止。

第二节　经前期综合征中医用药

一、经前期综合征辨证施治方

根据经前期综合征临床表现,中医学按辨证分为以下六型施治。

1. 肝气郁结型经前期综合征。乳房胀痛、硬而疼痛、甚至痛不可触,情志异常、频繁叹息、频躁易怒、胸胁少腹胀痛或腹痛、大便溏泻、腹部胀痛,头痛剧烈、多以巅顶或头侧掣痛为主,吐血、鼻出血,月经过多、月经先后不(无)定期、月经色深红,舌质暗红或舌尖边红、舌苔薄白或微黄、脉弦或弦数。宜采用疏肝解郁、理气止痛等治则,药用白芍、益母草、生地黄各 20 克,牡丹皮、栀子、天麻、钩藤各 15 克,柴胡、郁金、香附、甘草各 10 克。随症加减用药。每日 1 剂,水煎取汁,分 2 次服用。

2. 血瘀型经前期综合征。月经前和月经期头痛剧烈,或全身疼痛、肢体关节疼痛,或素有疼痛月经期加剧、痛有定处、如锥刺痛,月经来潮时头面和(或)四肢水肿、发热、月经色紫暗有块,舌质暗或有瘀点、脉细涩。宜采用调气活血、化瘀通络等治则,药用益母草、白芍各 30 克,丹参、赤芍、白芍各 20 克,防风、茯苓各 15 克,桃仁、乳香、川芎、甘草各 10 克。随症加减用药。每日 1 剂,水煎取汁,分 2 次服用。

3. 肾阴虚型经前期综合征。月经前或乳房胀痛不硬,午后潮热、两颧潮红、五心烦热,吐血或鼻出血、血色鲜红、血量不多、无血块,月经来潮时痰中带血丝、喉中有血腥味,口舌糜烂、头昏耳鸣、咽干口渴、目赤、腰膝酸软,月经失期、月经过少,舌质红、舌苔少、脉细弦稍数。宜采用滋阴养肝等治则,药用淮山药、麦芽、沙参、生地黄各30克,熟地黄、女贞子、牡丹皮各20克,枸杞子、白芍各15克,黄柏、知母、山茱萸、茯苓各10克,三七粉末3克。随症加减用药。每日1剂,水煎取汁,分2次服用。

4. 肾阳虚型经前期综合征。大便泄泻如水样、常于五更天亮前泄泻,水肿、腰膝酸软、头晕耳鸣、畏寒肢冷,月经后期、月经过少、月经色淡质稀,舌质淡、舌苔白、脉沉迟。宜采用温肾助阳等治则,药用茯苓、白扁豆各30克,党参、薏苡仁、山楂各20克,白术、巴戟天、石榴皮各15克,桂枝、炮姜各10克。每日1剂,水煎取汁,分2次服用。

5. 血虚型经前期综合征。月经期或月经后头晕头痛、痛势绵绵、劳则痛甚,发热、肢体关节疼痛、麻木;月经期身发风团或疹块、月经期延长、月经过少、月经色淡,面色无华、心悸怔忡,舌质淡、舌苔薄白、脉细弦。宜采用益气养血等治则,药用炙首乌、当归、白芍、生地黄各20克,黄芪、党参各15克,蔓荆子、升麻各10克,大枣10个。随症加减用药。每日1剂,水煎取汁,分2次服用。

6. 风热型经前期综合征。月经期身发红色风团或疹块、遇风感热、其痒更甚,口干喜饮、尿黄、大便干结,舌苔薄白、脉弦。宜采用疏风养血、清热止痒等治则,方用消风散加减,药用当归、生地黄、防风、蝉蜕、知母、苦参、胡麻仁、荆芥、苍术、牛蒡子、石膏各3克,甘草、木通各1.5克。每日1剂,水煎取汁2次,合并药汁,分2～3次服用。

二、经前期综合征秘验方

根据经前期综合征证型和经行主症不同,以下秘验方,供酌情选用。

1. 柴胡、陈皮各12克,川芎、香附、枳壳、白芍各10克,甘草3

克。每日1剂,水煎取汁2次,合并药汁,分2～3次服用。具有疏肝解郁、理气止痛等作用,适用于肝气郁结型经前期综合征经行乳房、乳头胀痛或情志异常症等。

2. 石决明、益母草各30克,桑寄生、白芍各20克,天麻、钩藤、栀子、牛膝、杞菊花、羚羊角(先煎)各15克,黄芩18克,藁本9克。每日1剂,水煎取汁2次,合并药汁,分2～3次服用。具有疏肝解郁、理气止痛等作用,适用于肝气郁结型经前期综合征经行头痛症等。

3. 白术30克,白芍、防风各20克,陈皮15克,甘草10克。每日1剂,水煎取汁2次,合并药汁,分2～3次服用。具有疏肝解郁、理气止痛等作用,适用于肝气郁积型经前期综合征经行腹痛、腹泻、腹部胀满症等。

4. 柴胡、当归、白芍、白术、茯苓、生姜各15克,牡丹皮、栀子各10克,薄荷、甘草各6克。每日1剂,水煎取汁2次,合并药汁,分2～3次服用。具有疏肝解郁、理气止痛等作用,适用于肝气郁结型经前期综合征经行发热症等。

5. 白茅根、益母草各30克,白芍、生地黄、代赭石(先煎)各20克,牡丹皮、栀子、黄芩、川楝子、牛膝、竹茹各15克,当归12克。每日1剂,水煎取汁2次,合并药汁,分2～3次服用。具有疏肝解郁、理气止痛等作用,适用于肝气郁结型经前期综合征经行吐血症、鼻出血症等。

6. 益母草30克,赤芍、桃仁、丹参各15克,川芎、石菖蒲各10克,大枣10个,红花9克,生姜3片,麝香(冲服)0.15克。每日1剂,水煎取汁2次,合并药汁,分2～3次服用。具有调气活血、化瘀通络等作用,适用于血瘀型经前期综合征经行头痛症等。

7. 杜仲(炒断丝)45克,没药、延胡索、当归(焙干)、肉桂(去粗皮)、草薢(烘干)各30克。各味共研为细末和匀,贮存备用。每次5～10克,每日2～3次,黄酒调服。具有调气活血、化瘀通络等作用,适用于血瘀型经前期综合征经行头痛症等。

8. 桃仁 12 克,牛膝 10 克,当归、生地黄、红花各 9 克,枳壳、赤芍各 6 克,桔梗、川芎各 4.5 克,甘草 3 克。每日 1 剂,水煎取汁 2 次,合并药汁,分 2~3 次服用。具有调气活血、化瘀通络等作用,适用于血瘀型经前期综合征经行发热症等。

9. 芍药 45 克,桂心、当归、川芎、前胡、防风各 22.5 克,炙甘草、茯苓各 10 克。每日 1 剂,水煎取汁 2 次,合并药汁,分 2~3 次服用。具有调气活血、化瘀通络等作用,适用于血瘀型经前期综合征经行水肿症等。

10. 山药、麦芽各 30 克,北沙参、生地黄各 20 克,麦门冬、天门冬、山茱萸、枸杞子、白芍、当归各 15 克,川楝子、鸡内金各 10 克。每日 1 剂,水煎取汁 2 次,合并药汁,分 2~3 次服用。具有滋阴养肝等作用,适用于肾阴虚型经前期综合征经行乳房、乳头胀痛症等。

11. 北沙参 30 克,女贞子、墨旱莲各 20 克,牡丹皮、栀子、牛膝、山茱萸各 15 克,当归、生地黄、熟地黄各 10 克,黑荆芥 9 克。每日 1 剂,水煎取汁 2 次,合并药汁,分 2~3 次服用。具有滋阴养血等作用,适用于肾阴虚型经前期综合征经行吐血症等。

12. 熟地黄 24 克,山茱萸、山药各 12 克,泽泻、牡丹皮、茯苓各 9 克,知母、黄柏各 6 克。每日 1 剂,水煎取汁 2 次,合并药汁,分 2~3 次服用。具有滋阴养血等作用,适用于肾阴虚型经前期综合征经行口舌糜烂症等。

13. 茯苓 30 克,党参、生薏苡仁各 20 克,补骨脂、吴茱萸、白术、巴戟天、石榴皮、白芍各 15 克,肉豆蔻 10 克,五味子、炮姜各 9 克。每日 1 剂,水煎取汁 2 次,合并药汁,分 2~3 次服用。具有温肾助阳等作用,适用于肾阳虚型经前期综合征经行腹泻症等。

14. 茯苓、白扁豆各 30 克,党参、薏苡仁、山楂各 20 克,白术、巴戟天、石榴皮各 15 克,木香 10 克,虾仁(后下)6 克。每日 1 剂,水煎取汁 2 次,合并药汁,分 2~3 次服用。具有温肾扶阳等作用,适用于肾阳虚型经前期综合征经行腹泻症等。

15. 何首乌 20 克,当归、白芍、生地黄、蔓荆子、杭菊、枸杞子、石楠藤各 15 克,甘草 6 克。每日 1 剂,水煎取汁 2 次,合并药汁,分 2～3 次服用。具有滋阴养血等作用,适用于阴血虚型经前期综合征经行头痛症等。

16. 炙黄芪 30 克,枸杞子、红枣各 15 克,当归、龙眼肉、茯神、炒白术、炒枣仁、桑寄生各 12 克,人参、广木香、炙甘草各 6 克,炙远志 5 克,生姜 5 片。每日 1 剂,水煎取汁 2 次,合并药汁,分 2～3 次服用。具有补血养营、补益心脾等作用,适用于血虚型经前期综合征经行眩晕症等。

17. 代赭石(先煎)、生龙骨(先煎)、生牡蛎(先煎)各 30 克,生地黄、白芍、怀山药、枸杞子、女贞子、柏子仁各 15 克,钩藤(后下) 12 克,牛膝 10 克。每日 1 剂,水煎取汁 2 次,合并药汁,分 2～3 次服用。具有滋肾养阴、平肝潜阳等作用,适用于阴虚阳亢型经前期综合征经行眩晕症等。

18. 白术、车前子(布包)、大枣各 12 克,半夏、云茯苓、橘红、天麻、刺蒺藜、蔓荆子各 10 克,甘草 6 克,生姜 5 片。每日 1 剂,水煎取汁 2 次,合并药汁,分 2～3 次服用。具有健脾和中、化痰除湿等作用,适用于脾虚痰湿型经前期综合征经行眩晕症等。

19. 党参、黄芪各 24 克,红枣 15 克,白术、茯神、酸枣仁、龙眼肉各 12 克,当归 10 克,广木香、生姜、炙甘草各 6 克,炙远志 5 克。每日 1 剂,水煎取汁 2 次,合并药汁,分 2～3 次服用。具有健脾益气、养心安神等作用,适用于心脾两虚型经前期综合征经行失眠症等。

20. 石决明(先煎)、龙骨(先煎)各 30 克,生地黄、麦门冬、朱茯神各 15 克,白蒺藜、炒薏仁、柏子仁各 12 克,栀子、黄芩、泽泻、车前子(布包)各 10 克,龙胆草、甘草、远志各 6 克。每日 1 剂,水煎取汁 2 次,合并药汁,分 2～3 次服用。具有清肝泻火、宁心安神等作用,适用于心肝火旺型经前期综合征经行失眠症等。

21. 沙参、麦门冬、生地黄各 15 克,茯神 12 克,白芍、当归各

10 克,炙远志、甘草各 6 克,肉桂(后下)3 克。每日 1 剂,水煎取汁2 次,合并药汁,分 2～3 次服用。具有滋阴宁神、交通心神等作用,适用于心肾不交型经前期综合征经行失眠症等。

22. 制附片(先煎)、茯苓各 15 克,白术、生姜各 12 克,白芍、桂枝、猪苓、泽泻、巴戟天各 10 克。每日 1 剂,水煎取汁 2 次,合并药汁,分 2～3 次服用。具有温肾助阳、健脾行水等作用,适用于脾肾阳虚型经前期综合征经行水肿症等。

23. 益母草、熟地黄、赤芍各 15 克,泽兰 12 克,当归、川芎、炒川楝子、玄胡、槟榔、广木香各 10 克。每日 1 剂,水煎取汁 2 次,合并药汁,分 2～3 次服用。具有养血活血、理气化湿等作用,适用于气滞血瘀型经前期综合征经行水肿症等。

24. 生地黄、熟地黄各 15 克,天门冬、麦门冬、石斛、炙枇杷叶、黄芩各 12 克,茵陈、枳壳、黄连各 10 克,生甘草 6 克,肉桂(后下)3 克。每日 1 剂,水煎取汁 2 次,合并药汁,分 2～3 次服用。具有滋阴降火、生津润燥等作用,适用于心火上炎型经前期综合征经行口舌糜烂症等。

25. 连翘、栀子、黄芩各 12 克,薄荷 10 克,大黄(后下)、芒硝(冲服)、甘草、淡竹叶各 6 克。每日 1 剂,水煎取汁,分 2～3 次服用。具有清热泻火、荡涤胃热等作用,适用于胃热熏蒸型经前期综合征经行口舌糜烂症等。

26. 滑石(粉)30 克,连翘、射干、黄芩各 15 克,藿香、川木通、茵陈各 12 克,石菖蒲、浙贝母各 10 克,白豆蔻(后下)、薄荷(后下)各 6 克。每日 1 剂,水煎取汁 2 次,合并药汁,分 2～3 服用。具有清热利湿、芳化湿浊等作用,适用于脾胃湿热型经前期综合征经行口舌糜烂症等。

27. 夏枯草、茵陈各 15 克,生地黄 12 克,栀子、黄芩、柴胡、车前子(布包)、泽泻、川木通、当归各 10 克,龙胆草、甘草各 6 克。每日 1 剂,水煎取汁 2 次,合并药汁,分 2～3 次服用。具有清热利湿、泻火解毒等作用,适用于肝脾湿热型经前期综合征经行面部痤疮症等。

28. 炙枇杷叶、桑白皮、金银花各 15 克，连翘、射干各 12 克，牛蒡子、黄连、黄柏各 10 克，人参、马勃各 6 克。每日 1 剂，水煎取汁 2 次，合并药汁，分 2～3 次服用。具有疏风宣肺、清热解毒等作用，适用于肺经郁热型经前期综合征经行面部痤疮症等。

29. 羌活、独活、柴胡、前胡、茯苓各 12 克，川芎、枳壳、桔梗各 10 克，人参、甘草、生姜、薄荷（后下）各 6 克。每日 1 剂，水煎取汁 2 次，合并药汁，分 2～3 次服用。具有调理气虚不固等作用，适用于风寒袭表型经前期综合征经行感冒症等。

30. 柴胡、黄芩、牡丹皮、赤芍、生地黄、玄参、前胡各 12 克，紫苏叶、荆芥、桔梗各 10 克，薄荷（后下）、甘草各 6 克。每日 1 剂，水煎取汁 2 次，合并药汁，分 2～3 次服用。具有透表泄热、和血调经等作用，适用于内有伏热、风热犯肺型经前期综合征经行感冒症等。

31. 炙首乌、黄芪各 30 克，干生地黄 15 克，当归、白芍、荆芥、防风、刺蒺藜各 12 克，炙甘草 6 克。每日 1 剂，水煎取汁 2 次，合并药汁，分 2～3 次服用。具有养血益气、疏风止痒等作用，适用于血虚生风型经前期综合征经行荨麻疹症等。

32. 赤芍、大青叶、生地黄各 15 克，黄芩、牡丹皮、白鲜皮各 12 克，红浮萍、荆芥、防风、蝉蜕各 10 克。每日 1 剂，水煎取汁 2 次，合并药汁，分 2～3 次服用。具有清热凉血、祛风止痒等作用，适用于血热生风型经前期综合征经行荨麻疹症等。

三、经前期综合征中成药剂方

根据经前期综合征证型和经行主症不同，以下中成药剂方，供酌情选用。

1. 肝气郁结型经前期综合征。①乳房胀痛结块：逍遥丸，每次 6 克，每日 3 次，温开水送服；乳核散结片，每次 4 片，每日 3 次，温开水送服；乳核内消液，每次 10 毫升，每日 3 次，口服。②头痛：清开灵口服液，每次 1 瓶，每日 2～3 次，口服。③腹泻：理中丸，每次 1 丸,每日 2 次,掰碎后,温开水送服;茯苓白术丸,每次 6 克,每日 2 次,温开水送服。

2. 血瘀型经前期综合征。①头痛或全身疼痛:复方丹参片,每次 4 片,每日2～3 次,温开水送服。②水肿:妇科丸,每次 1 丸,每日 3 次,掰碎后,温开水送服。

3. 肾阴虚型经前期综合征。①吐血或鼻出血:杞菊地黄丸,每次 1 丸,每日 2 次,掰碎后,温开水送服。②乳房胀痛:麦味地黄丸,每次 6 克,每日 3 次,温开水送服。③发热:六味地黄丸,每次 9 克,每日 3 次,温开水送服;大补阴丸,每次 9 克,每日 3 次,温开水送服。④口舌糜烂:知柏地黄丸,每次 9 克,每日 3 次,温开水送服。

4. 肾阳虚型经前期综合征。①泄泻:理中丸,每次 1 丸,每日 2 次,掰碎后,温开水送服;丁蔻桂附理中丸,每次 1 丸,每日 2 次,掰碎后,温开水送服;参苓白术散胶囊,每次 3 粒,每日 3 次,温开水送服。②水肿:济生肾气丸,每次 1 丸,每日 2 次,掰碎后,温开水送服。

5. 血虚型经前期综合征。①头痛:首乌丸,每次 6 克,每日 2～3 次,温开水送服。②全身疼痛:八珍益母丸,每次 1 丸,每日 3 次,掰碎后,温开水送服;复方首乌补液,每次 15 毫升,每日 3 次,口服。③风团或疹块:当归补血丸,每次 1 丸,每日 3 次,掰碎后,温开水送服;四物合剂,每次 15 毫升,每日 3 次,口服。

6. 风热型经前期综合征。①防风通圣散,每次 1 袋,每日 2～3 次,温开水冲服。②银翘解毒丸,每次 1 克,每日 3 次,掰碎后,温开水送服。③维 C 银翘片,每次 2～3 片,每日 3 次,温开水送服。④银芩解毒片,每次 3 片,每日 3 次,温开水送服。

7. 经前期综合征经行头痛症。①太极通天液,每次 10 毫升,每日 3 次,口服。②川芎茶调散,每次 6 克,每日 3 次,温开水送服。③九味羌活丸,每次 6 克,每日 3 次,温开水送服。④杞菊地黄丸,每次 6 克,每日 3 次,温开水送服。

8. 经前期综合征经行眩晕症。①杞菊地黄丸,每次 6 克,每日 3 次,温开水送服。②人参归脾丸,每次 6 克,每日 3 次,温开水送服。③益气维血颗粒,每次 10 克,每日 3 次,温开水冲服。④普瑞八珍颗粒,每次 10 克,每日 3 次,温开水冲服。⑤阿胶补血膏,每次 20 克,每日早晚各 1 次,温开水冲服。

9. 经前期综合征全身疼痛症。①补肾强身片,每次 5 片,每日 3 次,温开水送服。②人身鹿茸丸,每次 6 克,每日 2～3 次,温开水送服。

10. 经前期综合征经行乳房胀痛症。①逍遥丸,每次 6 克,每日 3 次,温开水送服。②逍遥冲剂,每次 10 克,每日 3 次,温开水送服。③月月舒冲剂,每次 10 克,每日 3 次,温开水冲服。

11. 经前期综合征经行失眠症。①枕中健脑液,每次 10 毫升,每日 3 次,口服。②人参归脾丸,每次 6 克,每日 3 次,温开水送服。③阿胶补血膏,每次 20 克,每日 2 次,温开水冲服。

12. 经前期综合征经行情志异常症。①黄连上清丸,每次 6 克,每日 3 次,温开水送服。②牛黄解毒丸,每次 6 克,每日 3 次,温开水送服。③清火栀麦片,每次 4 片,每日 3 次,温开水送服。④知柏地黄丸,每次 6 克,每日 3 次,温开水送服。⑤龙胆泻肝丸,每次 6 克,每日 3 次,温开水送服。⑥逍遥冲剂,每次 10 克,每日 3 次,温开水冲服。

13. 经前期综合征经行发热症。①知柏地黄浓缩丸,每次 8 丸,每日 3 次,温开水送服。②补中益气丸,每次 6 克,每日 3 次,温开水送服。③生脉口服液,每次 10 毫升,每日 3 次,口服。

14. 经前期综合征经行水肿症。①金匮肾气丸,每次 6 克,每日 3 次,温开水送服。②十全大补丸,每次 6 克,每日 3 次,温开水送服。

15. 经前期综合征经行腹泻症。①香砂六君子丸,每次 6 克,每日 3 次,温开水送服。②健脾消食片,每次 6 片,每日 3 次,温开水送服。

16. 经前期综合征经行感冒症。①玉屏风散，每次 10 克，每日 3 次，温开水冲服。②小柴胡颗粒，每次 10 克，每日 3 次，温开水冲服。③维 C 银翘片，每次 3 片，每日 3 次，温开水送服。④九味羌活丸，每次 6 克，每日 3 次，温开水送服。

17. 经前期综合征经行荨麻疹症。防风通圣丸，每次 6 克，每日 3 次，温开水送服。

18. 经前期综合征经行面部痤疮症。①龙胆泻肝丸，每次 6 克，每日 3 次，温开水送服。②牛黄解毒丸，每次 6 克，每日 3 次，温开水送服。③知柏地黄丸，每次 6 克，每日 3 次，温开水送服。

19. 经前期综合征经行口舌糜烂症。①黄连上清丸，每次 6 克，每日 3 次，温开水送服。②牛黄解毒丸，每次 6 克，每日 3 次，温开水送服。③清火桅麦片，每次 6 片，每日 3 次，温开水送服。④知柏地黄丸，每次 6 克，每日 3 次，温开水送服。

四、经前期综合征中药汤剂方

根据经前期综合征证型和经行主症不同，以下中药汤剂方，供酌情选用。

1. 痛必克汤。川芎、当归、白芍、生地黄、桃仁、红花、白芷、羌活、独活、防风、附子、细辛、麻黄、钩藤、鸡血藤、黄芪、泽泻、茯苓、生龙骨、生牡蛎。随症加减用药。每日 1 剂，水煎取汁 2 次，合并药汁，分 2~3 次服用；从月经前 7 日开始，连用 8 日至月经来潮为止。具有滋阴养血、活血化瘀、涤痰通络、祛风散寒、镇静熄风、平肝止痛等作用，适用于各型经前期综合征经行偏头痛症等。

2. 养血平肝汤。川芎 30 克，钩藤 15 克，熟地黄 12 克，当归、赤芍、桃仁、红花、天麻、菊花各 10 克，阿胶（烊化冲服）8 克，三七粉（分次服）2 克，珍珠粉（冲服）0.5 克。随症加减用药。每日 1 剂，水煎取汁，分 2~3 次服用；从月经前数日开始，用至月经结束为止。具有滋阴养血、活血化瘀、平肝熄风等作用，适用于阴虚肝胆血瘀型经前期综合征经行偏头痛症等。

3. 凉血活血汤。益母草、白茅根各 30 克，牛膝、紫草、生地黄、沙参各 15 克,桔梗、桃仁、白薇、牡丹皮、茜草各 12 克,黄芩、川芎各 9 克。每日 1 剂,水煎取汁,分 2~3 次服用;从月经前 7~10 日开始,用至月经来潮为止,连用 3 个月经周期。具有滋阴清热、凉血止血等作用,适用于阴虚内热型经前期综合征经行吐血症、鼻出血症等。

4. 活血化瘀汤。桃仁、红花、生地黄、当归、赤芍、川芎、生草乌、益母草、牛膝、甘草。随症加减用药。每日 1 剂,水煎取汁,分 2~3 次服用;从月经前 7 日开始,连用 10~15 日。具有活血化瘀、清热止血等作用,适用于血瘀型经前期综合征经行吐血症、鼻出血症等。

5. 止衄汤。白茅根 40 克,茜草、益母草各 15 克,香附、牛膝各 12 克,辛夷 10 克。随症加减用药。每日 1 剂,水煎取汁,分 2~3 次服用;从月经前 6 日开始,连用 6 日为 1 个疗程。具有理气活血、清热止血等作用,适用于气滞血瘀型经前期综合征经行鼻出血症等。

6. 柴胡疏肝汤合生化汤加减。益母草 20 克,柴胡、川芎、枳壳、赤芍、当归、桃仁各 10 克,红花、香附、郁金、延胡索、莪术、三棱各 6 克,甘草 4 克。随症加减用药。每日 1 剂,水煎取汁,分 2~3 次服用;从月经前 2~5 日开始,用至月经来潮为止。具有舒肝解郁、活血化瘀等作用,适用于肝郁气滞血瘀型经前期综合征经行狂躁症、抑郁症等。

7. 活血化瘀汤。三棱、莪术各 10~20 克,桃仁、生大黄各 10~15 克,牛膝、丹参各 10 克,红花 6~10 克,大枣 7 个,甘草 6 克。随症加减用药。每日 1 剂,水煎取汁,分 2 次服用;从月经前数日开始,连用 3~5 日为 1 个疗程。具有活血化瘀、止癫狂等作用,适用于血瘀型经前期综合征经行癫狂症等。

第三节　经前期综合征辨证施治食疗

一、经前期综合征饮食宜忌

1. 饮食宜清淡而富含营养,宜食蔬菜和水果,多饮水。
2. 宜食苦味食品,如苦瓜、苦菜、百合、苦杏仁等,或饮绿茶,均有利于使紧张的情绪松弛下来,并有助于消除大脑疲劳,具有良好的调节神经、清心除烦和醒脑提神等作用。

3. 宜食富含维生素 A、维生素 C、维生素 E、维生素 B_6 等食品,以增强机体及皮肤和黏膜的抵抗力。

4. 从月经前 7～14 日开始,应低盐饮食,忌食过咸饭菜,以减少水钠潴留。

5. 月经前、月经期忌过食生冷寒凉、辛辣食品,如雪梨、马蹄、香蕉、肉桂、花椒、胡椒、辣椒等。生冷寒凉食品损伤脾胃,辛辣食品燥热兴奋,均对经行诸症防治不利。

6. 少饮或不饮含咖啡因饮料,如咖啡、可可、浓茶等,一般从经行诸症出现前 3 日开始,直至月经结束为止,以免因兴奋而加重病情。

二、肝气郁结型经前期综合征食疗方

肝气郁结型经前期综合征主症、治则见前文介绍。以下食疗方,供酌情选用。

1. 柴胡、白芍、川芎、枳壳、夏枯草、龙胆草、菊花、白芷各 10 克,甘草 6 克,大米 100 克,蜂蜜适量。前 9 味水煎取汁,入大米煮成粥,加蜂蜜调味即可。每日 1 剂,分 2 次食用。具有疏肝清热止痛等作用,适用于肝气郁结型经前期综合征经行头痛症等。

2. 白茅根、仙鹤草各 15 克,龙胆草、黄芩、柴胡、生地黄、牛膝、牡丹皮各 10 克,绿豆、大米各 30 克,冰糖适量。前 8 味水煎取汁,入绿豆、大米煮成粥,加冰糖煮溶即可。每日 1 剂,分 2 次食用。具有疏肝清热止血等作用,适用于肝气郁结型经前期综合征经行吐血症、鼻出血症等。

3. 柴胡、枳壳、山楂各 10 克,大枣 6 个,酸枣仁 6 克,粳米 60 克,蜂蜜适量。前 5 味水煎取汁,入粳米煮成粥,加蜂蜜调味即可。每日 1 剂,分 2 次食用。具有疏肝理气、消结安神等作用,适用于肝气郁结型经前期综合征经行乳房胀痛症等。

4. 山楂 15 克,蚕豆花、柏子仁各 10 克,玫瑰花 6 克,蜂蜜适量。前 4 味入杯,冲入沸水,加盖泡 15 分钟,加蜂蜜调味即可。每日 1 剂,代茶饮用,冲淡为止。具有理气解郁、消结安神等作用,适用于肝气郁结型经前期综合征经行乳房胀痛症等。

5. 茜草、白茅根各 20 克,牛膝、陈皮各 10 克,大米 60 克,白糖适量。前 4 味水煎取汁,入大米煮成粥,加白糖调味即可。每日 1 剂,分 2 次食用。具有理气活血、清热止血等作用,适用于肝气郁结型经前期综合征经行吐血症、鼻出血症等。

6. 益母草 30 克,佛手片 10 克,芥菜(切段)250 克,鸡蛋 1 个,食盐、味精、植物油各适量。前 2 味水煎取汁,入芥菜、鸡蛋煮熟,去蛋壳再稍煮一会儿,加各味调料调味即可。每日 1 剂,佐餐食用。具有疏肝活血、补益气血等作用,适用于肝气郁结型经前期综合征经行尿涩痛症等。

三、血瘀型经前期综合征食疗方

血瘀型经前期综合征主症、治则见前文介绍。以下食疗方,供酌情选用。

1. 丹参、益母草各 15 克,香附、白芷各 10 克,鳙鱼头 1 个,黄酒、葱、姜、食盐、味精、植物油各适量。各味入盆,加水适量,隔水蒸至鳙鱼头酥熟入味即可。每日 1 剂,分 2 次佐餐食用,食鱼饮汤,连用 5~7 日。具有理气活血、化瘀通络等作用,适用于血瘀型经前期综合征经行头痛症等。

2. 炮穿山甲、当归、川芎、白芷各 10 克,大米 60 克,红糖适量。前 4 味水煎取汁,入大米煮成粥,加红糖调味即可。每日 1 剂,分 2 次食用,连用 5~7 日。具有理气活血、化瘀通络等作用,适用于血瘀型经前期综合征经行头痛症等。

3. 赤芍、桃仁、牡丹皮、生地黄、枳实、延胡索各 10 克,赤小豆、粳米各 30 克,白糖适量。前 6 味水煎取汁,入赤小豆、粳米煮成粥,加白糖调味即可。每日 1 剂,分 2 次食用。具有理气活血、养阴清热等作用,适用于血瘀型经前期综合征经行发热症等。

4. 益母草、丹参各 20 克,芦根 15 克,田七 10 克,猪瘦肉片

100 克,黄酒、葱、姜、食盐、味精各适量。前 4 味水煎取汁,加其余各味煮至猪瘦肉片熟入味即可。每日 1 剂,分 2 次佐餐食用。具有活血化瘀、补益气血等作用,适用于血瘀型经前期综合征经行发热症等。

5. 丹参、当归、田七各 10 克,猪蹄(切块)300 克,料酒、葱、姜、食盐、味精各适量。前 3 味水煎取汁,加其余各味煮至猪蹄熟烂入味即可。每日 1 剂,分 2 次佐餐食用,食猪蹄饮汤,连用 5～7 日。具有活血化瘀、养血止痛等作用,适用于血瘀型经前期综合征经行全身疼痛症等。

6. 鸡内金末、茯苓末各 10 克,三七末 3 克,薏苡仁、大米各 30 克,红糖适量。薏苡仁、大米入锅,加水煮至粥将成,加其余各味和匀煮成粥即可。每日 1 剂,分 2 次食用,连用 5～7 日。具有活血化瘀、健脾利湿等作用,适用于血瘀型经前期综合征经行水肿症等。

四、肾阴虚型经前期综合征食疗方

肾阴虚型经前期综合征主症、治则见前文介绍。以下食疗方,供酌情选用。

1. 女贞子、生地黄、山茱萸、藕节、牛膝、仙鹤草各 10 克,粟米、大米各 30 克,白糖适量。前 6 味水煎取汁,入粟米、大米煮成粥,加白糖调味即可。每日 1 剂,分 2 次食用。具有滋阴养肝、活血止血等作用,适用于肾阴虚型经前期综合征经行吐血症、鼻出血症等。

2. 百合 30 克,墨旱莲、玉竹各 15 克,白芍粉 3 克,鸡蛋 1 个,白糖适量。鸡蛋打入碗中,与白芍粉、白糖调匀,待用;前 3 味水煎取汁 2 次,合并药汁煮沸,加碗中鸡蛋等和匀煮沸即可。每日 1 剂,分 2 次食用,用至出血停止为止。具有滋阴养肝、养血止血等作用,适用于肾阴虚型经前期综合征经行吐血症、鼻出血症等。

3. 生地黄、白芍各 20 克,柴胡、麦门冬、延胡索、益母草各 10 克,甘草 6 克,大米 60 克,白糖适量。前 7 味水煎取汁,入大米煮成粥,加白糖调味即可。每日1剂,分2次食用,连用3～5日。具有滋阴养肝、疏肝止痛等作用,适用于肾阴虚型经前期综合征经行乳房胀痛症等。

4. 浮小麦30克,玉竹、枸杞子、龟甲胶各15克,粳米60克,红糖适量。前3味水煎取汁,入粳米煮至粥将成,加龟甲胶、红糖和匀再煮沸成粥即可。每日1剂,分2次食用,连用3～5日。具有滋阴养肝、疏肝止痛等作用,适用于肾阴虚型经前期综合征经行乳房胀痛症等。

5. 生地黄、地骨皮、牡丹皮各15克,鳖甲、麦门冬、沙参各10克,甘草6克,大米60克,白糖适量。前7味水煎取汁,入大米煮成粥,加白糖调味即可。每日1剂,分2次食用,连用5～7日。具有滋阴养肝、清热退烧等作用,适用于肾阴虚型经前期综合征经行发热症等。

6. 女贞子、墨旱莲各30克,百合、莲子各15克,水发白木耳60克,蜂蜜适量。前2味水煎取汁,入百合、莲子、水发白木耳,大火煮沸,改小火煮至熟烂,稍凉,加蜂蜜调味即可。每日1剂,分2次食用,连用5～7日。具有滋阴养肝、润肺清心等作用,适用于肾阴虚型经前期综合征经行口舌糜烂症等。

五、肾阳虚型经前期综合征食疗方

肾阳虚型经前期综合征主症、治则见前文介绍。以下食疗方,供酌情选用。

1. 仙茅、茯苓各20克,白术、山楂、干姜各10克,大枣10个,鲜山药片(去皮)、大米各60克,白糖适量。前5味水煎取汁,入大枣、大米煮化,入鲜山药片煮成粥,加白糖调味即可。每日1剂,分2次食用。具有温肾扶阳、消食止泻等作用,适用于肾阳虚型经前期综合征经行腹泻症等。

2. 淫羊藿12克,芡实米、薏苡仁各20克,白扁豆、糯米各30克,白糖适量。淫羊藿水煎取汁,入芡实米、薏苡仁、白扁豆、糯米煮成粥,加白糖调味即可。每日1剂,分2次食用。具有温肾扶阳、利湿止泻等作用,适用于肾阳虚型经前期综合征经行腹泻症等。

3. 炙黄芪 20 克,白术、茯苓各 12 克,肉桂、大腹皮、木通各 10 克,甘草 6 克,大米 60 克,白糖适量。前 7 味水煎取汁,入大米煮成粥,加白糖调味即可。每日 1 剂,分 2 次食用。具有温肾助阳、利水消肿等作用,适用于肾阳虚型经前期综合征经行水肿症等。

4. 益智仁 20 克,冬瓜皮、鲜山药块(去皮)各 150 克,黑豆、糯米各 30 克,白糖适量。前 2 味水煎取汁,入鲜山药块、黑豆、糯米煮成粥,加白糖调味即可。每日 1 剂,分 2 次食用。具有温肾助阳、利湿消肿等作用,适用于肾阳虚型经前期综合征经行水肿症等。

六、血虚型经前期综合征食疗方

血虚型经前期综合征主症、治则见前文介绍。以下食疗方,供酌情选用。

1. 党参、白术、茯苓各 15 克,丹参、白芷、川芎、龙眼肉各 10 克,血米 60 克,红糖适量。前 6 味水煎取汁,入血米煮化,入龙眼肉煮成粥,加红糖调味即可。每日 1 剂,分 2 次食用。具有养血益气、行气止痛等作用,适用于血虚型经前期综合征经行头痛症等。

2. 黄芪、枸杞子各 20 克,当归、川芎、陈皮各 10 克,猪瘦肉片 150 克,料酒、葱、姜、食盐、味精各适量。前 5 味水煎取汁,加其余各味和匀煮至猪瘦肉片熟入味即可。每日 1 剂,分 2 次佐餐食用。具有养血益气、理气止痛等作用,适用于血虚型经前期综合征经行头痛症等。

3. 鸡血藤 30 克,当归、党参、独活、延胡索各 10 克,大米 60 克,红糖适量。前 5 味水煎取汁,入大米煮成粥,加红糖调味即可。每日 1 剂,分 2 次食用。具有养血益气、活血化瘀、行气止痛等作用,适用于血虚型经前期综合征经行全身疼痛症等。

4. 千斤拔 30 克,何首乌 15 克,乌豆衣、当归、蝉蜕、防风各 10 克,血米 60 克,红糖适量。前 6 味水煎取汁,入血米煮成粥,加红糖调味即可。每日 1 剂,分 2 次食用。具有养血祛风等作用,适用于血虚型经前期综合征经行荨麻疹症等。

七、风热型经前期综合征食疗方

风热型经前期综合征主症、治则见前文介绍。以下食疗方,供酌情选用。

1. 金银花、生地黄各 20 克,苦参 12 克,防风、通草各 10 克,蝉蜕 9 克,薏苡仁、大米各 30 克,白糖适量。前 6 味水煎取汁,入薏苡仁、大米煮成粥,加白糖调味即可。每日 1 剂,分 2 次食用。具有疏风养血、清热止痒等作用,适用于风热型经前期综合征经行荨麻疹症等。

2. 荆芥、浮萍各 12 克,蛇蜕 9 克,茶叶 3 克,绿豆、粳米各 30 克,白糖适量。前 4 味水煎取汁,入绿豆、粳米煮成粥,加白糖调味即可。每日 1 剂,分 2 次食用。具有疏风养血、清热止痒等作用,适用于风热型经前期综合征经行荨麻疹症等。

3. 金银花、菊花各 15 克,防风、当归、蝉蜕各 10 克,大米 60 克,白糖适量。前 5 味水煎取汁,入大米煮成粥,加白糖调味即可。每日 1 剂,分 2 次食用。具有疏风养血、清热止痒等作用,适用于风热型经前期综合征经行荨麻疹症等。

4. 荆芥、防风、牡丹皮、丹参各 10 克,绿茶 3 克,绿豆 30 克,白糖适量。前 5 味水煎取汁,入绿豆煮酥熟,加白糖调味即可。每日 1 剂,分 2 次食用。具有疏风养血、清热止痒等作用,适用于风热型经前期综合征经行荨麻疹症等。

第四节　经前期综合征经行主症辨证施治食疗

一、经前期综合征经行头痛症辨证施治食疗

(一)经前期综合征经行头痛症饮食宜忌

1. 饮食宜清淡,宜食富含维生素的蔬菜和水果。

2. 根据中医辨证施治需要,选择不同"四气五味"食品。

3. 经行偏头痛症,宜食富含镁食品,以增加大脑镁含量,有利于缓解和治疗偏头痛。镁广泛存在于植物性食品中,如小米、小麦、大麦和豆类中,肉类和动物内脏中含镁量也较高,应多食用。

4. 忌咖啡、巧克力、辛辣等热性、刺激性、兴奋性食品。

5. 忌酒。饮酒会降低脑血流量,引起脑血管扩张,而发生头痛,故对经行头痛症防治不利。另外,啤酒、米酒、果酒等富含胺类,能刺激交感神经末梢释放肾上腺素,使血管收缩、血压升高,从而导致头痛发作,这也是经行头痛症须忌酒的原因之一。

6. 忌烟。烟雾中的一氧化碳等,可与氧竞争与血红蛋白结合,从而导致血管扩张而致头痛。

(二)阴虚肝旺型经前期综合征经行头痛症食疗方

阴虚肝旺型经前期综合征经行头痛症,宜采用滋肾养阴、养血平肝等治则。以下食疗方,供酌情选用。

1. 生地黄、女贞子各 15 克,川芎、天麻、茯苓各 10 克,包鱼头 1 个,料酒、葱、姜、食盐、味精、胡椒粉、植物油各适量。前 6 味入砂锅,加水没过,大火煮沸,撇去浮沫,入料酒、生姜和匀再煮沸,加其余各味和匀,改小火煮至包鱼头酥熟入味即可。每日或隔日 1 剂,分 2 次佐餐食用;从月经前数日开始,用至月经结束为止。

2. 生地黄、墨旱莲、菊花各 15 克,枸杞子、葛根末各 12 克,大米 60 克,白糖适量。前 3 味水煎取汁,入大米煮化,入枸杞子煮至粥将成,加葛根末、白糖和匀煮成粥即可。每日 1 剂,分 2 次食用;从月经前数日开始,用至月经结束为止。

3. 生地黄、熟地黄各 15 克,绿茶、黄连各 1.5 克,白糖适量。各味入杯,冲入沸水,加盖泡 15 分钟即可。每日 1 剂,代茶饮用,冲淡为止;从月经前数日开始,用至月经结束为止。

(三)肝火上攻型经前期综合征经行头痛症食疗方

肝火上攻型经前期综合征经行头痛症,宜采用清肝泻火、柔肝熄风等治则。以下食疗方,供酌情选用。

1. 天麻、栀子、夏枯草各 12 克,野菊花 10 克,粳米 60 克,冰糖适量。前 4 味水煎取汁,入粳米煮至粥将成,加冰糖煮溶成粥即可。每日 1 剂,分 2 次食用;从月经前数日开始,用至月经结束为止。

2. 草决明、谷精草、菊花各 10 克,绿茶 2 克,白糖适量。各味入杯,冲入沸水,加盖泡 15 分钟即可。每日 1 剂,代茶饮用,冲淡为止;从月经前 5 日开始,用至月经结束为止。

3. 决明子、夏枯草、钩藤各 12 克,猪肉片 100 克,料酒、葱、姜、食盐、味精各适量。前 3 味水煎取汁,加其余各味煮至猪肉片熟入味即可。每日 1 剂,分 2 次佐餐食用;从月经前数日开始,用至月经结束为止。

(四)痰瘀阻络型经前期综合征经行头痛症食疗方

痰瘀阻络型经前期综合征经行头痛症,宜采用活血祛瘀、涤痰通络等治则。以下食疗方,供酌情选用。

1. 川芎、桃仁(打碎)、白芷各 10 克,茯苓末 6 克,薏苡仁、大米各 60 克,白糖适量。前 3 味水煎取汁,入薏苡仁、大米煮至粥将成,加茯苓末、白糖和匀煮成粥即可。每日 1 剂,分 2 次食用;从月经前数日开始,用至月经结束为止。

2. 法半夏、赤芍各 12 克,丹参、红花各 10 克,白扁豆、粳米各 60 克,白糖适量。前 4 味水煎取汁,入白扁豆、粳米煮成粥,加白糖调味即可。每日 1 剂,分 2 次食用;从月经前数日开始,用至月经结束为止。

3. 当归、川芎、白芥子各 10 克,粳米 60 克,红糖适量。前 3 味水煎取汁,入粳米煮成粥,加红糖调味即可。每日 1 剂,分 2 次食用;从月经前数日开始,用至月经结束为止。

(五)肝气郁结型经前期综合征经行头痛症食疗方

肝气郁结型经前期综合征经行头痛症,宜采用疏肝解郁、理气止痛等治则。以下食疗方,供酌情选用。

1. 柴胡、龙胆草、白芍、川芎、枳实各 10 克,甘草 6 克,大米 60 克,红糖适量。前 6 味水煎取汁,入大米煮成粥,加红糖调味即可。每日 1 剂,分 2 次食用;从月经前数日开始,用至月经结束为止。

2. 柴胡、陈皮各 10 克,玫瑰花、菊花各 3 克,红糖适量。各味入杯,冲入沸水,加盖泡 15 分钟即可。每日 1 剂,代茶饮用,冲淡为止;从月经前数日开始,用至月经结束为止。

3. 制香附、川芎各 10 克,绿茶 3 克,白糖适量。各味入杯,冲入沸水,加盖泡 15 分钟即可。每日 1 剂,代茶饮用,冲淡为止;从月经前数日开始,用至月经结束为止。

（六）血瘀型经前期综合征经行头痛症食疗方

血瘀型经前期综合征经行头痛症,宜采用调气活血、化瘀通络等治则。以下食疗方,供酌情选用。

1. 延胡索、青皮、山楂各 12 克,三棱、莪术、三七各 10 克,大米 60 克,红糖适量。前 6 味水煎取汁,入大米煮成粥,加红糖调味即可。每日 1 剂,分 2 次食用;从月经前数日开始,用至月经结束为止。

2. 丹参、益母草各 15 克,蒲黄、五灵脂各 10 克,粳米 60 克,红糖适量。前 4 味水煎取汁,入粳米煮成粥,加红糖调味即可。每日 1 剂,分 2 次食用;从月经前数日开始,用至月经结束为止。

3. 川芎 10 克,炙大黄、茶叶各 3 克,红糖适量。各味入杯,冲入沸水,加盖泡 15 分钟即可。每日 1 剂,代茶饮用,冲淡为止;从月经前数日开始,用至月经结束为止。

（七）血虚型经前期综合征经行头痛症食疗方

血虚型经前期综合征经行头痛症,宜采用益气养血等治则。以下食疗方,供酌情选用。

1. 党参、黄芪、龙骨各 20 克,白术、茯苓、当归、酸枣仁、远志、丹参各 10 克,龙眼肉 12 克,大米 60 克,红糖适量。前 9 味水煎取汁,入大米煮化,入龙眼肉煮成粥,加红糖调味即可。每日 1 剂,分 2 次食用;从月经前数日开始,用至月经结束为止。

2. 炙黄芪 20 克,当归、丹参各 15 克,大枣 10 个,大米 60 克,红糖适量。前 3 味水煎取汁,入大枣、大米煮成粥,加红糖调味即可。每日 1 剂,分 2 次食用;从月经前数日开始,用至月经结束为止。

3. 茶叶 3 克,当归、白芍各 12 克,青皮鸭蛋 2 个。前 3 味水煎取汁,加青皮鸭蛋煮熟去壳,再煮沸即可。每日 1 剂,分 2 次食用;从月经前数日开始,用至月经结束为止。

二、经前期综合征经行眩晕症辨证施治食疗

(一)经前期综合征经行眩晕症饮食宜忌

经前期综合征经行眩晕症会导致恶心、呕吐等,故以下饮食宜忌十分重要。

1. 实证型经行眩晕症。饮食宜清淡,以米、面、豆类或豆制品为主食,多食蔬菜和水果。

2. 虚证型经行眩晕症。饮食宜多样化、富含营养、易于消化吸收;烹调上应适合胃口,以瘦猪肉、鸡蛋、鸡汤等清补为宜。

3. 脾虚痰湿型经行眩晕症。忌食生冷寒凉食品,忌食公鸡、羊头、猪头、蟹虾、海鱼等发物,以免胃肠道受刺激而诱发经行眩晕症导致呕吐;宜食冬瓜、萝卜、芋艿、山慈姑、赤小豆、薏苡仁、山药、扁豆、鸭、泥鳅等,以利于化痰结、利水湿等。

4. 阴虚阳亢型经行眩晕症。忌食辛辣热性食品,如韭菜、辣椒、辣酱、大蒜、大葱、狗肉、羊肉等;宜食白木耳、黑木耳、燕窝、乌鸡、猪肾、乌贼、甲鱼、绿豆、粟米、芡实、枸杞子、菊花脑、芥菜、马兰头等。

5. 忌烟酒、浓茶、咖啡。因其对脑血管神经有刺激作用,于经行眩晕症防治不利。

(二)气血不足型经前期综合征经行眩晕症食疗方

气血不足型经前期综合征经行眩晕症,宜采用补益心脾等治则。以下食疗方,供酌情选用。

1. 炙黄芪 30 克,当归、白术、炒酸枣仁各 12 克,广木香、炙甘草各 6 克,龙眼肉 10 克,大枣 10 个,大米 60 克,红糖适量。前 6 味水煎取汁,入大米煮化,入龙眼肉、大枣煮成粥,加红糖调味即可。每日 1 剂,分 2 次食用;从经行眩晕症出现开始,用至经行眩晕症消失为止。

2. 党参 30 克,丹参 20 克,桑葚、枸杞子各 15 克,鲜山药片(去皮)、粳米各 60 克,红糖适量。前 2 味水煎取汁,入粳米煮化,入桑葚、枸杞子、鲜山药片煮成粥,加红糖调味即可。每日 1 剂,分 2 次食用;从经行眩晕症出现开始,用至经行眩晕症消失为止。

3. 黄芪 30 克,龙眼肉 15 克,大枣 10 个,小麦、大米各 30 克,红糖适量。黄芪水煎取汁,入小麦、大米煮化,入龙眼肉、大枣煮成粥,加红糖调味即可。每日 1 剂,分 2 次食用;从经行眩晕症出现开始,用至经行眩晕症消失为止。

(三)阴虚阳亢型经前期综合征经行眩晕症食疗方

阴虚阳亢型经前期综合征经行眩晕症,宜采用滋肾养阴、平肝潜阳等治则。以下食疗方,供酌情选用。

1. 代赭石 30 克,生地黄、女贞子、白芍各 15 克,枸杞子 10 克,菊花络、大米各 60 克,食盐、味精各适量。前 4 味水煎取汁,入大米、枸杞子煮至粥将成,加其余各味和匀煮成粥即可。每日 1 剂,分 2 次食用;从经行眩晕症出现开始,用至经行眩晕症消失为止。

2. 生地黄、熟地黄、生龙骨各 30 克,钩藤 15 克,粳米 60 克,白糖适量。前 4 味水煎取汁,入粳米煮成粥,加白糖调味即可。每日 1 剂,分 2 次食用;从经行眩晕症出现开始,用至经行眩晕症消失为止。

3. 熟地黄 30 克,麦门冬 15 克,菊花、桑叶各 12 克,粟米 60 克,白糖适量。前 4 味水煎取汁,入粟米煮成粥,加白糖调味即可。每日 1 剂,分 2 次食用;从经行眩晕症出现开始,用至经行眩晕症消失为止。

(四)脾虚痰湿型经前期综合征经行眩晕症食疗方

脾虚痰湿型经前期综合征经行眩晕症,宜采用健脾和中、化痰除湿等治则。以下食疗方,供酌情选用。

1. 法半夏、陈皮、天麻、白术各 10 克,蔓荆子 9 克,茯苓末 6 克,大米 60 克,白糖适量。前 5 味水煎取汁,入大米煮至粥将成,加茯苓末、白糖和匀煮成粥即可。每日1剂,分2次食用;从经行眩晕症出现开始,用至经行眩晕症消失为止。

2.清半夏、橘红、白芷各10克,鲜山药片(去皮)、白扁豆、薏苡仁各30克,白糖适量。前3味水煎取汁,入白扁豆、薏苡仁煮化,入鲜山药片煮至酥烂,加白糖调味即可。每日1剂,分2次食用;从经行眩晕症出现开始,用至经行眩晕症消失为止。

3.淮山药、白术各12克,白萝卜块250克,猪瘦肉片60克,料酒、葱、姜、食盐、味精各适量。前2味水煎取汁,加其余各味煮至白萝卜块、猪瘦肉片熟烂入味即可。每日1剂,分2次佐餐食用;从经行眩晕症出现开始,用至经行眩晕症消失为止。

三、经前期综合征经行全身疼痛症辨证施治食疗

(一)经前期综合征经行全身疼痛症饮食宜忌

1.饮食宜清淡、易消化、水分要充足,伴发热时更应如此。主食可用大米饭、小米粥、高粱米粥等;菜肴则以蔬菜和水果为宜,如青菜、番茄、冬瓜、丝瓜、黄瓜、萝卜等。

2.忌过食辛辣食品、嗜酒过度和过食过咸食品。过食辛辣食品或嗜酒过度,会损伤脾胃,使痰浊内生、流注经络、气血不通,不通则痛,从而使经行全身疼痛症加重。过食过咸食品,会使体内钠离子增多,使 pH 值增高,乳酸分泌增多,且又消耗一定量的钙、镁等离子,也会使经行全身疼痛症加重。

3.忌过食海产品和高脂肪食品。带鱼、黄鱼、海带、紫菜、蛤蜊、海蟹、海虾等海产品,会在关节中形成尿酸盐结晶,不利于经行全身疼痛症康复;由于脂肪在人体内氧化过程中,会产生酮体,而过量的酮体会使物质代谢失常,会使关节等受到强烈刺激,如动物内脏(肠杂、脑、心、肝、肾等)、动物油、油炸或烧烤食品等应慎食,以免加重经行全身疼痛症。

(二)血虚气弱型经前期综合征经行全身疼痛症食疗方

血虚气弱型经前期综合征经行全身疼痛症,宜采用养血益气、和络止痛等治则。以下食疗方,供酌情选用。

1. 炙黄芪 20 克,当归、白芍各 12 克,牛膝、秦艽各 10 克,鲜山药片(去皮)、血米各 30 克,白糖适量。前 5 味水煎取汁,入血米煮化,入鲜山药片煮成粥,加白糖调味即可。每日 1 剂,分 2 次食用;从经行全身疼痛症出现开始,用至经行全身疼痛症消失为止。

2. 太子参 30 克,当归 15 克,鸡血藤 12 克,猪瘦肉片、大米各 60 克,料酒、葱、姜、食盐、味精各适量。前 3 味水煎取汁,加其余各味煮成粥即可。每日 1 剂,分 2 次食用;从经行全身疼痛症出现开始,用至经行全身疼痛症消失为止。

3. 党参 20 克,赤芍、白芍各 12 克,络石藤 10 克,甘草 6 克,大米 60 克,白糖适量。前 5 味水煎取汁,入大米煮成粥,加白糖调味即可。每日 1 剂,分 2 次食用;从经行全身疼痛症出现开始,用至经行全身疼痛症消失为止。

(三)肝肾不足型经前期综合征经行全身疼痛症食疗方

肝肾不足型经前期综合征经行全身疼痛症,宜采用补益肝肾、柔肝止痛等治则。以下食疗方,供酌情选用。

1. 熟地黄、女贞子各 20 克,独活、秦艽、牛膝各 12 克,枸杞子 10 克,粟米 60 克,红糖适量。前 5 味水煎取汁,入粟米煮化,入枸杞子煮成粥,加红糖调味即可。每日 1 剂,分 2 次食用;从经行全身疼痛症出现开始,用至经行全身疼痛症消失为止。

2. 生地黄、麦门冬各 15 克,鸡血藤 12 克,羊肉块 150 克,料酒、葱、姜、食盐、味精各适量。前 3 味水煎取汁,加其余各味煮至羊肉块酥熟入味即可。每日 1 剂,分 2 次佐餐食用;从经行全身疼痛症出现开始,用至经行全身疼痛症消失为止。

3. 黑豆(炒至半焦)300 克,川续断、大枣各 60 克,黄酒 500 毫升。各味入盛器,密封浸泡,每日振摇 1 次,15 日后启用。每次取药酒 30 毫升,每日 2 次,饮用;从经行全身疼痛症出现开始,用至经行全身疼痛症消失为止。

(四)寒凝经脉型经前期综合征经行全身疼痛症食疗方

寒凝经脉型经前期综合征经行全身疼痛症,宜采用温经散寒、通络止痛等治则。以下食疗方,供酌情选用。

1. 鸡血藤 30 克,当归、白术各 12 克,独活、桂枝各 10 克,血米 60 克,红糖适量。前 5 味水煎取汁,入血米煮成粥,加红糖调味即可。每日 1 剂,分 2 次食用;从经行全身疼痛症出现开始,用至经行全身疼痛症消失为止。

2. 姜黄、木瓜、威灵仙各 12 克,血米、粟米各 30 克,红糖适量。前 3 味水煎取汁,入血米、粟米煮成粥,加红糖调味即可。每日 1 剂,分 2 次食用;从经行全身疼痛症出现开始,用至经行全身疼痛症消失为止。

3. 桂枝、艾叶各 10 克,大枣 20 个,生姜 15 克,红糖适量。前 2 味水煎取汁,入大枣、生姜煮熟烂,加红糖调味即可。每日 1 剂,分 2 次食用;从经行全身疼痛症出现开始,用至经行全身疼痛症消失为止。

四、经前期综合征经行乳房胀痛症辨证施治食疗

(一)经前期综合征经行乳房胀痛症饮食宜忌

1. 饮食宜清淡而富含营养,宜食蔬菜、水果、鱼等。

2. 忌食辛辣助阳食品,如辣酱、大蒜、大葱、羊肉、狗肉等,以利于经行乳房胀痛症康复。

3. 宜食理气食品,如橘皮、青皮、香橼皮、佛手、佛手花、柿饼、金橘饼、青果、荔枝核、绿萼梅花、玫瑰花、桂花、刀豆、白萝卜等,以使肝经调达舒畅。

4. 宜食化痰降浊食品,如芋艿、山慈姑、海带、荸荠等,以消除乳房痰核及结块。

5. 忌烟酒。

(二)肝郁气滞型经前期综合征经行乳房胀痛症食疗方

肝郁气滞型经前期综合征经行乳房胀痛症,宜采用疏肝解郁、理气止痛等治则。以下食疗方,供酌情选用。

1. 柴胡、制香附、白芍各 12 克,陈皮 10 克,甘草 6 克,大米 60 克,红糖适量。前 5 味水煎取汁,入大米煮成粥,加红糖调味即可。

每日 1 剂,分 2 次食用;从月经前 7 日开始,用至经行乳房胀痛症消失为止。

2. 益母草 30 克,青皮、佛手花各 10 克,芹菜叶 100 克,鸡蛋 1 个,食盐、味精、植物油各适量。前 3 味水煎取汁,入芹菜叶煮沸,入食盐、味精、植物油和匀,加调好的鸡蛋浆煮成蛋花汤即可。每日 1 剂,顿食;从月经前 5～7 日开始,用至经行乳房胀痛症消失为止。

3. 炙香附、川楝子各 12 克,山楂、大枣各 10 克,红糖适量。前 2 味水煎取汁,入山楂、大枣煮酥烂,加红糖调味即可。每日 1 剂,分早晚 2 次食用;从月经前数日开始,用至经行乳房胀痛症消失为止。

(三)肝肾阴虚型经前期综合征经行乳房胀痛症食疗方

肝肾阴虚型经前期综合征经行乳房胀痛症,宜采用滋养肝肾、疏肝理气等治则。以下食疗方,供酌情选用。

1. 生地黄 30 克,北沙参、炒川楝子各 12 克,麦门冬、枸杞子各 10 克,血米 60 克,红糖适量。前 4 味水煎取汁,入血米煮化,入枸杞子煮成粥,加红糖调味即可。每日 1 剂,分 2 次食用;从月经前数日开始,用至经行乳房胀痛症消失为止。

2. 女贞子 15 克,玉竹 12 克,陈皮 10 克,大枣 10 个,小麦、粳米各 30 克,红糖适量。前 3 味水煎取汁,入小麦、粳米煮化,入大枣煮成粥,加红糖调味即可。每日 1 剂,分 2 次食用;从月经前数日开始,用至经行乳房胀痛症消失为止。

3. 龟甲胶 15 克,白芍、青皮各 10 克,鸡蛋 1 个,红糖适量。白芍、青皮水煎取汁,入龟甲胶、红糖烊化,打入鸡蛋煮熟即可。每日 1 剂,分 2 次食用;从月经前数日开始,用至经行乳房胀痛症消失为止。

五、经前期综合征经行失眠症辨证施治食疗

(一)经前期综合征经行失眠症饮食宜忌

1. 宜食营养神经和镇静安神食品。如鱼、虾、泥鳅、鱼子、猪肝、猪肾、猪脑、核桃仁、花生仁、莲子、大枣、蘑菇、牛奶、苹果、香蕉等。每日晚睡前喝点牛奶或吃点甜点心,有利于提高睡眠质量。

2. 忌饮食不节。中医有"胃不和则卧不安"一说,是指饮食、消化与睡眠密切相关。若暴饮暴食、恣食肥腻厚味、饱一顿饥一顿,尤其是晚餐吃得丰盛或过饱,则导致胃部不适、心烦失眠等。故饮食一定要有规律。

3. 忌食辛辣食品和补品。辣椒、大葱、大蒜、咖喱、芥末等辛辣食品,以及人参、鹿茸酒等补品,忌用于心肝火旺、心肾不交型经前期综合征经行失眠症;否则,会起"火上浇油"的作用,使睡眠质量更差。

4. 忌烟酒、浓茶、咖啡。长期吸烟,导致视力减退、精神不振、夜寐不宁等;多饮酒,特别是酗酒,可损伤心、肺、肝、神经和血管,导致神经衰弱、失眠等;浓茶、咖啡,具有兴奋作用,影响中枢神经系统的抑制过程,导致失眠。

(二)心脾两虚型经前期综合征经行失眠症食疗方

心脾两虚型经前期综合征经行失眠症,宜采用健脾益气、养心安神等治则。以下食疗方,供酌情选用。

1. 黄芪 30 克,白术、茯苓、当归、酸枣仁各 12 克,龙眼肉、大枣各 10 克,大米 60 克,白糖适量。前 5 味水煎取汁,入大米煮化,入龙眼肉、大枣煮成粥,加白糖调味即可。每日 1 剂,分早晚 2 次食用;从月经前数日开始,用至经行失眠症消失为止。

2. 党参、鸡血藤各 30 克,白术、麦门冬各 12 克,茯苓末 10 克,血米 60 克,红糖适量。前 4 味水煎取汁,入血米煮至粥将成,加茯苓末、红糖和匀煮成粥即可。每日 1 剂,分 2 次食用;从月经前数日开始,用至经行失眠症消失为止。

3. 柏子仁、当归各 12 克,紫灵芝末 6 克,莲子 15 克,小米 60 克,红糖适量。前 2 味水煎取汁,入莲子、小米煮至粥将成,加紫灵芝末、红糖和匀煮成粥即可。每日 1 剂,分 2 次食用;从月经前数日开始,用至经行失眠症消失为止。

（三）心肝火旺型经前期综合征经行失眠症食疗方

心肝火旺型经前期综合征经行失眠症，宜采用清肝泻火、宁心安神等治则。以下食疗方，供酌情选用。

1. 石决明30克，龙胆草、生地黄各15克，柏子仁、茯苓末各10克，莲子心3克，大米60克，冰糖适量。前4味水煎取汁，入大米煮至粥将成，加其余3味和匀煮成粥即可。每日1剂，分2次食用；从月经前数日开始，用至经行失眠症消失为止。

2. 板蓝根、柏子仁各15克，猪心（剖开）1个，料酒、葱、姜、食盐、味精各适量。各味入砂锅，加水没过，小火煮至猪心熟烂即可。隔日1剂，分4次食猪心饮汤；从月经前数日开始，用至经行失眠症消失为止。

3. 夏枯草、生地黄各15克，酸枣仁12克，粳米60克，白糖适量。前3味水煎取汁，入粳米煮成粥，加白糖调味即可。每日1剂，分2次食用；从月经前5～7日开始，用至经行失眠症消失为止。

（四）心肾不交型经前期综合征经行失眠症食疗方

心肾不交型经前期综合征经行失眠症，宜采用滋阴宁神、交通心肾等治则。以下食疗方，供酌情选用。

1. 生地黄15克，黄连、炙远志、甘草各6克，肉桂3克，粟米、大米各30克，白糖适量。前5味水煎取汁，入粟米、大米煮成粥，加白糖调味即可。每日1剂，分早晚2次食用；从月经前5～7日开始，用至经行失眠症消失为止。

2. 女贞子20克，沙参、玉竹各12克，马尾连10克，小麦、粳米各30克，冰糖适量。前4味水煎取汁，入小麦、粳米煮至粥将成，加冰糖煮成粥即可。每日1剂，分早晚2次食用；从月经前数日开始，用至经行失眠症消失为止。

3. 白芍15克，黄连6克，阿胶珠（烊化）10克，鲜鸡蛋2个，红糖适量。前2味水煎取汁,入鸡蛋煮熟去壳煮沸,加阿胶珠、红糖和匀再煮沸即可。每日1剂,分早晚2次食用;从月经前数日开始,用至经行失眠症消失为止。

六、经前期综合征经行情志异常症辨证施治食疗

(一)经前期综合征经行情志异常症饮食宜忌

1. 饮食宜清淡。宜食易消化吸收而富含营养食品,如豆制品、牛奶、猪瘦肉、牛肉、鸡、鱼、虾、西红柿、大枣、山楂、苹果、香蕉等。

2. 忌饮食不节。暴饮暴食或狼吞虎咽,可误食带刺、坚硬、骨、皮、核等东西,以及过饱过饥,均可使经行情志异常症加重。

3. 忌过食油腻荤腥食品。因"膏粱厚味、生痰生热",如大鱼、大肉,可致消化道虚寒而内生痰热,使经行情志异常症加重。

4. 忌烟酒、浓茶、咖啡及忌食辛辣食品。以防助痰生热、上扰心窍神明,使经行情志异常症加重。

(二)肝气郁结型经前期综合征经行情志异常症食疗方

肝气郁结型经前期综合征经行情志异常症,宜采用疏肝解郁、理气泻火等治则。以下食疗方,供酌情选用。

1. 柴胡、枳壳、炙香附各12克,牡丹皮、白芍、青皮各10克,薏苡仁、大米各30克,白糖适量。前6味水煎取汁,入薏苡仁、大米煮成粥,加白糖调味即可。每日1剂,分2次食用;从月经前数日开始,用至经行情志异常症消失为止。

2. 玫瑰花、郁金各10克,佛手片、青果(打碎)各15克,白糖适量。各味入杯,冲入沸水,加盖泡15分钟即可。每日1剂,代茶饮用,冲淡为止;从月经前数日开始,用至经行情志异常症消失为止。

3. 柴胡、当归、莱菔子各10克,梅花5克,粳米60克,白糖适量。前4味水煎取汁,入粳米煮成粥,加白糖调味即可。每日1剂,分2次食用;从月经前数日开始,用至经行情志异常症消失为止。

（三）心血虚型经前期综合征经行情志异常症食疗方

心血虚型经前期综合征经行情志异常症,宜采用益气养血、宁心安神等治则。以下食疗方,供酌情选用。

1. 当归、川芎、酸枣仁、茯苓各 12 克,炙远志、五味子、炙甘草、人参末各 6 克,血米 60 克,白糖适量。前 7 味水煎取汁,入血米煮至粥将成,加人参末、白糖和匀煮成粥即可。每日 1 剂,分 2 次食用;从月经前数日开始,用至经行情志异常症消失为止。

2. 灵芝片 10 克,龙眼肉、莲子、小麦、白米各 30 克,冰糖适量。莲子、小麦、白米入锅,加水煮化,加其余各味煮成粥即可。每日 1 剂,分 2 次食用;从月经前数日开始,用至经行情志异常症消失为止。

3. 柏子仁、酸枣仁、茯神各 10 克,猪心（剖开）1 个,料酒、食盐、味精各适量。前 3 味置猪心内,缝合猪心入锅,加水没过,大火煮沸,撇去浮沫,改小火煮至猪心酥熟,加各味调料和匀,再煮至猪心入味即可。隔日 1 剂,分 4 次食猪心饮汤;从月经前数日开始,用至经行情志异常症消失为止。

（四）痰火上扰型经前期综合征经行情志异常症食疗方

痰火上扰型经前期综合征经行情志异常症,宜采用泻火涤痰、镇心安神等治则。以下食疗方,供酌情选用。

1. 生铁藻 30 克,石菖蒲、麦门冬、丹参各 15 克,茯神、胆南星各 6 克,朱砂 1 克,大米 60 克,白糖适量。前 7 味水煎取汁,入大米煮成粥,加白糖调味即可。每日 1 剂,分 2 次食用;从月经前数日开始,用至经行情志异常症消失为止。

2. 猪心血 50 毫升（烘干研为细末）,朱砂、青黛末各 10 克,山药末 50 克。各味和匀,贮存备用。每次 6 克,每日 2 次,茶水送服;从月经前数日开始,用至经行情志异常症消失为止。

3. 红茶 6 克,青果（打碎）2 个,郁金、白矾各 5 克,白糖适量。各味入杯,冲入沸水,加盖泡 15 分钟即可。每日 1 剂,代茶饮用,冲淡为止;从月经前数日开始,用至经行情志异常症消失为止。

七、经前期综合征经行发热症辨证施治食疗

(一)经前期综合征经行发热症饮食宜忌

1. 饮食宜清淡、富含营养、易于消化。如牛奶、豆浆、鸡蛋、鱼等。

2. 宜少量多餐。每日 5～6 餐,非正餐可流质饮食,如藕粉糊、杏仁茶、蛋花汤、绿豆汤等;正餐可半流质饮食,如白米粥、菜肉泥粥、肉片汤、菜肉小馄饨、鱼丸子汤等。

3. 宜食蔬菜和水果。可饮果汁、菜汁等,增加维生素 C 和无机盐供给,以补充发热出汗的损失。

4. 忌食厚腻油炸辛辣食品、慎食生冷寒凉食品。若中气不足,忌食生冷寒凉食品,如鲜藕、芥菜、白菜、丝瓜、西瓜、梨、荸荠等;若阴虚血热,则宜食生冷寒凉食品。

(二)阳盛血热型经前期综合征经行发热症食疗方

阳盛血热型经前期综合征经行发热症,宜采用清热凉血调经等治则。以下食疗方,供酌情选用。

1. 生地黄 30 克,地骨皮、牡丹皮各 12 克,粟米 60 克,白糖适量。前 3 味水煎取汁,入粟米煮成粥,加白糖调味即可。每日 1 剂,分 2 次食用;从月经前数日开始,用至经行发热症消失为止。

2. 板蓝根 30 克,女贞子、金银花各 15 克,地骨皮 12 克,大米 60 克,蜂蜜适量。前 4 味水煎取汁,入大米煮成粥,加蜂蜜调味即可。每日 1 剂,分 2 次食用;从月经前数日开始,用至经行发热症消失为止。

3. 大青叶、贯众各 20 克,牡丹皮 12 克,绿茶 3 克,白糖适量。各味入杯,冲入沸水,加盖泡 15 分钟即可。每日 1 剂,代茶饮用,冲淡为止;从月经前数日开始,用至经行发热症消失为止。

(三)阴虚血热型经前期综合征经行发热症食疗方

阴虚血热型经前期综合征经行发热症,宜采用养阴清热调经等治则。以下食疗方,供酌情选用。

1. 生地黄、麦门冬各 15 克,地骨皮、白薇各 12 克,鳖甲 10

克,粟米 60 克,白糖适量。前 5 味水煎取汁,入粟米煮成粥,加白糖调味即可。每日 1 剂,分 2 次食用;从月经前数日开始,用至经行发热症消失为止。

2. 麦门冬 50 克,牡丹皮 30 克,墨旱莲 15 克,大米 60 克,冰糖适量。前 3 味水煎取汁,入大米煮成粥,加冰糖煮溶即可。每日 1 剂,分 2 次食用;从月经前数日开始,用至经行发热症消失为止。

3. 枸杞子、何首乌各 15 克,绿茶 3 克,白糖适量。各味入杯,冲入沸水,加盖泡 15 分钟即可。每日 1 剂,代茶饮用,冲淡为止;从月经前数日开始,用至经行发热症消失为止。

(四)中气虚型经前期综合征经行发热症食疗方

中气虚型经前期综合征经行发热症,宜采用补益脾气、甘温除热等治则。以下食疗方,供酌情选用。

1. 黄芪 30 克,白术、当归、升麻各 10 克,炙甘草 6 克,大米 60 克,白糖适量。前 5 味水煎取汁,入大米煮成粥,加白糖调味即可。每日 1 剂,分 2 次食用;从月经前数日开始,用至经行发热症消失为止。

2. 党参 30 克,柴胡、陈皮各 10 克,鸡肉丁、大米各 60 克,料酒、葱、姜、食盐、味精各适量。前 3 味水煎取汁,入大米煮化,加其余各味煮成粥即可。每日 1 剂,分 2 次食用;从月经前数日开始,用至经行发热症消失为止。

3. 黄芪 30 克,柴胡、升麻各 10 克,粳米 60 克,蜂蜜适量。前 3 味水煎取汁,入粳米煮成粥,加蜂蜜调味即可。每日 1 剂,分 2 次食用;从月经前数日开始,用至经行发热症消失为止。

(五)瘀热郁结型经前期综合征经行发热症食疗方

瘀热郁结型经前期综合征经行发热症,宜采用活血化瘀、和营退热等治则。以下食疗方,供酌情选用。

1. 桃仁、当归、川芎、柴胡、牛膝各 10 克,牡丹皮、甘草各 6 克,粳米 60 克,红糖适量。前 7 味水煎取汁,入粳米煮成粥,加红糖调味即可。每日 1 剂,分 2 次食用;从月经前数日开始,用至经行发热症消失为止。

2. 益母草、丹参各 30 克,田七、地骨皮各 10 克,猪瘦肉片、大米各 60 克,料酒、葱、姜、食盐、味精各适量。前 4 味水煎取汁,入大米煮化,加其余各味和匀煮成粥即可。每日 1 剂,分 2 次食用;从月经前数日开始,用至经行发热症消失为止。

3. 冬瓜皮、益母草各 30 克,田七 10 克,乌鸡块 150 克,料酒、葱、姜、食盐、味精各适量。前 3 味水煎取汁,加其余各味煮至乌鸡块酥熟入味即可。每日 1 剂,分 2 次食用;从月经前数日开始,用至经行发热症消失为止。

八、经前期综合征经行水肿症辨证施治食疗

(一)经前期综合征经行水肿症饮食宜忌

1. 宜食利水消肿食品。如绿豆、赤小豆、白扁豆、薏苡仁、玉米须、冬瓜、丝瓜、葫芦、芥菜、西瓜、黑鱼、鲤鱼、黄鳝、鲫鱼、鸭等,以减轻经行水肿症。

2. 饮食宜清淡并限制盐摄入。如咸菜、酱菜、豆腐乳等应少吃,以防加重经行水肿症。

3. 慎食生冷、油腻、不易消化食品。以防脾肾进一步损伤,而致湿聚水泛,使经行水肿症加重。

4. 忌烟酒及忌食海产品和肥腻、咸寒、辛辣等食品,以及蔬菜中的南瓜、雪里蕻等,以防加重痰湿,不利于消除经行水肿症。

(二)脾肾阳虚型经前期综合征经行水肿症食疗方

脾肾阳虚型经前期综合征经行水肿症,宜采用温肾助阳、健脾利水等治则。以下食疗方,供酌情选用。

1. 炙附子、桂枝各 10 克,白术、茯苓各 12 克,薏苡仁、大米各 30 克,白糖适量。前 4 味水煎取汁,入薏苡仁、大米煮成粥,加白糖调味即可。每日 1 剂,分 2 次食用;从经行水肿症出现开始,用至经行水肿症消失为止。

2. 党参 30 克,桂枝、干姜各 10 克,猪肾(切片)1 个,料酒、食

盐、味精各适量。前3味水煎取汁,加其余各味煮沸煮至猪肾熟入味即可。每日1剂,分2次佐餐食用;从经行水肿症出现开始,用至经行水肿症消失为止。

3. 巴戟天、茯苓各10克,鲫鱼片50克,薏苡仁、赤小豆各30克,料酒、食盐、味精各适量。前2味水煎取汁,入赤小豆、薏苡仁煮化,加其余各味煮成鲫鱼粥即可。每日1剂,分2次佐餐食用;从经行水肿症出现开始,用至经行水肿症消失为止。

(三)气滞血瘀型经前期综合征经行水肿症食疗方

气滞血瘀型经前期综合征经行水肿症,宜采用养血活血、健脾利水等治则。以下食疗方,供酌情选用。

1. 当归、益母草各15克,川芎、木香、泽泻各12克,血米60克,红糖适量。前5味水煎取汁,入血米煮成粥,加红糖调味即可。每日1剂,分2次食用;从经行水肿症出现开始,用至经行水肿症消失为止。

2. 丹参、泽兰各15克,川楝子、香附各10克,茯苓末6克,大米60克,红糖适量。前4味水煎取汁,入大米煮至粥将成,加茯苓末、红糖和匀煮成粥即可。每日1剂,分2次食用;从经行水肿症出现开始,用至经行水肿症消失为止。

3. 鸡血藤30克,赤芍、白芍各15克,青皮、陈皮各10克,粳米60克,红糖适量。前5味水煎取汁,入粳米煮成粥,加红糖调味即可。每日1剂,分2次食用;从经行水肿症出现开始,用至经行水肿症消失为止。

九、经前期综合征经行腹泻症辨证施治食疗

(一)经前期综合征经行腹泻症饮食宜忌

1. 饮食宜清淡稀软、易于消化吸收、少渣低脂,若有条件可采用少量多餐制。宜食健脾厚肠止泻食品,如大枣、山药、栗子、扁豆、莲子肉、薏苡仁、糯米、苹果等。

2. 忌食生冷寒凉和滑肠食品。生冷瓜果、各种冷饮、凉拌食品、生梨、荸荠等,会损伤脾肾之阳,不能温煦脾土,使寒湿内停而加重腹泻。猪油、羊油、牛油、奶油、动物内脏等高脂肪食品,可引起"滑肠"而加重泄泻;又如蜂蜜、人参蜂王浆、花粉蜂王浆等,也具有较强的"滑肠"作用。

3.忌食粗纤维和胀气食品。竹笋、芹菜、菠菜等粗纤维食品,能吸附肠中水分而促进泄泻。黄豆、芋艿、白薯、韭菜等属产气食品,食用后肠内胀气,易导致肠道扩张或溃疡穿孔。

(二)脾失健运型经前期综合征经行腹泻症食疗方

脾失健运型经前期综合征经行腹泻症,宜采用健脾益气、升阳除湿等治则。以下食疗方,供酌情选用。

1.党参30克,白术、茯苓各12克,桔梗10克,薏苡仁、大米各30克,白糖适量。前4味水煎取汁,入薏苡仁、大米煮成粥,加白糖调味即可。每日1剂,分2次食用;从月经前数日开始,用至经行腹泻症消失为止。

2.黄芪30克,芡实、白术各10克,白扁豆、粳米各30克,白糖适量。前3味水煎取汁,入白扁豆、粳米煮成粥,加白糖调味即可。每日1剂,分2次食用;从月经前数日开始,用至经行腹泻症消失为止。

3.太子参、白术各12克,泽泻10克,大枣10个,大米60克,白糖适量。前3味水煎取汁,入大枣、大米煮成粥,加白糖调味即可。每日1剂,分2次食用;从月经前数日开始,用至经行腹泻症消失为止。

(三)脾肾阳虚型经前期综合征经行腹泻症食疗方

脾肾阳虚型经前期综合征经行腹泻症,宜采用温肾健脾、涩肠止泻等治则。以下食疗方,供酌情选用。

1.巴戟天、吴茱萸、党参、白术各12克,补骨脂10克,粟米60克,白糖适量。前5味水煎取汁,入粟米煮成粥,加白糖调味即可。每日1剂,分2次食用;从月经前数日开始,用至经行腹泻症消失为止。

2.黄芪20克,五味子、肉桂各10克,芡实、糯米各30克,红糖适

量。前 3 味水煎取汁,入芡实、糯米煮成粥,加红糖调味即可。每日 1
剂,分 2 次食用;从月经前数日开始,用至经行腹泻症消失为止。

3. 益智仁、党参各 15 克,栗子肉、薏苡仁、大米各 30 克,白糖
适量。前 2 味水煎取汁,入栗子肉、薏苡仁、大米煮成粥,加白糖调
味即可。每日 1 剂,分 2 次食用;从月经前数日开始,用至经行腹
泻症消失为止。

十、经前期综合征经行鼻出血症辨证施治食疗

(一)经前期综合征经行鼻出血症饮食宜忌

1. 宜食蔬菜和水果,以补充维生素;宜食富含蛋白质和铁食
品,以利于补血生血。

2. 忌烟酒及忌食辛辣食品,月经期还应忌食生冷寒凉食品,
以防加重经行鼻出血症。

3. 忌暴饮暴食,忌食坚硬、粗纤维食品,以防损伤脾胃而加重
经行鼻出血症。

4. 宜食高热能和富含蛋白质、维生素、铁等食品,以求尽快纠
正失血,以便恢复体质。

(二)肝气郁结型经前期综合征经行鼻出血症食疗方

肝气郁结型经前期综合征经行鼻出血症,宜采用疏肝解郁、理
气清热等治则。以下食疗方,供酌情选用。

1. 仙鹤草、白茅根、车前草各 15 克,柴胡、龙胆草、生地黄、牛
膝、香附各 10 克,大米 60 克,白糖适量。前 8 味水煎取汁,入大米
煮成粥,加白糖调味即可。每日 1 剂,分 2 次食用;从经行鼻出血
症出现开始,用至经行鼻出血症消失为止。

2. 生地黄、白芍、牡丹皮各 20 克,柴胡、川楝子、益母草各 12
克,牛膝 10 克,糯米 60 克,白糖适量。前 7 味水煎取汁,入糯米煮
成粥,加白糖调味即可。每日 1 剂,分 2 次食用;从经行鼻出血症
出现开始,用至经行鼻出血症消失为止。

3. 白茅根 30 克,夏枯草 20 克,柴胡、郁金各 12 克,鲜黄花菜
段、大米各 60 克,食盐、味精、香油各适量。前 4 味水煎取汁,入大

米煮化,入鲜黄花菜段煮成粥,加各味调料和匀稍煮即可。每日1剂,分2次食用;从经行鼻出血症出现开始,用至经行鼻出血症消失为止。

(三)肾阴虚型经前期综合征经行鼻出血症食疗方

肾阴虚型经前期综合征经行鼻出血症,宜采用滋肾养肝、清热生津等治则。以下食疗方,供酌情选用。

1. 生地黄、墨旱莲、山茱萸各 15 克,白芍、小蓟各 12 克,菊花、枸杞子各 10 克,粳米 60 克,白糖适量。前 6 味水煎取汁,入枸杞子、粳米煮成粥,加白糖调味即可。每日 1 剂,分 2 次食用;从经行鼻出血症出现开始,用至经行鼻出血症消失为止。

2. 百合 50 克,玉竹 20 克,白及粉 3 克,大米 60 克,白糖适量。前 2 味水煎取汁,入大米煮至粥将成,加白及粉、白糖和匀煮成粥即可。每日 1 剂,分 2 次食用;从经行鼻出血症出现开始,用至经行鼻出血症消失为止。

十一、经前期综合征经行感冒症辨证施治食疗

(一)经前期综合征经行感冒症饮食宜忌

1. 饮食宜清淡,宜食蔬菜和水果,多饮水;若有条件,可采用少量多餐制。

2. 宜食洋葱、大蒜等,既可提供丰富的维生素,又具有抗病毒、杀细菌等作用。

3. 风寒型经行感冒症。忌食生冷寒凉食品,如西瓜、黄瓜、冷饮、河蚌、螺蛳等。

4. 风热型经行感冒症。忌食动风发物,如辣椒、辣酱、鱼、虾、蟹、羊肉、狗肉等。

5. 忌烟酒、浓茶。吸烟可刺激鼻咽部和呼吸道黏膜,使分泌物增加,引起咳嗽等加重;饮酒,尤其是饮烈性酒,使全身血管扩张、大脑中枢兴奋,影响睡眠而致头痛等;饮浓茶,或用茶水送药,茶中的鞣氨酸、茶碱、可可碱等,除使人兴奋而影响睡眠外,还可与许多药发生化学反应。

（二）卫气不固和风寒袭表型经前期综合征经行感冒症食疗方

卫气不固和风寒袭表型经前期综合征经行感冒症，宜采用解表散寒、益气扶正等治则。以下食疗方，供酌情选用。

1. 黄芪 20 克，白术、防风各 10 克，甘草 6 克，大米 60 克，红糖适量。前 4 味水煎取汁，入大米煮成粥，加红糖调味即可。每日 1 剂，分 2 次食用；从经行感冒症出现开始，用至经行感冒症消失为止。

2. 党参 12 克，羌活、柴胡、枳壳各 10 克，生姜 6 克，粳米 60 克，红糖适量。前 5 味水煎取汁，入粳米煮成粥，加红糖调味即可。每日 1 剂，分 2 次食用；从经行感冒症出现开始，用至经行感冒症消失为止。

3. 紫苏叶、白术、防风、陈皮各 10 克，羊瘦肉片 100 克，料酒、葱、姜、食盐、味精各适量。前 4 味水煎取汁，加其余各味煮至羊瘦肉片酥熟入味即可。每日 1 剂，分 2 次佐餐食用；从经行感冒症出现开始，用至经行感冒症消失为止。

（三）内有伏热和风热犯肺型经前期综合征经行感冒症食疗方

内有伏热和风热犯肺型经前期综合征经行感冒症，宜采用透表泄热、和血调经等治则。以下食疗方，供酌情选用。

1. 柴胡、牡丹皮、生地黄各 12 克，荆芥、前胡各 10 克，薏苡仁、大米各 30 克，白糖适量。前 5 味水煎取汁，入薏苡仁、大米煮成粥，加白糖调味即可。每日 1 剂，分 2 次食用；从月经前数日开始，用至经行感冒症消失为止。

2. 金银花 30 克，芦根 15 克，柴胡、薄荷各 10 克，粳米 60 克，白糖适量。前 4 味水煎取汁，入粳米煮成粥，加白糖调味即可。每日 1 剂，分 2 次食用；从月经前数日开始，用至经行感冒症消失为止。

3. 柴胡、玄参各 10 克，大白菜根（切片）3 个，豆腐块 250 克，淡豆豉 6 克,食盐、味精、植物油各适量。前 3 味水煎取汁,加其余各味煮熟入味即可。每日 1 剂,分 2 次食用;从月经前数日开始,用至经行感冒症消失为止。

十二、经前期综合征经行荨麻疹症辨证施治食疗

(一)经前期综合征经行荨麻疹症饮食宜忌

1. 宜食蔬菜和水果。以保持胃肠道通畅。

2. 饮食宜清淡。以半流质为主,尽量减少胃肠道负担。

3. 忌食动风发物。如酒、蒜、辣椒、韭菜、香菇、菠萝、鱼、虾、蟹、蚌蛤、公鸡、鹅、猪头、羊肉、狗肉、鸡蛋等食品,均为动风发物,可诱发或加重经行荨麻疹症。

4. 忌食生冷寒凉及不洁食品。各种冷饮、凉拌食品及萝卜、竹笋、黄瓜、番茄、绿豆芽、西瓜、草莓、无花果等,可使体内局部区域蛋白发生聚集,使过敏毒素释放,从而加重经行荨麻疹症;若上述食品未经很好地清洁,还会将寄生虫或虫卵带入体内,可诱发或加重经行荨麻疹症。

(二)血虚生风型经前期综合征经行荨麻疹症食疗方

血虚生风型经前期综合征经行荨麻疹症,宜采用养血益气、疏风止痒等治则。以下食疗方,供酌情选用。

1. 当归、制何首乌、黄芪各 15 克,荆芥、刺蒺藜各 10 克,大米 60 克,白糖适量。前 5 味水煎取汁,入大米煮成粥,加白糖调味即可。每日 1 剂,分 2 次食用;从月经前数日开始,用至经行荨麻疹症消失为止。

2. 丹参 30 克,党参 15 克,乌梢蛇、枸杞子各 12 克,粳米 60 克,白糖适量。前 3 味水煎取汁,入粳米煮化,入枸杞子煮成粥,加白糖调味即可。每日 1 剂,分 2 次食用;从月经前数日开始,用至经行荨麻疹症消失为止。

3. 鸡血藤、何首乌各 20 克,乌豆衣、蝉蜕各 10 克,猪瘦肉片 100 克,食盐、味精各适量。前 4 味水煎取汁,加其余各味煮至猪瘦肉片熟入味即可。每日 1 剂,分 2 次食用;从月经前数日开始,用至经行荨麻疹症消失为止。

(三)血热型经前期综合征经行荨麻疹症食疗方

血热型经前期综合征经行荨麻疹症,宜采用清热凉血、祛风止痒等治则。以下食疗方,供酌情选用。

1. 赤芍、生地黄、牡丹皮各 15 克,白鲜皮、防风各 12 克,粳米 60 克,白糖适量。前 5 味水煎取汁,入粳米煮成粥,加白糖调味即可。每日 1 剂,分 2 次食用;从月经前数日开始,用至经行荨麻疹症消失为止。

2. 冬瓜皮 30 克,牡丹皮、紫草各 15 克,荆芥、刺蒺藜各 12 克,大米 60 克,白糖适量。前 5 味水煎取汁,入大米煮成粥,加白糖调味即可。每日 1 剂,分 2 次食用;从月经前数日开始,用至经行荨麻疹症消失为止。

3. 生地黄 30 克,菊花、蝉蜕各 10 克,茶叶 3 克,绿豆、大米各 30 克,白糖适量。前 4 味水煎取汁,入绿豆、大米煮成粥,加白糖调味即可。每日 1 剂,分 2 次食用;从月经前数日开始,用至经行荨麻疹症消失为止。

十三、经前期综合征经行面部痤疮症辨证施治食疗

(一)经前期综合征经行面部痤疮症饮食宜忌

1. 饮食宜清淡。宜食动物肝、百合、薏苡仁、花生、葵花子等,以利于增强皮肤抵抗力;宜食山楂、香蕉、麦芽、黑木耳等,以利于改善面部等皮肤微循环;宜食萝卜、芹菜、黄瓜、番茄,以及各种果汁等,以利于抑制皮肤出汗;宜食冬瓜、丝瓜、西瓜、葡萄、赤小豆、绿豆等,以利于清热消炎。

2. 宜食富含维生素 A 和 B 食品。维生素 A 能促进上皮细胞再生,并能防止毛囊过度角化,故可减少痤疮的发生;B 族维生素参与糖和脂肪代谢,可起到皮脂腺分泌的调节作用,对痤疮防治有益。富含维生素 A 或 β 胡萝卜素食品,如胡萝卜、韭菜、油菜、芥菜、菠菜等,以及动物肝、奶、蛋、豆制品、绿叶蔬菜等。

3. 忌烟酒、浓茶及忌食动风发物。烟酒、浓茶和羊肉、狗肉等,易促进皮脂腺分泌;辣椒、辣酱、胡椒、芥末、咖喱、大蒜、大葱等,易使毛囊周围血管扩张、引起大量淋巴细胞浸润;均加重经行痤疮症。

4. 慎食或忌食高脂肪、高糖、异体蛋白食品。高脂肪食品如肥肉、肥肠、香肠、腊肉、大油、油煎和油炸食品等,高糖食品如各种食糖、蜂蜜、蛋糕、甜点、巧克力等,异体蛋白如鱼虾、水生贝壳类等,均应慎食或忌食。

5. 宜食润肠通便食品。因便秘是加重面部痤疮的原因之一,故宜食香蕉、韭菜、芹菜、萝卜等润肠通便且富含纤维素食品。

(二)肝脾湿热型经前期综合征经行面部痤疮症食疗方

肝脾湿热型经前期综合征经行面部痤疮症,宜采用清热利湿、泻火解毒等治则。以下食疗方,供酌情选用。

1. 龙胆草、茵陈、栀子、黄芩各 12 克,薏苡仁、大米各 30 克,食盐、味精各适量。前 4 味水煎取汁,入薏苡仁、大米煮成粥,加食盐、味精调味即可。每日 1 剂,分 2 次食用;从经行面部痤疮症出现开始,用至经行面部痤疮症消失为止。

2. 夏枯草、金银花、黄芩各 12 克,白鲜皮 10 克,粳米 60 克,食盐、味精各适量。前 4 味水煎取汁,入粳米煮成粥,加食盐、味精调味即可。每日 1 剂,分 2 次食用;从经行面部痤疮症出现开始,用至经行面部痤疮症消失为止。

3. 车前草、龙胆草、鱼腥草各 15 克,甘草 6 克,绿豆、大米各 30 克,甜味素适量。前 4 味水煎取汁,入绿豆、大米煮成粥,加甜味素调味即可。每日 1 剂,分 2 次食用;从经行面部痤疮症出现开始,用至经行面部痤疮症消失为止。

(三)肺经郁热型经前期综合征经行面部痤疮症食疗方

肺经郁热型经前期综合征经行面部痤疮症,宜采用疏风宣肺、清热解毒等治则。以下食疗方,供酌情选用。

1. 炙枇杷叶、桑白皮、金银花各 15 克,黄连、马勃各 10 克,大米 60 克,木糖醇适量。前 5 味水煎取汁,入大米煮成粥,加木糖醇调味即可。每日 1 剂,分 2 次食用;从经行面部痤疮症出现开始,用至经行面部痤症消失为止。

2. 桑白皮 15 克,金银花 12 克,马尾连 10 克,甜香仁 9 克,菊花 6 克,粳米 60 克,白糖适量。前 5 味水煎取汁,入粳米煮成粥,加白糖调味即可。每日 1 剂,分 2 次食用;从经行面部痤疮症出现开始,用至经行面部痤疮症消失为止。

3. 金银花、紫背浮萍各 25 克,白鲜皮、防风各 10 克,粳米 60 克,白糖适量。前 4 味水煎取汁,入粳米煮成粥,加白糖调味即可。每日 1 剂,分 2 次食用;从经行面部痤疮症出现开始,用至经行面部痤疮症消失为止。

十四、经前期综合征经行口舌糜烂症辨证施治食疗

(一)经前期综合征经行口舌糜烂症饮食宜忌

1. 饮食宜清淡,宜食易消化且富含维生素食品。如蔬菜、水果、瓜等。

2. 宜食促进口腔溃疡修复的优质蛋白质食品。如奶、蛋、肉松、鱼松、清蒸鱼、碎肉丸子等,既富含优质蛋白质又易于消化吸收。

3. 忌食多渣水果和粗纤维蔬菜。如芹菜、芥菜、甘蔗、菠萝、梨等,其渣和粗纤维对口腔是一种物理刺激,可使口腔溃疡局部疼痛加重,甚至使局部红肿充血加重或破损出血,不利于口舌糜烂康复。

4. 忌食生冷寒凉坚硬食品。生冷寒凉食品碍脾伤胃,又易导致细菌、病毒繁殖;坚硬食品易破坏口腔黏膜,使疼痛、溃疡加重,不利于口舌糜烂康复。

5. 忌过食辛辣炙煿食品。过食辛辣食品、油煎炸食品、烧烤食品等,易导致心脾炽热、循经上腾、气火冲于口舌,熏灼黏膜,致使口舌糜烂加重;过食肥腻食品,可助湿生痰;过食花生会加重火气;过食"性大热而发湿"之樱桃,会使灼热上炎,均于口舌糜烂康复不利。

（二）心火上炎型经前期综合征经行口舌糜烂症食疗方

心火上炎型经前期综合征经行口舌糜烂症，宜采用滋阴降火、生津润燥等治则。以下食疗方，供酌情选用。

1. 生地黄、麦门冬各 15 克，炙枇杷叶、马尾连各 10 克，生甘草 6 克，粟米、大米各 30 克，红糖适量。前 5 味水煎取汁，入粟米、大米煮成粥，加红糖调味即可。每日 1 剂，分 2 次食用；从月经前数日开始，用至经行口舌糜烂症消失为止。

2. 生地黄、淡竹叶各 20 克，天门冬、黄连各 10 克，甘草 5 克，粳米 60 克，白糖适量。前 5 味水煎取汁，入粳米煮成粥，加白糖调味即可。每日 1 剂，分 2 次食用；从月经前数日开始，用至经行口舌糜烂症消失为止。

3. 生地黄 20 克，莲子心、生甘草各 6 克，白糖适量。各味入杯，冲入沸水，加盖泡 15 分钟即可。每日 1 剂，代茶饮用，冲淡为止；从月经前数日开始，用至经行口舌糜烂症消失为止。

（三）胃热熏蒸型经前期综合征经行口舌糜烂症食疗方

胃热熏蒸型经前期综合征经行口舌糜烂症，宜采用清热泻火、荡涤胃热等治则。以下食疗方，供酌情选用。

1. 栀子、黄芩各 12 克，生大黄（后下）、连翘各 10 克，甘草 6 克，赤小豆、大米各 30 克，白糖适量。前 5 味水煎取汁，入赤小豆、大米煮成粥，加白糖调味即可。每日 1 剂，分 2 次食用；从月经前数日开始，用至经行口舌糜烂症消失为止。

2. 芒硝、淡竹叶各 12 克，栀子、藕节各 10 克，绿豆、粳米各 30 克，白糖适量。前 4 味水煎取汁，入绿豆、粳米煮成粥，加白糖调味即可。每日 1 剂，分 2 次食用；从月经前数日开始，用至经行口舌糜烂症消失为止。

3. 生萝卜、鲜藕、西瓜瓤各 300 克，白糖适量。前 3 味入家用果汁机搅烂，干净纱布取汁，加白糖调味即可。每日 1 剂，分 2 次食用；从月经前数日开始，用至经行口舌糜烂症消失为止。

（四）脾胃湿热型经前期综合征经行口舌糜烂症食疗方

脾胃湿热型经前期综合征经行口舌糜烂症,宜采用清热利湿、芳香化浊等治则。以下食疗方,供酌情选用。

1. 滑石(布包)30 克,连翘、射干各 15 克,藿香、茵陈各 12 克,甘草 6 克,薏苡仁、大米各 30 克,白糖适量。前 6 味水煎取汁,入薏苡仁、大米煮成粥,加白糖调味即可。每日 1 剂,分 2 次食用;从经行口舌糜烂症出现开始,用至经行口舌糜烂症消失为止。

2. 六一散(布包)30 克,木通、石菖蒲各 12 克,黄芩、佩兰各 10 克,赤小豆、粳米各 30 克,白糖适量。前 5 味水煎取汁,入赤小豆、粳米煮成粥,加白糖调味即可。每日 1 剂,分 2 次食用;从经行口舌糜烂症出现开始,用至经行口舌糜烂症消失为止。

3. 冬瓜皮、西瓜皮各 100 克,苦参、白扁豆壳各 10 克,大米 60 克,白糖适量。前 4 味水煎取汁,入大米煮成粥,加白糖调味即可。每日 1 剂,分 2 次食用;从经行口舌糜烂症出现开始,用至经行口舌糜烂症消失为止。

十五、经前期综合征经行声音嘶哑症辨证施治食疗

（一）经前期综合征经行声音嘶哑症饮食宜忌

1. 晨起用淡盐开水漱口。

2. 宜食多纤维食品,以保持大便通畅。

3. 宜食滋养肺肾、增补阴液、清热降火食品,如苋菜、番茄、萝卜、荸荠、海带、甘蔗、梨、阳桃、柠檬、青果、芝麻、蜂蜜等。

4. 宜流质饮食并加餐,如米汤、藕粉糊、牛奶、豆浆、蛋花汤、菊花脑汤、萝卜汁、梨汁、甘蔗汁、荸荠汁等。

5. 忌食辛辣腥膻食品,如胡椒、辣椒、辣酱、咖喱、芥末、食醋、葱、蒜、虾、蟹等,以防刺激咽喉,而致经行声音嘶哑症加重。

6. 忌烟酒及忌食生冷寒凉、过烫食品,以防刺激咽喉而致经行声音嘶哑症加重。

（二）肺阴不足型经前期综合征经行声音嘶哑症食疗方

肺阴不足型经前期综合征经行声音嘶哑症,宜采用通宣理肺、养阴润燥等治则。以下食疗方,供酌情选用。

1. 鱼腥草 15 克,麦门冬、玄参、木蝴蝶各 10 克,大米 60 克,白糖适量。前 4 味水煎取汁,入大米煮成粥,加白糖调味即可。每日 1 剂,分 2 次食用;从经行声音嘶哑症出现开始,用至经行声音嘶哑症消失为止。

2. 桑白皮、天门冬、芦根各 15 克,罗汉果 1 个,粳米 60 克,白糖适量。前 4 味水煎取汁,入粳米煮成粥,加白糖调味即可。每日 1 剂,分 2 次食用;从经行声音嘶哑症出现开始,用至经行声音嘶哑症消失为止。

3. 百合、玉竹各 30 克,鲜橄榄、猪瘦肉片各 60 克,食盐、味精各适量。前 4 味入锅,加水没过面,大火煮沸,撇去浮沫,改小火煮至猪瘦肉片酥熟,加食盐、味精调味即可。每日 1 剂,分 2 次佐餐食用;从经行声音嘶哑症出现开始,用至经行声音嘶哑症消失为止。

(三)肝肾阴虚型经前期综合征经行声音嘶哑症食疗方

肝肾阴虚型经前期综合征经行声音嘶哑症,宜采用滋养肝肾、养阴清热、清音利咽等治则。以下食疗方,供酌情选用。

1. 生地黄、熟地黄、天门冬各 15 克,泽泻、蝉蜕各 10 克,鲜山药块(去皮)、大米各 60 克,白糖适量。前 5 味水煎取汁,入鲜山药块、大米煮成粥,加白糖调味即可。每日 1 剂,分 2 次食用;从经行声音嘶哑症出现开始,用至经行声音嘶哑症消失为止。

2. 生地黄、玄参、木蝴蝶各 12 克,枸杞子 10 克,粟米、大米各 30 克,红糖适量。前 3 味水煎取汁,入粟米、大米煮化,入枸杞子煮成粥,加红糖调味即可。每日 1 剂,分 2 次食用;从经行声音嘶哑症出现开始,用至经行声音嘶哑症消失为止。

3. 何首乌、玄参、乌梅各 12 克,桔梗 10 克,血米、粳米各 30克,白糖适量。前 4 味水煎取汁,入血米、粳米煮成粥,加白糖调味即可。每日 1 剂,分 2 次食用;从经行声音嘶哑症出现开始,用至经行声音嘶哑症消失为止。

第二章　痛经用药与食疗

痛经是指女性在月经前后或月经期,出现下腹、腰部疼痛和其他全身不适等症状,并影响工作、学习和生活的疾病。痛经的发病率占行经女性的 33.15%,临床上分为原发性痛经和继发性痛经。

原发性痛经又称功能性痛经,发病率约占痛经女性的 53.2%,多发于 25 岁以下未婚或未孕女性,随月经周期性发作;疼痛多为下腹和腰部阵发性绞痛,可放射至骶部、阴部、股部和下腹部,并伴恶心、呕吐、腹泻、尿频、头痛和紧张性焦虑等;疼痛剧烈时,可出现脸色苍白、手足冰凉、出冷汗,甚至晕厥。膜样性痛经属于原发性痛经,以月经夹膜片状瘀块为特征,可发生于女性的任何一次月经,或数月以上发生一次。继发性痛经是由盆腔疾病所诱发的痛经,如盆腔炎、子宫内膜异位症和盆腔肿瘤等。

中医学称痛经为月水来腹痛、经来腹痛、经行腹痛,称原发性痛经为室女痛经;按辨证施治将痛经分为气滞血瘀型、寒湿凝滞型、湿热蕴结型、阳虚寒凝型、气血两虚型和肝肾两虚型等。

第一节　痛经西医用药

一、痛经防治原则性措施

1. 加强月经期卫生知识学习。正确认识痛经,消除恐惧和紧张心理。

2. 健康生活。适当体育锻炼,适时增加营养,劳逸结合,保持充足睡眠。

3. 保持月经期卫生和性生活卫生等。

4. 注意保暖。月经期尤其注意头、手、脚和下腹部保暖,以防受到寒邪侵袭。

5. 保持乐观愉悦心情。

6. 避免盲目用药。尤其禁用促凝血药和止血药,如卡巴克洛、酚磺乙胺、维生素 K_3 等,以防血液凝滞瘀阻,而加重痛经。

二、痛经预防用药方

维生素 B_6,每次 100 毫克,每日 2 次,口服,可连用 4 个月经周期。

三、痛经解痉镇痛剂用药方

1. 若疼痛较轻而畏寒,可小腹放置热水袋保暖,以使症状缓解。

2. 若疼痛较重,可应用一般解痉镇痛剂。解痉剂如阿托品,每次 0.3 毫克,每日 3 次,口服;或颠茄片,每次 3 毫克,每日 3 次,口服。镇痛剂如索米痛,每次 1 片,每日 3 次,口服。

3. 若疼痛难忍如膜样性痛经,哌替啶,每次 50 毫克,肌内注射,立即。不宜多用,以防成瘾。

四、痛经前列腺素对抗剂用药方

1. 前列腺素合成酶抑制剂,可减少前列腺素释放,防止子宫收缩过强或痉挛,从而减轻痛经。如氯芬那酸,每次 200 毫克,每日 3 次,口服;或甲芬那酸,每次 500 毫克,每日 3 次,口服;从月经第 1 日或痛经出现开始,用至月经结束或痛经消失为止。

2. 前列腺素拮抗剂,可缓解痛经。如吲哚美辛,每次 25 毫克,每日 2 次,口服;或吲哚美辛栓剂,每次 1 枚,每日 1 次,纳入肛门;或阿司匹林,每次 0.3 克,每日 2~4 次,口服;从痛经出现开始,用至痛经消失为止。

3. 前列腺素抑制剂。如布洛芬,每次 0.3 克,每日 2 次,口服;从痛经出现开始,连用 3 日。

五、痛经性激素剂用药方

痛经多发生在排卵周期,若上述治疗效果不佳时,可用抑制排卵的内分泌疗法,如雌激素或雌激素联合孕激素进行周期性治疗。

1. 雌激素周期治疗。己烯雌酚,每次 0.5~1 毫克,每日晚睡前 1 次,口服;从月经第 5 日开始,连用 20 日。测量基础体温,看是否排卵。

2. 孕激素周期治疗。黄体酮,每次 10～20 毫克,每日 1 次,肌内注射;从月经第 21 日开始,连用 5 日,连用 3 个月经周期。或炔诺酮,每次 2.5～5 毫克,每日 1 次,口服;从月经第 5 日开始,连用 22 日,连用 3 个月经周期,此药应用需肝功正常。或甲羟孕酮,每次 4～8 毫克,每日 1 次,口服;从月经第 5 日开始,连用 22 日,连用 3 个月经周期,此药应用需肝功正常。

六、痛经镇痛剂用药方

1. 阿司匹林,每次 0.3～0.5 克,每日 1～3 次,口服。

2. 复方阿司匹林(APC),每次 1～2 克,每日 1～3 次,口服。

3. 氨基比林/安替比林/巴比妥,每次 2 毫升,每日 1～3 次,皮下或肌内注射。

4. 复方氟基比林,每次 1 片,每日 1～3 次,口服。

5. 氨基比林/苯巴比妥/非那西丁/咖啡因,每次 1～2 片,每日 1～3 次,口服。

6. 复方对乙酰氨基酸(Ⅱ),每次 1～2 片,每日 1～3 次,口服。

7. 吲哚美辛,每次 25～50 毫克,每日 2～3 次,口服。

8. 布洛芬,每次 0.2～0.4 克,每日 1～3 次,口服。

七、痛经镇静剂用药方

1. 地西泮,每次 2.5～5 毫克,每日 3 次,口服。

2. 氯氮卓,每次 5～10 毫克,每日 3 次,口服。

3. 硝西泮,每次 5～10 毫克,每日 3 次,口服。

4. 苯巴比妥,每次 15～30 毫克,每日 3 次,口服。

八、痛经解痉剂用药方

1. 阿托品,每次 0.3 毫克,每日 3 次,口服。

2. 颠茄酊剂,每次 0.3～1 毫升,每日 1～3 次,口服。

3. 山莨菪碱,每次 5～10 毫克,每日 3 次,口服。

第二节 痛经中医用药

一、痛经辨证施治方

根据痛经临床表现,中医学按辨证分为以下六型施治。

1. 气滞血瘀型痛经。月经前或月经期小腹胀痛拒按、胸胁、乳房胀痛,月经行而不畅、月经色紫暗夹血块、血块排出后疼痛缓解,舌质紫绀有瘀斑或瘀点、脉弦涩或涩。宜采用理气化瘀、调经止痛等治则,方用膈下逐瘀汤,药用当归、赤芍各 15 克,乌药 12 克,桃仁、红花、川芎、牡丹皮、枳壳、香附、延胡索、五灵脂(布包)各 10 克,甘草 6 克。随症加减用药。①疼痛剧烈:加炙香附、炙没药各 6 克,或另加三七粉 3 克冲服。②月经不畅、月经过少、月经夹血块:加生蒲黄(布包)15 克、川牛膝 12 克。③月经过多:加益母草、炒蒲黄(布包)、仙鹤草各 15 克。④月经夹血块、排出不畅:加血竭末、土鳖虫各 10 克,加川牛膝 12 克。⑤痛甚、呕吐:加法半夏 12 克,或另加生姜汁 1 匙冲服。每日 1 剂,水煎取汁,分 2 次服用。

2. 寒湿凝滞型痛经。月经前或月经期小腹坠胀冷痛、喜温熨拒揉按,月经过少、月经色紫暗或夹小血块,脸色青白、四肢不温,舌质暗淡、舌苔白润、脉沉紧。宜采用温散寒湿、活血止痛等治则,方用少腹逐瘀汤加减,药用当归、茯苓各 15 克,苍术、藿香、生蒲黄(布包)各 12 克,小茴香、干姜、延胡索、川芎、五灵脂(布包)各 10 克,炙没药 6 克,肉桂(后下)5 克。随症加减用药。①小腹坠胀冷痛甚:加艾叶、橘核、乌药各 10 克。②痛甚呕吐、四肢厥冷:加法半夏 12 克,或另加生姜汁 1 匙冲服。③肢体沉重:加石菖蒲、厚朴各 10 克。④经行不畅、血块多:加牛膝、泽兰各 10 克。⑤大便溏薄:加草豆蔻(后下)8 克、薏苡仁 30 克。每日 1 剂,水煎取汁,分 2 次服用。

3. 湿热蕴结型痛经。平时小腹闷胀不适、带下黄稠或有臭味、外阴及阴中灼热瘙痒,月经前或月经期腹痛加剧、不喜揉按、得热反剧、月经过多或月经期延长、月经色深红质稠黏,肢体倦怠、小便黄少,舌质红、舌苔黄腻、脉滑数或弦数。宜采用清热除湿、活血止痛等治则,方用清热调血汤加减,药用红藤、败酱草各 30 克,赤芍、车前子(布包)各 15 克,桃仁、红花、生地黄、牡丹皮、香附、莪术、川芎、延胡索、当归各 10 克。随症加减用药。①月经过多:去当归、莪术,加炒地榆、炒贯众各 20 克。②月经夹血块:加益母草、蒲黄(布包)各 15 克。③带下量多、黄稠秽臭:加橘枳皮、黄柏各 15 克,加薏苡仁 30 克。④舌苔黄腻、尿黄灼热:加茵陈 15 克、栀子 10 克、滑石(布包)30 克。每日 1 剂,水煎取汁,分 2 次服用。

4. 阳虚寒凝型痛经。月经前后或月经期小腹冷痛、喜揉按、得热痛减,月经后期、月经过少、月经色淡质稀、形寒肢冷、腰膝酸冷,食欲缺乏、腹胀、大便溏薄,或小便清长、夜尿频多,舌质淡红、舌苔薄白、脉沉细迟。宜采用温经散寒、暖宫止痛等治则,方用艾附暖宫丸加减。药用当归、黄芪、续断各 15 克,艾叶、香附、干生地黄、白芍、川芎各 10 克,肉桂(后下)、山茱萸各 6 克。随症加减用药。①小腹冷痛、喜热熨:加乌药、小茴香各 10 克。②腰背冷痛:加制附子(先下)、巴戟天、枸杞子各 15 克。③食欲缺乏、便溏:加补骨脂 12 克,加广木香、砂仁(后下)各 6 克。④月经稀薄、月经过少:加菟丝子、枸杞子各 15 克,加鹿角片 10 克。⑤夜尿频多:加益智仁、覆盆子各 10 克。每日 1 剂,水煎取汁,分 2 次服用。

5. 气血两虚型痛经。月经前后或月经期小腹绵绵作痛、有空坠感、喜揉按,月经色淡质稀薄、头晕心悸、面色萎黄、神疲气短,舌质淡红、舌苔薄白、脉细弱。宜采用益气补血、调经止痛等治则,方用归脾汤加减,药用炒黄芪、鸡血藤各 30 克,炒白术、茯神、当归、龙眼肉、炒香附各 12 克,人参、酸枣仁、广木香、生姜、大枣、炙远志、炙甘草各 6 克。随症加减用药。①小腹空坠、气短乏力:加柴胡、升麻各 10 克。②月经先期、月经过多:加仙鹤草 20 克、炒艾叶 12 克。③月经后期、月经过少:加制何首乌 20 克、鹿角胶(烊化冲服)12 克。④食欲缺乏、腹泻:加砂仁(后下)8 克、陈皮 12 克。每日 1 剂,水煎取汁,分 2 次服用。

6. 肝肾两虚型痛经。月经期或月经后小腹绵绵作痛、腰膝酸软、头晕耳鸣,月经先后不(无)定期、月经过少、月经色淡质稀,面红潮热、口干咽燥,舌质淡红、舌苔少、脉细弱。宜采用补益肝肾、调经止痛等治则,方用调肝汤加减,药用制何首乌20克,当归、白芍、山药、桑寄生各15克,山茱萸、巴戟天、阿胶(烊化冲服)各12克,香附10克,甘草6克。随症加减用药。①腰膝酸软、疼痛:加川续断、杜仲、菟丝子各15克。②头晕耳鸣:加枸杞子、女贞子各15克,加五味子10克。③面红潮热:加白薇15克,地骨皮12克。④口干咽燥:加石斛、玉竹、麦门冬各12克。⑤月经过少:加菟丝子、桑葚、黄精各15克。⑥大便秘结:加肉苁蓉、怀牛膝、胡麻仁各10克。每日1剂,水煎取汁,分2次服用。

二、气滞血瘀型痛经秘验方

气滞血瘀型痛经主症、治则见前文介绍。以下秘验方,供酌情选用。从月经前2~3日开始,用至痛经消失为止。

1. 酒丹参、杭白芍各30克,鸡血藤15克,延胡索12克,醋柴胡、当归尾、乌药、香附、陈皮各9克,紫苏梗、桔梗、酒川芎各6克,甘草3克。每日1剂,水煎取汁,分2~3次服用。

2. 当归、远志、香附各9克,川芎、青皮、乌药、延胡索、艾叶、砂仁、生姜、川续断、红花、山楂各6克,大茴香、肉桂各3克。每日1剂,水煎取汁,分2~3次服用。

3. 酒炒赤芍、白芍、酒洗当归、牡丹皮各15克,炒栀子10克,炒白芥子、柴胡、酒炒香附、醋炒川郁金各9克,酒炒黄芩、生甘草各6克。每日1剂,水煎取汁,分2~3次服用。

4. 木香、沉香、泽泻、乌药、陈皮、丁香、小茴香、酒炒香附、煨炒荔枝核各等份,皂角(微火烧烟尽)30克。各味共研为细末和匀、酒糊为丸,如梧桐子大小,贮存备用。每次10丸,每日2~3次,温开水送服。

5. 当归尾、香附、苏木各10克,桃仁、红花、炒延胡索各9克,木香、淮牛膝、泽泻各6克。每日1剂,水煎取汁,分2~3次,加适量酒服用。

6. 炒香附、乌药、当归各 15 克,木香、延胡索、没药、红花各 10 克。每日 1 剂,水煎取汁,分 2～3 次服用。

7. 当归、延胡索、没药、红花、橘红、丹参各等份。各味共研为细末和匀,酒煮米糊为丸,如梧桐子大小,贮存备用。每次 20～30 克,每日 2 次,温开水送服。

8. 益母草 30 克,当归、山楂各 15 克,川芎、香附各 10 克。每日 1 剂,水煎取汁,分 2 次服用。

9. 丹参 30 克,香附、陈皮各 15 克,延胡索 10 克。每日 1 剂,水煎取汁,分 2 次服用。

10. 益母草 30 克,炒香附、炙穿山甲各 10 克。每日 1 剂,水煎取汁,分 2 次服用。

三、寒湿凝滞型痛经秘验方

寒湿凝滞型痛经主症、治则见前文介绍。以下秘验方,供酌情选用。从月经前 2～3 日开始,用至痛经消失为止。

1. 半夏、麦门冬、阿胶(烊化冲服)各 20 克,炙党参、牡丹皮、炒白芍、制川芎、山茱萸、当归、肉桂、炙甘草各 10 克。每日 1 剂,水煎取汁,分 2 次服用。

2. 煨莪术 30 克,赤芍、川芎、蒲黄、肉桂、延胡索、乌药、没药、五灵脂各 15 克,炮干姜 7.5 克。各味共研为细末和匀,贮存备用。每次 6 克,每日 2 次,每日午餐前、晚睡前,温黄酒调服。

3. 炮莪术 30 克,焙当归、延胡索、五灵脂、肉桂、炒高粱姜、炒蒲黄各 20 克,没药、炙甘草各 15 克。各味共研为细末和匀,贮存备用。每次 9 克,每日 2 次,温黄酒调服。

4. 三七、五灵脂、延胡索、川芎、小茴香各 3 克,蒲黄 2.75 克,木香 2 克,冰片 0.25 克。各味共研为细末和匀,贮存备用。每次 1～2 克,每日 3 次,温开水送服。

5. 土炒白术 30 克,莲子 30 粒,炒山药、巴戟天(盐水浸)各 15 克,白茯苓、扁豆(打碎)各 9 克,白果仁 10 粒。每日 1 剂,水煎取汁,分2～3次服用。

6. 当归、莪术、延胡索、乌药各6克,川芎、桂枝各4.5克,红花3克。每日1剂,水煎取汁,分2～3次服用。

7. 白术60克,茯苓20克,肉桂、延胡索各12克,桂枝、甘草各6克。每日1剂,水煎取汁,分2～3次服用。

8. 白芍、当归、川芎各30克,炮干姜、制半夏各15克。各味共研为细末和匀,贮存备用。每次6～10克,每日3次,温黄酒调服。

9. 益母草、鸡血藤各30克,艾叶、桂枝各10克。每日1剂,水煎取汁,分2次服用。

10. 薏苡仁20克,茯苓、艾叶、干姜各10克。每日1剂,水煎取汁,分2次服用。

四、湿热蕴结型痛经秘验方

湿热蕴结型痛经主症、治则见前文介绍。以下秘验方,供酌情选用。从月经前2～3日开始,用至痛经消失为止。

1. 冬瓜仁30克,车前草、败酱草、赤芍各15克,红花、牡丹皮、川芎、当归各10克,甘草6克。每日1剂,水煎取汁,分2～3次服用。

2. 薏苡仁30克,椿根皮、黄柏各15克,桃仁、白芍、延胡索、三棱各10克,甘草6克。每日1剂,水煎取汁,分2次服用。

3. 六一散(布包)30克,茵陈、苍术、黄柏各15克,没药、莪术、赤芍各10克,陈皮6克。每日1剂,水煎取汁,分2次服用。

4. 苍术、黄柏、牛膝、牡丹皮、五灵脂各10克,炙大黄6克。每日1剂,水煎取汁,分2～3次服用。

5. 冬瓜皮60克,苍术、黄柏各20克,延胡索、香附各10克。每日1剂,水煎取汁,分2次服用。

6. 西瓜皮60克,炙半夏、薏苡仁各15克,山楂、青皮各10克。每日1剂,水煎取汁,分2～3次服用。

五、阳虚寒凝型痛经秘验方

阳虚寒凝型痛经主症、治则见前文介绍。以下秘验方,供酌情选用。从痛经出现开始,用至痛经消失为止。

1. 益母草 30 克,当归、艾叶、延胡索各 15 克,小茴香、蒲黄、没药各 10 克,肉桂、干姜、甘草各 6 克。每日 1 剂,水煎取汁,分 2～3 次服用。

2. 当归、蒲黄(布包)各 9 克,炒五灵脂、赤芍、没药各 6 克,炒小茴香 7 粒,肉桂、炒干姜、延胡索各 3 克。每日 1 剂,水煎取汁,分 2 次服用。

3. 党参、杜仲各 15 克,艾叶、香附、当归、赤芍、川芎各 10 克,肉桂、山茱萸、甘草各 6 克。每日 1 剂,水煎取汁,分 2 次服用。

4. 巴戟天、枸杞子各 15 克,乌药、小茴香、白芍、丹参、黄芪各 10 克,续断、甘草各 6 克。每日 1 剂,水煎取汁,分 2～3 次服用。

5. 当归、香附、白芍各 15 克,肉桂、生姜黄、甘草各 6 克。每日 1 剂,水煎取汁,分 2～3 次服用。

6. 益母草 30 克,艾叶、附片(先煎)各 10 克,白芍、甘草各 6 克。每日 1 剂,水煎取汁,分 2 次服用。

六、气血两虚型痛经秘验方

气血两虚型痛经主症、治则见前文介绍。以下秘验方,供酌情选用。从痛经出现开始,用至痛经消失为止。

1. 益母草 30 克,白芍、茯苓、党参、黄芪各 20 克,当归、白术、延胡索各 15 克,川芎、香附各 10 克,甘草 6 克。每日 1 剂,水煎取汁,分 2～3 次服用。

2. 黄芪、鸡血藤各 30 克,白术、当归、茯苓各 20 克,酸枣仁、远志、龙眼肉各 10 克,大枣 10 个,甘草 6 克。每日 1 剂,水煎取汁,分 2～3 次服用。

3. 人参、黄芪、山药、白术、当归、白芍、阿胶、熟地黄、杜仲、补骨脂、熟艾、川芎、香附各等份。各味共研为细末和匀,贮存备用。每次 6 克,每日 2～3 次,生姜汤送服。

4. 人参、生地黄、香附、陈皮各 9 克,当归、白芍、川芎各 6 克。每日 1 剂,水煎取汁,分 2 次服用。

5. 黄芪 30 克,白芍、当归、枸杞子各 15 克,川芎、香附、山药各 10 克,甘草 6 克。每日 1 剂,水煎取汁,分 2～3 次服用。

6. 黄芪 40 克,当归、白芍各 15 克,甘草 6 克。每日 1 剂,水煎取汁,分 2～3 次服用。

七、肝肾两虚型痛经秘验方

肝肾两虚型痛经主症、治则见前文介绍。以下秘验方,供酌情选用。从痛经出现开始,用至痛经消失为止。

1. 益母草 30 克,山药 20 克,当归、白芍、山茱萸、巴戟天、阿胶(烊化冲服)、乌药、石楠藤各 15 克,香附子 12 克,甘草 6 克。每日 1 剂,水煎取汁,分 2～3 次服用。

2. 制何首乌 20 克,桑寄生、白芍、女贞子各 15 克,杜仲、山茱萸、菟丝子各 12 克,香附 10 克,甘草 6 克。每日 1 剂,水煎取汁,分 2～3 次服用。

3. 生地黄 75 克,牛膝、牡丹皮、当归、丹参各 45 克,朴硝、桃仁、白芍、肉桂、木香、黄芩、人参各 30 克。各味共研为细末和匀,贮存备用。每次 6 克,每日 2～3 次,温黄酒调服。

4. 山药 15 克,阿胶(烊化)、白芍、当归、山茱萸、荆芥各 10 克,巴戟天、甘草各 6 克。每日 1 剂,水煎取汁,分 2 次服用。

5. 益母草 12 克,菟丝子、续断、熟地黄、炒白芍各 9 克,当归、乌药、甘草各 6 克。每日 1 剂,水煎取汁,分 2 次服用。

6. 枸杞子 30 克,熟地黄 24 克,肉苁蓉 10 克,甘草 6 克。每日 1 剂,水煎取汁,分 2 次服用。

7. 山药 20 克,白芍、丹参各 15 克,甘草 6 克。每日 1 剂,水煎取汁,分 2 次服用。

8. 熟地黄 20 克,女贞子、赤芍各 15 克,甘草 6 克。每日 1 剂,水煎取汁,分 2 次服用。

八、月经前痛经秘验方

月经前痛经宜采用理气活血等治则。以下秘验方,供酌情选用。

1. 乌药、当归、赤芍、延胡索各 9 克,桃仁、三棱、丹参各 6 克,川芎 3 克。每日 1 剂,水煎取汁,分 2 次服用,连用数日。

2. 益母草 20 克,熟地黄、当归、延胡索、川芎、白芍各 10 克。每日 1 剂,水煎取汁,分 2～3 次服用,连用数日。

3. 炒香附 60 克,当归、丹参、赤芍各 30 克,乌药 25 克,木香 15 克。各味共研为粗末和匀,贮存备用。每次 10 克,每日 2～3 次,温开水送服,连用数日。

4. 橘红 60 克,醋制延胡索、醋炙当归各 30 克。各味共研为细末和匀,贮存备用。每次 6 克,每日 2～3 次,米汤送服,连用数日。

5. 当归、山楂各 30 克,川芎 10 克。每日 1 剂,水煎取汁,分 2 次服用,连用数日。

6. 丹参 60 克,桃仁 7 粒,香附 30 克。各味共研为细末和匀,贮存备用。每次 6～9 克,每日 2 次,温黄酒调服,连用数日。

7. 益母草 30 克,郁金、香附各 12 克。每日 1 剂,水煎取汁,分 2 次服用,连用数日。

8. 丹参、五灵脂、香附各等份,各味共研为细末和匀,贮存备用。每次 10 克,每日 2 次,温黄酒调服,连用数日。

九、月经期痛经秘验方

月经期痛经宜采用和血行气等治则。以下秘验方,供酌情选用。

1. 白芍 20 克,枸杞子 15 克,香附 12 克,当归、川芎各 10 克,甘草 6 克。每日 1 剂,水煎取汁,分 2 次服用,连用 3 日。

2. 益母草、当归各 15 克,乌药、香附、蒲黄各 10 克,山茱萸、甘草各 6 克。每日 1 剂,水煎取汁,分 2 次服用,连用 3 日。

3. 白芍、当归、熟地黄各 15 克,川芎、乌药各 10 克,甘草 6 克。每日 1 剂,水煎取汁,分 2 次服用,连用 3 日。

4. 丹参 30 克,延胡索、橘红各 15 克。每日 1 剂,水煎取汁,分 2 次服用,连用 3 日。

十、月经后痛经秘验方

月经后痛经宜采用温经散寒等治则。以下秘验方,供酌情选用。

1. 益母草 12 克,巴戟天、乌药、焦艾叶、川续断、熟地黄、炒白芍各 9 克,当归、桔梗各 6 克,甘草 5 克。每日 1 剂,水煎取汁,分 2～3 次服用,连用数日。

2. 山茱萸、防风、杜仲、阿胶(烊化)、当归、白芍、山药各 9 克,肉桂、甘草各 6 克。每日 1 剂,水煎取汁,分 2 次服用,连用数日。

3. 当归、白芍、黄芪各 20 克,肉桂、山茱萸各 10 克,大枣 6 个,生姜、甘草各 5 克。每日 1 剂,水煎取汁,分 2 次服用,连用 3～5 日。

4. 当归、白芍、熟地黄、艾叶、延胡索各 15 克,肉桂、荆芥、川芎、甘草各 6 克。每日 1 剂,水煎取汁,分 2 次服用,连用 3～5 日。

5. 熟艾 120 克,醋酒香附 180 克,姜汁、神曲、砂仁各适量。前 2 味共研为细末和匀,以姜汁、神曲为丸,如梧桐子大小,贮存备用。每次 6 克,每日 2～3 次,砂仁煎汤送服,连用数日。

6. 肉桂、姜黄、香附各等份,各味共研为细末和匀,以米醋为丸,如梧桐子大小,贮存备用。每次 3～6 克,每日 2 次,温开水送服,连用数日。

十一、痛经中成药剂方

根据痛经证型不同,以下中成药剂方,供酌情选用。

1. 妇女痛经丸。每次 6 克,每日 2 次,温开水送服。由延胡索、五灵脂、丹参、蒲黄炭组成,具有理气活血、调经止痛等作用,适用于气血凝滞型痛经,气血两虚型痛经慎用。

2. 妇科得生丹。每次 1 丸,每日 2 次,掰碎后,温开水或姜汤送服。由益母草、白芍、当归、柴胡、木香组成,具有调肝化瘀、疏肝和中等作用,适用于月经前、月经期痛经。

3. 宝坤顺丸。每次 1 丸,每日 2 次,掰碎后,温开水送服。由益母草、当归、生地黄、香附、橘红、沉香组成,具有益气养血、舒郁调经等作用,适用于月经前、月经后痛经。

4. 三七痛经胶囊。每次 3～5 粒,每日 3 次,温开水送服。主要由三七组成,具有止血化瘀等作用,适用于血瘀型痛经。

5. 伤科七厘散。每次 1 瓶,每日 3 次,温黄酒调服。由血竭、乳香、红花、儿茶、冰片、麝香组成,具有化瘀消肿、定痛止血等作用,适用于血瘀型痛经。

6. 益母草膏。每次 1 匙(10 克),每日 2 次,温开水冲服。由益母草、川芎、当归、木香、生地黄、白芍组成,具有化瘀生新、养血调经等作用,适用于血瘀型痛经。

7. 艾附暖宫丸。每次 1 丸,每日 2 次,掰碎后,温开水送服。由艾叶炭、香附、当归、白芍、官桂组成,具有温经散寒、暖宫调经等作用,适用于寒凝胞宫型痛经。

8. 女金丹。每次 5 克,每日 2 次,掰碎后,温开水送服。由当归、川芎、白芍、官桂、鹿角霜组成,具有温经散寒、养血调经、活血止痛等作用,适用于寒凝胞宫型痛经。

9. 二妙丸或三妙丸。每次 6 克,每日 2 次,温开水送服。前者由苍术、黄柏组成,后者由苍术、黄柏、牛膝组成,具有清热燥湿等作用,适用于湿热蕴结型痛经。

10. 妇科十味丸。每次 4 片,每日 3 次,温开水送服。由香附、川芎、当归、延胡素、白术、甘草、赤芍、白芍、熟地黄、大枣组成,具有补气养血、调经止痛等作用,适用于气血两虚型痛经。

11. 乌鸡白凤丸。每次 1 丸,每日 2 次,掰碎后,温开水送服。由人参、白芍、当归、丹参、鹿角霜、乌鸡组成,具有补气养血、调经止痛等作用,适用于气血两虚型痛经。

12. 十全大补丸。每次 1 丸,每日 2 次,掰碎后,温开水送服。由人参、黄芪、茯苓、当归、白芍组成,具有双补气血、调经止痛等作用,适用于气血两虚型痛经。

13. 当归丸。每次 20 粒,每日 3 次,温开水送服。主要由当归组成,具有补血养血、活血化瘀、调经止痛等作用,适用于血虚瘀阻型痛经。

14. 六味地黄丸。每次 6～9 克,每日 2 次,温开水送服。由熟地黄、山药、山茱萸、泽泻、茯苓、牡丹皮组成,具有滋补肝肾、和血止痛等作用,适用于肝肾阴虚型痛经。

15. 金匮肾气丸。每次 6 克,每日 3 次,温开水送服。由附子、肉桂、熟地黄、山药、山茱萸、泽泻、茯苓、牡丹皮组成,具有补益肾气、温阳利水、和营止痛等作用,适用于肾阴阳两虚型痛经。

16. 安坤赞育丸。每次 1 丸,每日 2 次,掰碎后,温开水送服。由桑寄生、乳香、紫河车、杜仲炭、丝绵炭、血余炭组成,具有补肾健脾、调经止痛等作用,适用于脾肾两虚型痛经。

十二、气滞血瘀型痛经中药汤剂方

气滞血瘀型痛经主症、治则见前文介绍。以下中药汤剂方,供酌情选用。

1. 当归、香附、乌药、延胡索、枳壳各 12 克,桃仁、郁金、乳香、没药各 9 克,莪术、川芎、柴胡各 6 克,失笑散(布包)30 克。随症加减用药。①气郁化火:加牡丹皮、栀子、黄芩。②小腹冷痛:加艾叶、官桂、山茱萸。③湿热:加红藤、薏苡仁、败酱草。④气血两虚:去柴胡、莪术,加党参、黄芪、鸡血藤、阿胶。⑤肝肾两虚:加熟地、杜仲、枸杞子、巴戟天。每日 1 剂,水煎取汁,分 2～3 次服用;从月经前 3 日开始,连用 5 日为 1 个疗程。

2. 益母草 15 克,赤芍 12 克,柴胡、香附、郁金、当归、延胡索、丹参各 9 克,乌药 7 克,陈皮、小茴香、甘草各 6 克。随症加减用药。①小腹剧痛:加五灵脂、蒲黄。②小腹冷痛:加附子、艾叶。③月经质黏稠:加牡丹皮、黄芩、败酱草。④月经色紫暗、月经夹血块:加三棱、牛膝。⑤腰骶酸胀:加菟丝子、川续断、杜仲。⑥月经前乳房胀痛:加橘核、瓜蒌。⑦恶心呕吐:加山茱萸、半夏、生姜。每日 1 剂,水煎取汁,分 2～3 次服用;从月经前 5 日开始,连用 6 日为 1 个疗程,连用 3 个月经周期。

3. 当归、赤芍、白芍、延胡索各 15 克,川芎、制没药、川楝子、川牛膝、生蒲黄、五灵脂、香附各 10 克,甘草 6 克。随症加减用药。

①恶心呕吐:加黄连、山茱萸、生姜。②胸闷、食欲缺乏:加白术、茯苓、陈皮。③口苦、舌苔黄、月经期延长:加栀子、夏枯草、益母草。④痛及腰骶:加川续断、杜仲。⑤两胁胀满:加柴胡、枳壳。每日1剂,水煎取汁,分早晚2次温服;从月经前5日开始,用至痛经消失为止,连用3个月经周期。

4. 白芍30克,延胡索20克,当归15克,川芎、蒲黄(布包)、五灵脂、牡丹皮、莪术、肉桂、乌药、香附、甘草各10克。每日1剂,水煎取汁,分2次服用;从月经前7日开始,用至痛经消失为止,连用3个月经周期。

5. 当归、香附各15克,赤芍、五灵脂、延胡索各12克,桃仁、牡丹皮、乌药、枳壳各10克,川芎9克,红花、甘草各6克。随症加减用药。①肝气郁结:加柴胡。②小腹痛甚有寒:去牡丹皮、枳壳,加吴茱萸、小茴香。③郁热便秘:加大黄、栀子。④月经夹血块:加三棱、莪术。每日1剂,水煎取汁,分早晚2次服用;从月经前3日开始,用至月经后第5日为1个疗程,连用3个月经周期。

6. 丹参、炒赤芍各20克,五灵脂、益母草、桃仁、红花、炒当归、三七、炒延胡索、香附、广木香、北细辛各10克。随症加减用药。①寒重痛甚:加干姜、山茱萸。②气滞而胀:加炒枳实、青皮。③血瘀:加三棱、莪术、紫苏木。每日1剂,水煎取汁,分2～3次服用;从月经前1日开始,第一个月经周期连用5日,第二、第三个月经周期连用3日,连用3个月经周期为1个疗程。

7. 当归、益母草各15克,延胡索14克,香附、木香各12克,红花、土鳖虫、川芎各10克,穿山甲、甘草各6克,水蛭3克。随症加减用药。①气滞:加青皮、枳壳、柴胡、川楝子。②血瘀:加水蛭、红花。③气血两虚:加黄芪、党参、山药。④寒凝:加山茱萸、炮姜、乌药。⑤瘀热:加牡丹皮、黄柏、生地黄。⑥月经过多:水蛭减量,加三七。每日1剂,水煎取汁,分早晚2次服用;从月经前12日开始,连用12日为1个疗程。

8. 当归20克,赤芍、红花、乌药各15克,桃仁、香附、延胡索、五灵脂、川芎各 10 克,三七粉 6 克,水蛭 5 克。各味共研为细末和匀,贮存备用。每次 10 克,每日 2 次,温开水送服;从月经前 7 日开始,用至月经经量多时为止,连用 3 个月经周期为 1 个疗程。

9. 延胡索 15 克,炒当归、赤芍、桃仁、怀牛膝、炒枳壳、制香附各 12 克,川芎、青皮各 10 克,红花 6 克,甘草 5 克。随症加减用药。①气滞夹寒:加肉桂、炙艾叶。②气滞兼热:加生地黄、牡丹皮、杭白芍。每日 1 剂,水煎取汁,分 2～3 次服;从月经前 7 日开始,用至月经来潮为止,连用 3 个月经周期。

10. 杭白芍 30 克,五灵脂 15 克,北柴胡、郁金、延胡索、川芎、蒲黄、怀牛膝、当归各 10 克,红花、青皮各 5 克。每日 1 剂,水煎取汁,分 2 次服用;从月经前数日开始,连用 7 日为 1 个疗程,连用 3～7 个月经周期。

11. 当归 18 克,丹参 15 克,川芎、香附各 12 克,桃仁、蒲黄(布包)、五灵脂、延胡索、枳壳、炮姜各 9 克,甘草 6 克。随症加减用药。①寒凝偏重:加小茴香、乌药。②气血两虚:加大当归用量,再加人参、黄芪、白芍、熟地黄。③妇科炎症灼痛:去炮姜,加红藤、败酱草。每日 1 剂,水煎取汁,分 2～3 次服用;从月经前1～2日开始,连用 5 日,连用 3 个月经周期为 1 个疗程。

12. 白芍 15 克,枳壳、川楝子、延胡索、香附、桃仁、瓜蒌各 12 克,柴胡 9 克,甘草 6 克。随症加减用药。①气滞血瘀:加川芎、丹参、刘寄奴。②寒湿凝滞:减少柴胡、川楝子用量,加当归、肉桂、细辛、忍冬藤。③冲任不足:加黄芪、当归、地黄。④月经夹血块:加浙贝母、炮穿山甲、鸡内金。⑤腰痛:加补骨脂、杜仲、川续断。⑥乳房胀痛:加王不留行、路路通、郁金。每日 1 剂,水煎取汁,分早晚 2 次服用;从月经前 3～5 日开始,用至月经来潮为止,连用 3 个月经周期。

13. 当归、益母草、五灵脂、泽兰、延胡索、白芍、香附、木香各 10 克,川芎、炙甘草各 6 克。随症加减用药。①寒盛:加生姜。②血虚:加熟地黄、阿胶(烊化)。③肾虚:加女贞子、墨旱莲。每日

1 剂,水煎取汁,分 2 次服用;从月经前数日开始,用至月经来潮为止,连用 3 个月经周期。

14. 白芍、合欢花各 12 克,柴胡、香附、郁金、川楝子、当归、蒲黄(布包)、五灵脂、牡丹皮各 10 克。随症加减用药。①小腹冷痛:加小茴香、乌药。②血热:加生地黄、栀子。③血瘀:加丹参、泽兰。④气血两虚:加黄芪、何首乌。每日 1 剂,水煎取汁,分 2 次服用;从月经前 5 日开始,用至月经来潮为止,连用 3 个月经周期。

15. 炒当归、紫丹参、炒延胡索、炒金玲子各 9 克,炒川芎、红花各 6 克,炙甘草 4.5 克。每日 1 剂,水煎取汁,分 2 次服用;从月经前数日开始,用至月经来潮为止,连用数个月经周期。

16. 制何首乌、延胡索、当归各 10～15 克,乌药 10 克,川芎、红花各 5～10 克,炙甘草 6 克。随症加减用药。①气滞:加柴胡、枳壳。②血瘀:加没药、桃仁、丹参。③寒象:加桂枝、附子。④热象:加栀子、牡丹皮。⑤湿热:加红藤、败酱草。⑥寒湿:加苍术、小茴香。⑦气虚:加人参、黄芪。⑧血虚:加阿胶(烊化)、白芍、鸡血藤。⑨肾虚:加杜仲、川续断。⑩恶心呕吐:加山茱萸、陈皮、生姜。每日 1 剂,水煎取汁,分 2～3 次服用;从月经前 5 日开始,连用 5 日,连用 3～6 个月经周期。

17. 制香附 12 克,五灵脂 10 克。随症加减用药。①气滞血瘀:加乳香 10 克。②兼寒:加山茱萸或肉桂 6～8 克。③兼热:加黄柏或栀子 6～8 克。④气虚:加黄芪或党参 10 克。⑤血虚:加当归 10 克。每日 1 剂,水煎取汁,分 2 次服用;从月经前 3 日开始,连用 5 日,连用数个月经周期。

十三、寒湿凝滞型痛经中药汤剂方

寒湿凝滞型痛经主症、治则见前文介绍。以下中药汤剂方,供酌情选用。

1. 白芍 20 克,当归、赤芍、炒蒲黄、五灵脂、乌药、延胡索各 15 克,香附、川楝子各 12 克,桂枝、牡丹皮、麦门冬各 10 克,法半夏 9 克,山茱萸、川芎、制没药、炙甘草各 6 克。每日 1 剂,水煎取汁,分 2

次温服;从月经前 5 日开始,用至月经结束后第 1 日。改服乌鸡白凤丸,每次 1 丸,每日 2 次;归芍调经片,每次 4 片,每日 2 次,用至下次月经前 5 日。1 个月经周期为 1 个疗程,连用 3 个月经周期。

2. 益母草 20 克,香附 10～20 克,细辛 6～20 克,当归 12 克,桂枝、乳香、小茴香、川芎、白芍、泽兰、延胡索、甘草各 10 克。随症加减用药。①热象:加牡丹皮、赤芍各 10 克。②月经过少,痛甚:加红花 10 克。③月经过少、月经色淡、月经后腹痛:加黄芪 20 克。④寒凝湿重:加山茱萸、茯苓各 10 克。⑤肾虚:加菟丝子、桑寄生各 10 克。每日 1 剂,水煎取汁,分早晚 2 次服用;从月经前 7 日开始,连用 7 日,连用 3～5 个月经周期。避免寒湿侵袭,忌食生冷、辛辣等食品。

3. 当归 20 克,赤芍 15 克,乌药、小茴香各 12 克,川芎、桃仁、红花、香附、延胡索、炮姜各 10 克,炙甘草 6 克。随症加减用药。①气滞腹胀:加枳壳 12 克、厚朴 10 克。②阳虚内寒、腹凉较甚:加山茱萸 10 克、肉桂 6 克。③瘀血阻滞、腹痛较剧:加蒲黄、三棱各 10 克。每日 1 剂,水煎取汁,分 2 次服用;从月经前 6 日开始,用至月经来潮,适当减量,再服 3 日,1 个月经周期为 1 个疗程。

4. 荔枝核、橘核、延胡索、当归、白芍各 15 克,小茴香、乌药、桂枝、山茱萸、枳壳各 10 克,甘草 6 克。随症加减用药。①月经过少、月经色暗、刺痛:加紫苏木 15 克、五灵脂 10 克。②小腹冷痛:加制附片、肉桂各 10 克,加艾叶 6 克。③胸腹胀痛:加三棱、莪术各 10 克。④月经过少、腰痛:加炒杜仲、狗脊、山药各 15 克。⑤少气乏力:加黄芪 20 克、党参 15 克。⑥带下量多色黄:加川楝子 10 克,加泽兰、薏苡仁各 15 克。每日 1 剂,水煎取汁,分 2 次服用;加服姜糖水,每次适量,每日 2 次;从月经前 7 日开始,连用 4 日,连用 3 个月经周期。

5. 丹参、益母草各 30 克,川芎 20 克,五灵脂 15 克,当归、桃仁、红花、制香附、川牛膝各 10 克,陈皮、小茴香各 5 克,炮姜 3 克。每日 1 剂,水煎取汁,分早晚 2 次服用;从月经前 3 日开始,连用 5

日,连用 3 个月经周期为 1 个疗程。

6. 益母草 30 克,生地黄、桃仁、红花、香附各 10 克,赤芍、乌药、小茴香、山茱萸各 6 克。每日 1 剂,水煎取汁,分 2 次服用;从月经前数日开始,连用 10 日为 1 个疗程,连用 1~3 个疗程。

7. 当归 16 克,酒白芍 15 克,桂枝、生姜各 12 克,木通 9 克,炙甘草、山茱萸各 6 克,大枣 7 个,细辛 3 克。每日 1 剂,水煎取汁,分 2 次服用;加服姜糖水,每次适量,每日 2 次;从月经前 7 日开始,连用 5 日,连用 3 个月经周期为 1 个疗程。

8. 益母草 30 克,当归、川芎、柴胡、乌药、牛膝、延胡索、香附各 9 克,桂枝、山茱萸各 3 克。每日 1 剂,水煎取汁,分早晚 2 次服用;从月经前 3~5 日开始,用至月经来潮第 3 日为止,连用 3 个月经周期为 1 个疗程。

9. 益母草 20 克,当归 15 克,桃仁、川牛膝各 12 克,三棱、莪术、红花、桂枝、乌药各 10 克,艾叶 5 克。每日 1 剂,水煎取汁,分 2 次空腹服用;从月经前 7 日开始,连用 7 日。

10. 益母草、炒白芍各 30 克,当归、炒川楝子、醋炒延胡索、炒小茴香各 10 克,川芎、乌药、甘草各 6 克。随症加减用药。①月经前痛:加青皮 6 克。②月经期痛:加炮姜 6 克。③月经后痛:加党参、熟地黄各 15 克。每日 1 剂,水煎取汁,分 2 次服用;从月经前数日开始,用至痛经消失为止。

11. 当归 25 克,桂枝、芍药各 15 克,甘草、通草各 10 克,大枣 8 个,细辛 4 克。随症加减用药。虚寒、大便溏薄、呕吐、脘腹疼痛:加山茱萸、生姜。每日 1 剂,水煎取汁,分早晚 2 次服用;从月经前 7 日开始,连用 7 日,连用 2 个月经周期为 1 个疗程。

12. 当归 22 克,大枣 25 克,桂枝、芍药各 19 克,炙甘草 5 克,通草 3 克,细辛 1.5 克。随症加减用药。①月经夹血块:加蒲黄、没药、五灵脂。②呕吐:加半夏、白芥子。③寒痛:加香附、延胡索、艾叶、小茴香。④腰膝酸软:加桑寄生、续断、菟丝子。每日 1 剂,水煎取汁,分 2 次服用;从月经前 3 日开始,连用 3 日,连用 2 个月经周期。

十四、湿热蕴结型痛经中药汤剂方

湿热蕴结型痛经主症、治则见前文介绍。以下中药汤剂方,供酌情选用。

1. 半夏、黄芩、柴胡、党参、白芍、香附各 10 克,大枣、生姜、甘草各 5 克。随症加减用药。每日 1 剂,水煎取汁,分 2 次服用;从月经来潮开始,连用 10 日,连用 3 个月经周期为 1 个疗程。

2. 当归 15 克,炙香附、炒五灵脂各 12 克,川黄连 3 克。随症加减用药。①气虚:加党参、黄芪。②血虚:加阿胶。③气滞:加柴胡。④血瘀:加桃仁、红花。⑤肝肾两虚:加续断、杜仲、巴戟天。⑥寒湿凝滞:加艾叶、乌药。每日 1 剂,水煎取汁,分 2 次服用;从月经前 7 日开始,用至月经来潮为止,连用 3 个月经周期为 1 个疗程。

十五、阳虚寒凝型痛经中药汤剂方

阳虚寒凝型痛经主症、治则见前文介绍。以下中药汤剂方,供酌情选用。

1. 熟地黄、黄芪各 20 克,制附子(先煎)、细辛、香附、当归、五灵芝、蒲黄、乌药、郁金各 15 克,小茴香、红花、乳香、没药各 10 克。每日 1 剂,水煎取汁,分早晚 2 次服用;从月经来潮开始,连用 7 日为 1 个疗程,连用 3 个月经周期。

2. 赤芍、白芍各 45 克,生地黄、茜草根各 30 克,泽兰、益母草、延胡索各 12 克,炙甘草 10 克,高良姜、乌药、香附、当归身各 9 克,川芎、艾叶各 6 克。随症加减用药。①月经先期、月经期延长:加黄芩 9 克、炮姜 6 克、黄连 4 克。②无上述情况:加炮姜、姜半夏各 9 克。每日 1 剂,水煎取汁,分 2 次服用;从月经来潮开始,连用 5 日为 1 个疗程。

3. 熟地黄、续断、乌药、炒艾叶、党参、当归、炒白芍各 15 克,阿胶(烊化冲服)、炮姜、川芎、甘草各 10 克,肉桂 9 克。随症加减用药。①便溏:加炒山药 30 克、炒白术 15 克。②腰骶酸痛:加杜仲 15 克、葫芦巴 12 克。③恶心呕吐:加紫苏根 15 克,加半夏、山茱萸各 6 克。④月经过多如注:加紫苏木 10 克、益母草 15 克、血竭 6 克。每日 1 剂,水煎取汁,分早晚 2 次温服;从月经前 7 日开始,连用 7 日为 1 个疗程,连用 3 个月经周期。忌食生冷、油腻、辛辣等食品。

4. 香附 30 克,赤芍 20 克,延胡索、当归各 15 克,干姜、小茴香、五灵脂、蒲黄(布包)、川芎、制没药、枳壳、甘草各 10 克,肉桂 6 克。每日 1 剂,水煎取汁,分 2 次服用;月经期连用 3 日,下次月经前 5 日开始,连用 5 日,为 1 个疗程,连用 1~2 个疗程。

5. 当归、川芎、五灵脂、蒲黄(布包)、制乳香、制没药、延胡索、半夏、乌药各 10 克,肉桂、干姜、小茴香各 6 克。每日 1 剂,水煎取汁,分 2 次服用;从月经前 7 日开始,连用 5~7 日,连用 3 个月经周期。

6. 丹参 12 克,桂枝、当归、炒白芍、三棱、川牛膝、延胡索、香附、乌药、失笑散(布包)各 10 克,红花 6 克,肉桂 3 克。每日 1 剂,水煎取汁,分 2 次服用;从月经前 7 日开始,连用 5~7 日,连用 3 个月经周期。

7. 当归 40 克,蒲黄(布包)30 克,香附、紫苏木、川芎各 20 克,木香、沉香、延胡索、没药各 15 克,干姜 10 克,水蛭 7 条。各味共研为细末和匀,贮存备用。每次 30~50 克,每日 2 次,温开水冲服;从月经前 7~10 日开始,连用 7 日为 1 个疗程。

8. 小茴香 15 克,五灵脂、生蒲黄(布包)、甘草各 12 克,乌药 10 克,干姜 9 克,木香、白芥子各 7 克,焦附子 6 克,血竭(冲服)3 克。随症加减用药。①血瘀:加炒没药、炒乳香各 10 克,加莪术 9 克。②小腹冷:加葫芦巴 10 克、荜茇 9 克。③气虚:加人参 12 克、香附 10 克。④腹泻:加薏苡仁 30 克、山药 12 克。⑤青春期:加巴戟天 12克、紫河车 9 克。⑥恶心呕吐:加陈皮、砂仁各 9 克。⑦育龄期兼不孕症:加紫石英 20 克、蛇床子 12 克。每日 1 剂,水煎取汁,分 2 次服用;从月经前 5 日开始,连用 10 日为 1 个疗程,连用 3 个月经周期。

9. 五灵脂、延胡索各 15 克,炒小茴香、乌药、当归、赤芍各 12克、炮姜、山茱萸、川芎、蒲黄(布包)各 10 克,肉桂 6 克。随症加减用药。①气滞:加香附、青皮、川楝子。②血瘀:加桃仁、红花、莪术。③湿重:加苍术、茯苓。④冲任虚寒:加山药、巴戟天。每日1剂,水煎取汁,分2次服用;从月经前7日开始,连用5日,连用3个月经周期为1个疗程。

10. 益母草25克,鹿角霜、巴戟天、熟地黄、当归、川芎、香附、乌药、赤芍各10克,艾叶6克。随症加减用药。①素体虚寒、小腹冷痛、腹泻:加肉桂、炮姜、小茴香。②肾虚腰痛:加淫羊藿、续断。③小腹胀痛:加九香虫、延胡索。④腹痛、月经夹血块:加蒲黄、五灵脂。⑤肝郁化热,头痛、头晕,月经过多、色深:去香附,加牡丹皮、夏枯草、柴胡。⑥痛甚、呕逆:去熟地黄,加山茱萸、黄连、生姜。每日1剂,水煎取汁,分2次服用;从月经前7日开始,连用7日为1个疗程。

11. 紫石英(先煎)30克,生白芍、当归各12克,鹿角胶(烊化)、炙甘草、川芎、红花、菟丝子各10克,桂枝8克。随症加减用药。①腹痛:加蒲黄、五灵脂。②乳房胀痛:加柴胡、香附。③呕吐腹泻:加生姜、半夏。每日1剂,水煎取汁,分2次服用;从月经前5日开始,连用10日为1个疗程,连用5个月经周期。

12. 仙茅、淫羊藿、肉苁蓉、肉桂各12克,花蕊石、香附、当归、丹参各10克。随症加减用药。①两乳胀痛:加麦芽15克。②少腹挛急:加白芍25克。③痛甚、呕吐:加山茱萸、生姜各9克。每日1剂,水煎取汁,分2次服用;从月经前7日开始,用至痛经消失为止。

13. 当归、赤芍、延胡索各15克,官桂、炮姜、小茴香、川芎、五灵脂、蒲黄(布包)、没药各10克。随症加减用药。①气滞:加柴胡、香附。②寒凝:加乌药、艾叶。③月经色紫暗、月经夹血块:加桃仁、红花。每日1剂,水煎取汁,分2次服用;从月经来潮开始,用至月经结束为止,连用3个月经周期为1个疗程。

14. 当归12克,白芍、艾叶、香附各10克,川芎、干姜、甘草各6克,肉桂5克,山茱萸3克。随症加减用药。①寒重:加附子3克。②血瘀:去白芍,加赤芍10克。③湿重:加苍术10克,加茯苓、薏苡仁各12克。每日1剂,水煎取汁,分2次服用;从月经前5日开始,用至月经来潮为止,连用2个月经周期。

15. 鹿角胶(烊化)、熟地黄、白芥子各 10 克,炙甘草各 6 克,肉桂、炮姜各 5 克,麻黄 2 克。随症加减用药。①小腹冷痛:加艾叶、小茴香、山茱萸。②月经夹血块、月经色紫暗:加红花、当归、川芎。③先天不足、气血两虚:加党参、黄芪、阿胶、川续断。④气滞血瘀、乳房作胀:加柴胡、川楝子、延胡索。⑤肝肾两虚:加杜仲、枸杞子、巴戟天。每日 1 剂,水煎取汁,分 2 次早晚服用;从月经前 5日开始,连用 7 日,连用 3～6 个月经周期。

十六、气血两虚型痛经中药汤剂方

气血两虚型痛经主症、治则见前文介绍。以下中药汤剂方,供酌情选用。

1. 白芍 25 克,茯苓、香附、乌药、红花、泽兰各 20 克,党参、白术、当归、川芎、生地黄各 15 克。随症加减用药。①气滞:去党参,加柴胡、枳壳、厚朴。②血瘀:去党参,加牛膝、桃仁、延胡索。③寒湿凝滞:苍术改白术,加艾叶、附子、桂枝、补骨脂。④气血两虚:香附、乌药、红花、泽兰减半量,加黄芪、山药、枸杞子、桂枝。⑤肝肾两虚:去红花、泽兰,加何首乌、杜仲、枸杞子、续断。每日 1 剂,水煎取汁,分早晚 2 次服用;从月经前 3 日开始,用至月经来潮为止,连用 2 个月经周期为 1 个疗程。

2. 黄芪、山药、川楝子、延胡索各 30 克,鸡血藤、丹参、没药、白芍、甘草各 15 克,肉桂 10 克。随症加减用药。①腰骶痛:加杜仲。②月经前腹胀痛:加枳壳、乌药。③腹坠痛:加党参、白术。④乳房胀痛:加柴胡、香附。⑤恶心呕逆:加沉香。⑥月经期痛:加熟地黄、当归、川芎、甘草、香附。⑦月经后痛:加熟地黄、当归、党参。⑧盆腔炎:加紫花地丁、连翘。每日 1 剂,水煎取汁,分 2 次温服;从月经前 7 日开始,用至月经结束为止,连用 1～3 个月经周期。

3. 当归 15 份,党参、黄芪、桂枝、川牛膝、甘草、白芍各 10 份,川芎、牡丹皮各 6 份,山茱萸 4 份。各味共研为细末和匀,装入胶囊,每粒重 0.5 克,贮存备用。①虚寒夹瘀:加服益母草膏。②血虚:加服当归养血膏。每次 7 粒,每日 3 次,温开水送服;从月经前

7日开始,用至月经结束为止。

4. 黄芪、白芍各18克,红参、当归、茯苓、白术、益母草各10克,川芎6克。水煎浓缩,酒精提纯,制成颗粒,烘干装袋,每袋10克,贮存备用。每次5克,每日2次,温开水冲服;月经前、月经期痛经从月经前开始,月经后痛经从月经期开始,用至痛经消失为止。

5. 当归、炒白芍、牛膝各15克,人参、莪术、牡丹皮、甘草各10克,川芎、肉桂各5克。随症加减用药。①寒重:加炮姜10克。②寒凝、气滞:加乳香、没药各5克。每日1剂,水煎取汁,分2次服用;从月经前5～7日开始,用至月经来潮为止,连用3个月经周期。

6. 五灵脂15克,当归、白芍、川芎、延胡索各12克,制香附10克,人参9克,甘草3克。随症加减用药。①气血两虚:加黄芪、熟地黄、鸡血藤。②气滞血瘀:加玫瑰花、三七、桃仁。③血热夹瘀:加红藤、生地黄、牡丹皮。④寒凝气滞:加乌药、鸡血藤、小茴香。⑤头痛:加全蝎、白芷。⑥腰痛:加杜仲、牛膝。⑦乳房胀痛:加王不留行、麦芽。每日1剂,水煎取汁,分2次服用;从月经前7日开始,用至痛经消失或月经结束为止。

十七、肝肾两虚型痛经中药汤剂方

肝肾两虚型痛经主症、治则见前文介绍。以下中药汤剂方,供酌情选用。

1. 丹参15克,菟丝子、川续断、当归、赤芍、牛膝、泽兰、三棱、桃仁、红花、益母草、香附、延胡索各9克,川芎、木香各6克,柴胡5克。随症加减用药。①寒湿凝滞:加干姜9克,肉桂3克。②湿热下注:加牡丹皮、败酱草各20克。每日1剂,水煎取汁,分早晚2次服用;从月经前开始,用至痛经消失为止,连用1～3个月经周期。

2. 丹参20克,熟地黄、白芍、当归、益母草、香附、生蒲黄各15克,月季花、川芎、红花、没药、延胡索、柴胡、白术各10克,甘草5克。随症加减用药。①气滞兼热:去熟地黄、白术,加黄连、生地黄、牡丹皮。②偏寒:加肉桂、干姜。③腰肾痛:加杜仲、桑寄生。④气虚:加党参、黄芪。⑤气滞:加枳壳、乌药。⑥痛甚:加五灵脂。每日 1 剂,水煎取汁,分 2 次服用;从月经前开始,连用 15 日为 1 个疗程,连用 2 个月经周期。

3. 巴戟天、淫羊藿、川续断、菟丝子、熟地黄、当归、白芍各 15 克,山茱萸、枸杞子、川芎、香附、红花各 10 克,制乳香、甘草各 6 克。随症加减用药。①恶心呕吐:加姜半夏、炒陈皮。②气短乏力:加炒党参。③月经不畅、月经夹血块:加川牛膝、炒黄芪、蒲黄。④小腹冷痛:加山茱萸、肉桂。⑤腹泻:加炒白术、干姜。每日 1 剂,水煎取汁,分 2 次服用;从月经来潮开始,连用 5～7 日;改服当归丸或金匮肾气丸,每次 6～9 克,每日 2 次,口服。

4. 白芍、乌梅各 30 克,炙甘草 15 克,熟地黄、当归、川芎、桂枝、附片、黄连、黄柏各 9 克,姜炭、细辛各 6 克。随症加减用药。①寒象:加川椒、艾叶各 9 克。②热象:去桂枝、附片、细辛,加川楝子 12 克。③倦怠、脉虚软:加党参 15 克。④月经夹血块、痛甚:去熟地黄,加延胡索 12 克,加蒲黄、五灵脂各 9 克。⑤月经过多:去桂枝、川芎。⑥腹胀:去熟地黄,加香附 12 克。⑦腰胀痛:加乌药 9 克。⑧腰酸痛:加续断、巴戟天各 9 克。每日 1 剂,水煎取汁,分 2 次服用;从痛经出现开始,用至痛经消失为止;下个月经周期,不论是否痛经,均再服 1～3 剂。

5. 白芍、山茱萸各 12 克,当归、茯苓各 10 克,川芎、白术、附片各 9 克,牡丹皮、泽泻各 7 克,甘草 6 克。各味共研为细末和匀,贮存备用。每次 10 克,每日 2 次,饭前 1 小时温开水送服;从月经来潮开始,用至月经结束为止;下个月经周期,从月经前 2～3 日开始,用至月经结束为止;连用 3 个月经周期。

6. 熟地黄、白芍、炒杜仲、川芎、枳实各 20 克,丹参、延胡索、当归、柴胡各 15 克,肉桂、甘草各 6 克。每日 1 剂,水煎取汁,分 2 次服用;从月经前 1 日或月经来潮开始,用至月经结束为止,连用 3 个月经周期。

7. 熟地黄、菟丝子各 20 克,何首乌、当归、赤芍各 12 克,山楂、红花、蒲黄(布包)、五灵脂、延胡索各 10 克。随症加减用药。①面色苍白、小腹冷痛、四肢不温、呕吐:加干姜、山茱萸。②腹痛腿酸:加川续断、杜仲。③两胁胀痛:加川楝子、枳壳。④腹痛喜按、月经过少、月经色淡、脉细:去蒲黄、五灵脂,加黄芪、党参、阿胶。⑤月经过少、月经色黑、月经夹血块:加泽兰、益母草、川芎。每日 1 剂,水煎取汁,分早晚 2 次服用;从月经前 7 日开始,用至月经来潮为止,连用 3 个月经周期。

8. 山药 20～30 克,丹参 15～21 克,白芍 12～18 克,柴胡 12～15 克,巴戟天、当归、熟地黄、香附各 9～15 克,郁金 9～12 克。随症加减用药。①气滞血瘀:加桃仁、红花。②气血两虚:加党参、黄芪、阿胶。③寒湿内盛:加肉桂、山茱萸、木通。每日 1 剂,水煎取汁,分 2 次服用;从月经前数日开始,用至痛经消失为止,连用 1～3 个月经周期。

十八、膜样性痛经中药汤剂方

治疗膜样性痛经,以下中药汤剂方,供酌情选用。

1. 菟丝子、党参各 15 克,肉苁蓉、熟地黄、杜仲、桃仁各 10 克,何首乌、白芍各 9 克,当归身、蒲黄(布包)各 6 克。每日 1 剂,水煎取汁,分 2 次服用;从月经前数日开始,连用数日。具有滋补肝肾、补益气血、化瘀止痛等作用,适用于肾虚血瘀型膜样性(月经前)痛经。

2. 党参 15 克,白术、茯苓、益母草各 12 克,炒蒲黄(布包)、白芍各 10 克,五灵脂、当归、制香附、川芎各 9 克,三七(冲服)5 克。随症加减用药。①下腹畏寒胀痛:加肉桂(后下)。②乳房胀痛:加柴胡。每日 1 剂,水煎取汁,分 2 次服用;从月经前 4 日开始,连用 7 日。具有补益气血、活血化瘀、理气止痛等作用,适用于脾肾虚血瘀型膜样性(月经期)痛经。

3. 生蒲黄(布包)15 克,刘寄奴 12 克,五灵脂 10 克,生山楂、赤芍各 9 克,青皮 6 克,炮姜炭、熟大黄炭各 4.5 克,血竭末(另吞)、三七末(另吞)各 3 克。随症加减用药。①月经前乳胀:加柴胡、路路通、丝瓜络。②乳癖结块:加炙穿山甲、昆布、王不留行。③月经期泄泻:加焦白术、怀山药、芡实。④月经过少欠爽:加三棱、莪术、丹参。⑤痛甚:加炙乳香、炙没药。⑥情志抑郁、胸闷不舒:加服越鞠丸、四制香附丸。⑦口干便燥:加生地黄、牡丹皮、当归、桃仁、月季花。⑧腹部有冷感:加小茴香、制香附、淡山茱萸、艾叶。⑨腰膝酸楚:加金狗脊、川续断、桑寄生。每日 1 剂,水煎取汁,分 2 次服用;从月经前开始,连用 7～10 日。具有活血化瘀、化膜止痛等作用,适用于血瘀型膜样性痛经。

4. 当归、郁金各 15 克,白芍、白芥子、浙贝母、柴胡各 12 克,牡丹皮、黄芩、香附各 10 克,参三七、大黄、甘草各 6 克。随症加减用药。①身倦乏力:加党参。②饮食无味:加白术、焦三仙。每日 1 剂,水煎取汁,分 2 次服用;从月经前 5 日开始,连用 3 日,连用 6 个月经周期。具有理气化瘀、化膜止痛等作用,适用于气滞血瘀型膜样性痛经。

5. 蒲黄(布包)30 克,五灵脂、白术、山楂各 12 克,没药、川楝子各 10 克,血竭、青皮各 5 克。随症加减用药。①月经过多:蒲黄、山楂改为炭制蒲黄、炭制山楂。②小腹痛甚:加延胡索。③肛门坠痛:加熟大黄炭、牛角腮。④胁肋胀痛:加柴胡。⑤盆腔炎:加刘寄奴。每日 1 剂,水煎取汁,分 2 次服用;从月经前 3 日开始,用至月经来潮第 2 日为止,连用 3 个月经周期。具有活血化瘀、消炎止痛等作用,适用于血瘀积滞型膜样性痛经。

6. 益母草 20 克,当归 15 克,桃仁、川牛膝各 12 克,三棱、莪术、红花、桂枝、乌药各 10 克,艾叶 5 克。每日 1 剂,水煎取汁,分 2 次空腹服用;从月经前 7 日开始,用至痛经消失为止。具有温经散寒、化膜止痛等作用,适用于寒凝血瘀型膜样性痛经。

7. 五灵脂、生蒲黄、三棱、莪术、鹿角胶(烊化)、乌药各 10 克,肉桂末(另服)3 克。随症加减用药。①肾阳虚:加紫石英 30 克、巴戟天 10 克。②月经前乳房胀痛、大便干结:加金铃子 10 克、柴胡 8 克。③乳癖:加炮穿山甲、皂角刺各 10 克。④溢乳:加麦芽 15 克、山楂 10 克、木通 5 克。⑤月经过多:加血竭 10 克、参三七 5 克。⑥气虚:加黄芪、党参各 30 克。每日 1 剂,水煎取汁,分 2 次服用;从月经前 5 日开始,连用 5 日,连用 3～5 个月经周期。具有祛瘀止痛、温阳脱膜等作用,适用于阴虚血瘀型膜样性痛经。

十九、继发性痛经中药汤剂方

治疗继发性痛经,以下中药汤剂方,供酌情选用。

1. 益母草 30 克,熟地黄 18 克,香附 15 克,赤芍、白芍、红花、牛膝各 12 克,川芎、桃仁、柴胡、甘草各 10 克。随症加减用药。①寒症:加乌药 12 克,加干姜、小茴香各 10 克。②热症,月经期腹痛拒按、月经过多、月经色鲜红、便结尿赤、舌红苔黄、脉弦数:熟地黄改生地黄,去香附,加黄连 10 克、黄柏 12 克、蒲公英 30 克。③肾虚、平素腰痛头晕、月经后及月经期腹痛隐隐、月经过少、月经质稀、脉沉弦细:去桃仁、益母草,加山茱萸 12 克、杜仲 15 克、川续断 10 克、肉桂 6 克。④气血两虚、月经后腹痛、喜温喜按、小腹空坠、月经过少、月经色淡、面色苍白、神疲、头晕心悸、舌淡欠红、脉沉细弱:去桃仁、红花、牛膝、益母草,加黄芪 24 克、白术 12 克,加七参、砂仁各 10 克。⑤久痛入络、腹痛如刺,或剧痛昏厥、肢节厥冷:加五灵脂、蒲黄各 10 克,加延胡索 15 克。每日 1 剂,水煎取汁,分 2 次服用;从月经前 1～2 日开始,连用 6 日,连用 3 个月经周期。具有活血调经、行气止痛等作用,适用于气滞血瘀型继发性痛经。

2. 怀牛膝、荔枝核各 12 克,当归、郁金、红花各 9 克,制附子、五灵脂、乌药、白豆蔻各 6 克,乳香、没药各 3 克。每日 1 剂,水煎取汁,分 2 次服用;从月经来潮开始,连用 7 日为 1 个疗程,连用 3 个月经周期。具有温经理气、化瘀止痛等作用,适用于寒凝血瘀型继发性痛经。

3. 荔枝核、橘核、延胡索、当归、白芍各 15 克,小茴香、乌药、桂枝、山茱萸、枳壳各 10 克,甘草 6 克。随症加减用药。①月经过少、月经色暗、刺痛:加乌药、肉桂各 10 克,加艾叶 6 克。②胸腹胀痛:加三棱、莪术各 10 克。③月经过少、腰痛:加炒杜仲、狗脊、山药各 15 克。④少气乏力:加黄芪 20 克、党参 15 克。⑤带下量多、色黄:加泽兰、薏苡仁各 15 克,加川楝子 10 克。每日 1 剂,水煎取汁,分 2 次服用;从月经前 7 日开始,连用 4 日,连用 3 个月经周期。具有行气化瘀、温经通脉、调肝止痛等作用,适用于寒凝血瘀型继发性痛经。

4. 延胡索 12 克,炒当归、生地黄、白芍、怀牛膝、制香附各 10 克,川芎 6 克,小茴香、桂枝、艾叶各 3 克,淡山茱萸 2.5 克。随症加减用药。①腹泻:加乌药 10 克。②腰酸:加川续断、狗脊各 12 克。③寒甚:去生地黄,加淫羊藿 12 克、巴戟天 10 克。④膜样性痛:加花蕊石 20 克、失笑散 12 克、制没药 6 克。⑤子宫内膜异位症,月经过多如泡:去川芎,加生蒲黄 30 克、血竭(吞服)3 克、三七末(吞服)2 克。⑥月经夹血块,剧痛:加花蕊石 20 克、制没药 6 克、全蝎末(吞服)3 克。⑦盆腔炎:白芍改赤芍,加败酱草 30 克,加鸭跖草、川楝子、红藤各 15 克,加牡丹皮 10 克。⑧夹湿:加茯苓 12 克、苍术 10 克。每日 1 剂,水煎取汁,分 2 次服用;从月经前 3 日开始,连用 7 日,连用 3 个月经周期。具有温经暖宫、活血化瘀、理气止痛等作用,适用于寒凝血瘀型继发性痛经。

5. 当归、红花、延胡索、牛膝、小茴香、乌药各 10 克,川芎 9 克,肉桂 6 克,沉香 3 克,细辛 2 克。每日 1 剂,水煎取汁,分 2 次服用;从月经来潮第 20 日开始,连用 5~7 日,连用 3 个月经周期。具有温经散寒、活血化瘀、理气止痛等作用,适用于冷凝型继发性痛经。

6. 沙参、生地黄、枸杞子各 15 克,桑叶、地骨皮各 10 克。随症加减用药。①两乳胀痛:加麦芽 15 克。②鼻腔火气过大:加桑白皮 10 克。③少腹挛急:加白芍 25 克。每日 1 剂,水煎取汁,分 2 次服用;从月经来潮第 20 日开始,连用 14 日,连用 3~4 个月经周期。具有养阴柔肝、清热止痛等作用,适用于阴虚内热型继发性痛经。

7. 当归、熟地黄、赤芍、蒲黄(布包)各 12 克,川芎 10 克。随症加减用药。①身体虚弱:加黄芪、党参各15克。②肝郁气滞:加柴胡、香附各10克。③小腹恶寒:加桂枝、小茴香各10克。④腰痛:加桑寄生、续断各12克。⑤月经过少、月经色暗:加桃仁、红花、益母草各12克。每日1剂,水煎取汁,分2次早晚服用;从月经前7日开始,用至月经来潮为止,连用3个月经周期。具有养血活血、化瘀止痛等作用,适用于血虚血瘀型继发性痛经。

8. 沉香、琥珀、三七、白芍各30克,甘草20克。各味共研为细末和匀,装入胶囊,每粒重0.5克,贮存备用。每次4粒,每日3次,温开水送服;从月经前5日开始,用至月经来潮第2日为止,连用2～3个月经周期。具有理气通络、活血止痛等作用,适用于气滞血瘀型继发性痛经。

第三节　痛经辨证施治食疗

一、痛经饮食宜忌

1. 合理营养,宜食富含维生素E食品。食品中应含人体所需要的一切营养素,包括蛋白质、脂肪、糖、维生素、无机盐、水、纤维素等七大类营养素。维生素E有维持生殖器官正常功能和肌肉代谢的作用,其含量高的食品有麦胚、麦胚油、谷胚、棉籽油、玉米油、花生油、香油、蛋黄、坚果、莴苣叶、柑橘皮等。

2. 根据痛经辨证施治需要,宜食温通、顺气、化瘀、补虚等食品。①寒凝气滞、形寒怕冷:宜食温经散寒食品,如羊肉、狗肉、麻雀、海马、虾仁、韭菜、栗子、荔枝、红糖、干姜、生姜、小茴香、花椒、胡椒等。②气滞血瘀:宜食活血理气食品,如芹菜、荠菜、菠菜、香菜、空心菜、胡萝卜、白萝卜、枳实、橘子(或皮)、文旦、佛手等。③素体虚弱、气血两虚:宜食补气补血补肾食品,如鸡、乌鸡、鸡血、猪瘦肉、猪肝、猪血、牛肝、羊肝、鹿血、蛋类、奶、鳝鱼、鲨鱼、鳖、海参、核桃仁、荔枝、龙眼、大枣、桑葚、枸杞子、山药等。

3. 适量饮低度酒。酒类有温阳通脉、行气散寒等作用,适量饮米酒、曲酒、酒酿、葡萄酒等,可起散瘀解痛等作用。

4. 忌食生冷寒凉食品。素体阳虚或正值月经期或月经前后，若嗜食生冷寒凉食品，易伤脾阳，使寒湿不化，伤于下焦，客于胞中，血被寒凝而导致或加重痛经。此类食品如生冷瓜果、各种冷饮、凉拌食品，以及蟹、田螺、蚌、蛏子、梨、柿子、西瓜、黄瓜、荸荠等。

5. 忌食酸性食品。酸性食品味酸性寒，具有固涩收敛等作用，可使血管收缩、血液涩滞，不利于经血的畅行与排出。此类食品如米醋、酸辣菜、泡菜、青梅、石榴、杨梅、草莓、阳桃、樱桃、杏子、李子、柠檬等。

6. 忌食辛辣食品。痛经多为湿热蕴结所致，若再食辛辣食品，会加重盆腔充血及炎症，或造成子宫过度收缩，而使痛经加重。此类食品如辣椒、辣酱、胡椒、大蒜、韭菜、烈性酒及烟等。

二、气滞血瘀型痛经食疗方

气滞血瘀型痛经主症、治则见前文介绍。以下食疗方，供酌情选用。从月经前3～4日开始，连用5～7日。

1. 益母草100克，当归60克，延胡索30克，香附15克，牛肉块1 500克，料酒、红糖各适量。前4味水煎取汁2次，合并药汁，待用；牛肉块入砂锅，加水没过，大火煮沸，撇去浮沫，加料酒，改小火煮至牛肉块酥烂，加药汁、红糖和匀，中火煮至牛肉块极烂，使汤汁变浓，再用小火煮30分钟即可；稍凉后，滤出牛肉汁，备用。每次15～20毫升，每日3次，饮用，牛肉渣佐餐食用，每剂用1个月经周期。

2. 马鞭草30克，佛手10克，猪蹄（切块）2个，黄酒、红糖各适量。前2味水煎取汁，入后3味煮至猪蹄熟烂即可。每日1剂，分2次食用。

3. 鸡血藤30克，青皮10克，河蟹2只，米醋适量。前2味水煎取汁2次，合并药汁，入后2味煮至河蟹熟即可。每日1剂，分2次食用，食蟹肉饮汤。

4. 山楂肉50克，葵花子25克，陈皮10克，红糖适量。前3

味烘干共研为细末和匀,分为 2 份。每日 1 剂,分 2 次服用,每次 1 份,红糖冲服。

5. 益母草 30 克,陈皮 10 克,鸡蛋 2 个,红糖适量。前 2 味水煎取汁 2 次,合并药汁,入鸡蛋煮熟去壳,再煮一会儿,加红糖调味即可。每日 1 剂,分 2 次食用。

6. 延胡索 12 克,干月季花 6 克,红糖适量。各味入杯,冲入沸水,加盖泡 15 分钟即可。每日 1 剂,代茶饮用,冲淡为止。

三、寒湿凝滞型痛经食疗方

寒湿凝滞型痛经主症、治则见前文介绍。以下食疗方,供酌情选用。从月经前 1～2 日开始,用至痛经消失为止。

1. 当归、生姜各 25 克,小茴香、花椒、桂皮各 10 克,羊肉块 500 克,黄酒、食盐、味精各适量。前 5 味水煎取汁,入羊肉块、黄酒,大火煮沸,撇去浮沫,改小火煮至羊肉块酥烂,加食盐、味精调味即可。每 1～3 日 1 剂,每日 2 次,食羊肉饮汤,每个月经周期用 1～2 剂。

2. 生姜片 30 克,花椒、山楂各 10 克,大枣 10 个,红糖适量。前 2 味水煎取汁,入山楂、大枣煮酥熟,加红糖调味即可。每日 1 剂,分 2 次食用。

3. 干姜、艾叶各 10 克,薏苡仁、大米各 30 克,红糖适量。前 2 味水煎取汁,入薏苡仁、大米煮成粥,加红糖调味即可。每日 1 剂,分 2 次食用。

4. 王不留行 30 克,肉桂 6 克,猪蹄块 500 克,黄酒、食盐、味精各适量。前 2 味水煎取汁,入猪蹄块、黄酒煮至猪蹄块酥熟,加食盐、味精调味即可。每日 1 剂,分 2 次佐餐食用。

5. 小茴香、生姜各 15 克,山茱萸、红花各 10 克,血米 60 克,红糖适量。前 4 味水前取汁,入血米煮成粥,加红糖调味即可。每日 1 剂,分 2 次食用。

6. 白胡椒 7 粒,肉桂、泽泻各 10 克,粟米 60 克,红糖适量。前 3 味水煎取汁,入粟米煮成粥,加红糖调味即可。每日 1 剂,分

2次食用。

7. 桂皮、茯苓、山楂肉各 10 克,大枣 10 个,红糖适量。前 2 味水煎取汁,入山楂肉、大枣煮酥熟,加红糖调味即可。每日 1 剂,分 2 次食用。

8. 当归、艾叶各 15 克,山茱萸、桂枝各 10 克,薏苡仁、大米各 30 克,红糖适量。前 4 味水煎取汁,入薏苡仁、大米煮成粥,加红糖调味即可。每日 1 剂,分 2 次食用。

四、湿热蕴结型痛经食疗方

湿热蕴结型痛经主症、治则见前文介绍。以下食疗方,供酌情选用。从月经前 1～2 日开始,用至痛经消失为止。

1. 苍术、香附各 10 克,薏苡仁、赤小豆、大米各 30 克,红糖适量。前 2 味水煎取汁,入薏苡仁、赤小豆、大米煮成粥,加红糖调味即可,每日 1 剂,分 2 次食用。

2. 茯苓、陈皮各 15 克,桃仁 10 克,芡实米、绿豆、粳米各 30 克,白糖适量。前 3 味水煎取汁,入芡实米、绿豆、粳米煮成粥,加白糖调味即可。每日 1 剂,分 2 次食用。

3. 干木棉花 20 克,红花 10 克,薏苡仁、赤小豆各 60 克,白糖适量。前 2 味水煎取汁,入薏苡仁、赤小豆煮成粥,加白糖调味即可。每日 1 剂,分 2 次食用。

4. 老丝瓜段 100 克,干马齿苋 30 克,大米 100 克,食盐、味精各适量。前 2 味水煎取汁 2 次,合并药汁,入大米煮成粥,加食盐、味精调味即可。每日 1 剂,分 2 次食用。

5. 丹参 15 克,薏苡仁、绿豆各 30 克,白糖适量。丹参水煎取汁,入薏苡仁、绿豆煮成粥,加白糖调味即可。每日 1 剂,分 2 次食用。

6. 向日葵盘(切碎)60 克,当归 10 克,薏苡仁、大米各 30 克,红糖适量。前 2 味水煎取汁,入薏苡仁、大米煮成粥,加红糖调味即可。每日 1 剂,分 2 次食用。

五、阳虚寒凝型痛经食疗方

阳虚寒凝型痛经主症、治则见前文介绍。以下食疗方,供酌情选用。从月经前1~2日开始,用至痛经消失为止。

1. 炙附子、山茱萸、小茴香各6克,芡实米、糯米各30克,红糖适量。前3味水煎取汁,入芡实米、糯米煮成粥,加红糖调味即可。每日1剂,分2次食用。

2. 肉桂、干姜、艾叶各10克,鲜山药块(去皮)、粳米各60克,白糖适量。前3味水煎取汁,入粳米煮化,加鲜山药块煮成粥,加白糖调味即可。每日1剂,分2次食用。

3. 肉苁蓉、肉桂各10克,羊肉丁、糯米各60克,黄酒、食盐、味精、香油各适量。前2味水煎取汁,入糯米煮化,入羊肉丁、黄酒和匀煮成粥,加食盐、味精、香油调味即可。每日1剂,分2次食用。

4. 肉桂、山茱萸各6克,乌药10克,韭菜小段100克,大米60克,食盐、味精、香油各适量。前3味水煎取汁,入大米煮至粥将成,加其余各味和匀煮成粥即可。每日1剂,分2次食用。

5. 肉桂、小茴香各6克,麻雀肉丁、粳米各60克,料酒、食盐、味精、植物油各适量。前2味水煎取汁,入粳米煮化,入麻雀肉丁、料酒煮成粥,加食盐、味精、植物油调味即可。每日1剂,分2次食用。

6. 桂枝、山茱萸各10克,虾仁、芡实米、大米各30克,料酒、食盐、味精、香油各适量。前2味水煎取汁,入芡实米、大米煮至粥将成,加其余各味和匀煮成粥即可。每日1剂,分2次食用。

六、气血两虚型痛经食疗方

气血两虚型痛经主症、治则见前文介绍。以下食疗方,供酌情选用。从月经前1~2日开始,用至痛经消失为止。

1. 鸡血藤30克,黄芪、党参各15克,益母草、川芎各10克,血米、大米各60克,红糖适量。前5味水煎取汁,入血米、大米煮成粥,加红糖调味即可。每日1剂,分2次食用。

2. 党参、当归各15克,鲜山药块(去皮)、乌鸡块各100克,料酒、葱、姜、食盐、味精各适量。前 2 味水煎取汁,入鲜山药块、乌鸡块、料酒、葱、姜煮至乌鸡块酥熟,加食盐、味精调味即可。每日 1 剂,分 2 次佐餐食用。

3. 黄芪 20 克,丹参、白芍各 15 克,甘草 6 克,鲜山药块(去皮)、大米各 60 克,白糖适量。前 4 味水煎取汁,入大米煮化,入鲜山药块煮成粥,加白糖调味即可。每日 1 剂,分 2 次食用。

4. 当归、黄芪各 30 克,猪瘦肉块 150 克,料酒、葱、姜、食盐、味精各适量。前 2 味水煎取汁,入猪瘦肉块、料酒、葱、姜煮至瘦猪肉块酥熟,加食盐、味精调味即可。每日 1 剂,分 2 次佐餐食用。

5. 太子参、白芍、赤芍各 15 克,白术 10 克,母鸡块 150 克,料酒、葱、姜、食盐、味精各适量。前 4 味水煎取汁,入母鸡块、料酒、葱、姜煮至母鸡块酥熟,加食盐、味精调味即可。每日 1 剂,分 2 次食用。

6. 党参 30 克,白芍 15 克,黑豆、血米各 60 克,红糖适量。前 2 味水煎取汁,入黑豆、血米煮成粥,加红糖调味即可。每日 1 剂,分 2 次食用。

七、肝肾两虚型痛经食疗方

肝肾两虚型痛经主症、治则见前文介绍。以下食疗方,供酌情选用。从月经来潮开始,用至痛经消失为止。

1. 地骨皮、熟地黄、当归、知母、白芍各 10 克,乌鸡块 150 克,料酒、葱、姜、食盐、味精各适量。前 5 味水煎取汁,入乌鸡块、料酒、葱、姜,大火煮沸,撇去浮沫,改小火煮至乌鸡块酥熟,加食盐、味精调味即可。每日 1 剂,分 2 次佐餐食用。

2. 黄精、制何首乌各 15 克,鸡血藤、枸杞子、制香附各 12 克,小茴香 6 克,大米 100 克,食盐、味精、香油各适量。前 6 味水煎取汁,入大米煮成粥,加食盐、味精、香油调匀稍煮即可。每日 1 剂,分 2 次食用。

3. 白芍、赤芍、郁金各 15 克,核桃仁、枸杞子各 30 克,粟米、粳米各 50 克,红糖适量。前 3 味水煎取汁,入粟米、粳米煮化,入核桃仁、枸杞子煮成粥,加红糖调味即可。每日1剂,分2次食用。

4. 文旦皮30克,山茱萸15克,枸杞子20克,鸭块110克,料酒、葱、姜、食盐、味精各适量。前2味水煎取汁,入枸杞子、鸭块、料酒、葱、姜,大火煮沸,撇去浮沫,改小火煮至鸭块酥熟,加食盐、味精调味即可。每日1剂,分2次佐餐食用。

5. 熟地黄15克,覆盆子、肉苁蓉各10克,枸杞子20克,粟米60克,红糖适量。前3味水煎取汁,入粟米煮化,入枸杞子煮成粥,加红糖调味即可。每日1剂,分2次食用。

(6)墨旱莲、枸杞子各30克,乌鸡块150克,料酒、葱、姜、食盐、味精各适量。墨旱莲水煎取汁,入乌鸡块、料酒、葱、姜煮沸,撇去浮沫,入枸杞子煮至乌鸡块烂酥熟,加食盐、味精和匀煮入味即可。每日1剂,分2次佐餐食用。

第四节　痛经药食兼用品食疗

一、痛经山楂食疗方

山楂性微温味酸甘,具有消食健脾、化滞消积、活血化瘀、收敛止痛、去脂降压、强心抗癌等作用。以下痛经山楂食疗方,供酌情选用。

1. 山楂30克,葵花子15克,红糖60克。前2味烤焦共研为细末和匀,分为2份。每日1剂,分早晚2次,每次1份,红糖冲服;从月经前1~2日或月经来潮开始,连用2日,连用1~2个月经周期。具有活血化瘀、收敛镇痛、补中益气等作用,适用于气血两虚型痛经。

2. 干山楂片200克,低度白酒300毫升或米酒500毫升,白糖适量。干山楂片与酒入盛器,密封浸泡,每日振摇1次,7日后启用。每次取药(白)酒10~20毫升或药(米)酒20~30毫升,每日2次,饮用;从痛经出现开始,用至痛经消失为止;所剩山楂片,每次取适量拌白糖食用,每日2次。具有活血通经、行气止痛等作用,适用于气滞血瘀型痛经。

3. 山楂肉 10 克,桂枝 6 克,红糖 30 克。桂枝水煎取汁,入山楂肉煮熟,加红糖煮溶即可。每日 1 剂,分 2 次温食;从痛经出现开始,用至痛经消失为止。具有温经化瘀、散寒止痛等作用,适用于寒湿凝滞型痛经。

4. 山楂 10 克,郁金 5 克,金针菜 9 克,嫩鸭块 150 克,料酒、食盐、胡椒粉、味精各适量。前 5 味入砂锅,加水没过,大火煮沸,撇去浮沫,改小火煮至嫩鸭块酥熟,加后 3 味调味即可。每日 1 剂,分 2 次佐餐食用;从痛经出现开始,用至痛经消失为止。具有滋阴清热、化瘀止痛等作用,适用于阴虚血瘀型痛经。

5. 山楂 30 克,益母草、鸡血藤各 12 克,当归 9 克,川芎 6 克,粳米 100 克,红糖适量。前 5 味水煎取汁,入粳米煮成粥,加红糖调味即可。每日 1 剂,分 2 次食用;从月经前 7 日开始,用至月经来潮为止。具有活血化瘀、调经止痛等作用,适用于血瘀型痛经。

6. 山楂 50 克,陈皮、生姜各 10 克,大枣 15 个,红糖适量。陈皮、生姜水煎取汁,入山楂、大枣煮酥软,加红糖调味即可。每日 1 剂,分 2 次食用;从痛经出现开始,用至痛经消失为止。具有行气导滞、活血化瘀、温经止痛等作用,适用于气滞血瘀型痛经。

7. 山楂肉 30 克,马鞭草 60 克,大米 100 克,红糖适量。马鞭草水煎取汁,入大米煮化,入山楂肉煮成粥,加红糖调味即可。每日 1 剂,分 2 次食用;从痛经出现开始,用至痛经消失为止。具有清热解毒、活血化瘀等作用,适用于热毒血瘀型痛经。

二、痛经白芍食疗方

白芍性微寒味甘酸,具有养血敛阴、养阴平肝、止血养血、缓急止痛等作用。以下痛经白芍食疗方,供酌情选用。

1. 白芍、熟地黄各 20 克,炙甘草 3 克,血米 100 克,红糖适量。前 3 味水煎取汁,入血米煮成粥,加红糖调味即可。每日 1 剂,分 2 次食用;从痛经出现开始,用至痛经消失为止。具有养肝补血、调经止痛等作用,适用于气血肝肾阴虚型痛经。

2. 白芍、当归各 15 克,阿胶(烊化冲服)10 克,粟米 100 克,红糖适量。前 2 味水煎取汁,入粟米煮至粥将成,加阿胶、红糖和匀煮成粥即可。每日 1 剂,分 2 次食用;从痛经出现开始,用至痛经消失为止。具有滋阴养血、调经止痛等作用,适用于阴血虚型痛经。

3. 白芍 15 克,甘草 10 克,大枣 10 个,大米 100 克,红糖适量。前 2 味水煎取汁,入大米煮化,入大枣煮成粥,加红糖调味即可。每日 1 剂,分 2 次食用;从痛经出现开始,用至痛经消失为止。具有补气养阴、调经止痛等作用,适用于气血两虚型痛经。

4. 白芍、香附各 10 克,甘草 3 克,血米 100 克,红糖适量。前 3 味水煎取汁,入血米煮成粥,加红糖调味即可。每日 1 剂,分 2 次食用;从月经前 1～2 日开始,用至痛经消失为止。具有疏肝理气、通经止痛等作用,适用于气滞血瘀型痛经。

5. 白芍、生姜各 10 克,大枣 15 个,大米 100 克,红糖适量。前 2 味水煎取汁,入大米煮化,入大枣煮成粥,加红糖调味即可。每日 1 剂,分 2 次食用;从月经前 1～2 日开始,用至痛经消失为止。具有补益气血、散寒止痛等作用,适用于气血虚寒型痛经。

三、痛经当归食疗方

当归性温味甘辛,具有补血活血、调经止痛、润肠通便等作用。以下痛经当归食疗方,供酌情选用。

1. 当归、炒白芍各 15 克,制何首乌、熟地黄、川芎各 10 克,大米 100 克,红糖适量。前 5 味水煎取汁,入大米煮成粥,加红糖调味即可。每日 1 剂,分 2 次食用;从痛经出现开始,用至痛经消失为止。具有滋补阴血、调经止痛等作用,适用于阴血虚型痛经。

2. 当归、黄芪各 15 克,桂枝 6 克,红枣 10 个,粳米 100 克,红糖适量。前 3 味水煎取汁,入粳米煮化,入大枣煮成粥,加红糖调味即可。每日 1 剂,分 2 次食用;从月经前 1～2 日开始,用至痛经消失为止。具有补益气血、温经止痛等作用,适用于气血虚寒型痛经。

3. 当归、党参各 15 克,鲜山药块(去皮)、大米各 60 克,红糖适量。前2味水煎取汁,入大米煮化,入鲜山药块煮成粥,加红糖调味即可。每日1剂,分2次食用;从月经前1～2日开始,用至痛经消失为止。具有补益气血、调经止痛等作用,适用于气血两虚型痛经。

4. 当归、太子参各20克,鸡块150克,料酒、葱、姜、食盐、味精各适量。前2味水煎取汁,加其余各味,大火煮沸,撇去浮沫,改小火煮至鸡块酥熟入味即可。每日1剂,分2次佐餐食用;从月经前1～2日开始,用至痛经消失为止。具有补益气血、调经止痛等作用,适用于气血两虚型痛经。

5. 当归、枸杞子各15克,桑葚10克,血米100克,红糖适量。当归水煎取汁,入血米煮化,入枸杞子、桑葚煮成粥,加红糖调味即可。每日1剂,分2次食用;从月经前1～2日开始,用至痛经消失为止。具有补益阴血、活血止痛等作用,适用于阴血虚型痛经。

四、痛经鸡血藤食疗方

鸡血藤性温味甘苦,具有补血行血、舒经活络、活血通脉等作用。以下痛经鸡血藤食疗方,供酌情选用。

1. 鸡血藤、女贞子各10克,枸杞子15克,血米100克,红糖适量。前2味水煎取汁,入血米煮化,入枸杞子煮成粥,加红糖调味即可。每日1剂,分2次食用;从月经前1～2日开始,用至痛经消失为止。具有滋补肝肾、养血调经等作用,适用于阴血虚型痛经。

2. 鸡血藤20克,党参15克,阿胶(烊化冲服)10克,粟米100克,红糖适量。前2味水煎取汁,入粟米煮至粥将成,加阿胶、红糖和匀煮成粥即可。每日1剂,分2次食用;从月经前1～2日开始,用至痛经消失为止。具有益气补血、活血止痛等作用,适用于气血两虚型痛经。

3. 鸡血藤30克,黄芪15克,大枣10个,大米100克,红糖适量。前2味水煎取汁,入大米煮化,入大枣煮成粥,加红糖调味即可。每日1剂,分2次食用;从月经前1～2日开始,用至痛经消失为止。具有补益气血、活血止痛等作用,适用于气血两虚型痛经。

4. 鸡血藤、女贞子各 20 克,枸杞子 15 克,粟米 100 克,红糖适量。前 2 味水煎取汁,入粟米煮化,入枸杞子煮成粥,加红糖调味即可。每日 1 剂,分 2 次食用;从月经前 1～2 日开始,用至痛经消失为止。具有滋阴养血、活血止痛等作用,适用于阴血虚型痛经。

五、痛经红花食疗方

红花性温味辛,具有活血通经、散瘀止痛、养血补血等作用。以下痛经红花食疗方,供酌情选用。

1. 红花、阿胶(烊化冲服)各 10 克,红枣 10 个,大米 100 克,红糖适量。红花水煎取汁,入大米煮化,入大枣煮至粥将成,加红糖和匀煮成粥即可。每日 1 剂,分 2 次食用;从月经前 1～2 日开始,用至痛经消失为止。具有益气养血、活血止痛等作用,适用于气血两虚型痛经。

2. 红花、当归、丹参各 10 克,血米 100 克,红糖适量,前 3 味水煎取汁,入血米煮成粥,加红糖调味即可。每日 1 剂,分 2 次食用;从月经前 1～2 日开始,用至痛经消失为止。具有活血养血、调经止痛等作用,适用于血虚血瘀型痛经。

3. 红花 6 克,鸡血藤、阿胶(烊化冲服)各 10 克,大米 100 克,红糖适量。前 2 味水煎取汁,入大米煮至粥将成,加红糖煮成粥即可。每日 1 剂,分 2 次食用;从月经前 1～2 日开始,用至痛经消失为止。具有活血化瘀、养血止痛等作用,适用于血虚血瘀型痛经。

4. 红花 6 克,丹参、黄芪各 15 克,大米 100 克,红糖适量。前 3 味水煎取汁,入大米煮成粥,加红糖调味即可。每日 1 剂,分 2 次食用;从月经前 1～2 日开始,用至痛经消失为止。具有益气养血、活血止痛等作用,适用于气血两虚型痛经。

六、痛经荔枝食疗方

荔枝性温味甘酸,具有生津益血、理气止痛等作用。以下痛经荔枝食疗方,供酌情选用。

1. 荔枝肉干 10 个,红枣 15 个,大米 100 克,红糖适量。大米入锅,加水煮化,入前 2 味煮成粥,加红糖调味即可。每日 1 剂,分 2 次食用;从月经前 1～2 日开始,用至痛经消失为止。具有益气养血、活血止痛等作用,适用于气血两虚型痛经。

2. 荔枝肉干 10 个,苹果块(去皮)150 克,猪瘦肉片 100 克,料酒、葱、姜、食盐、味精各适量。各味入锅,加水没过,大火煮沸,撇去浮沫,改小火煮至猪瘦肉片酥熟入味即可。每日 1 剂,分 2 次佐餐食用;从月经前 1～2 日开始,用至痛经消失为止。具有补虚健脾、补血止痛等作用,适用于气血两虚型痛经。

3. 荔枝核 10 个(打碎),阿胶(烊化冲服)10 克,粟米 100 克,红糖适量。荔枝核水煎取汁,入粟米煮至粥将成,加红糖和匀煮成粥即可。每日 1 剂,分 2 次食用;从月经前 1～2 日开始,用至痛经消失为止。具有养血补血、理气止痛等作用,适用于气滞血虚型痛经。

4. 荔枝核(打碎)10 克,红花 6 克,丹参 12 克,大米 100 克,红糖适量。前 3 味水煎取汁,入大米煮成粥,加红糖调味即可。每日 1 剂,分 2 次食用;从月经前 1～2 日开始,用至痛经消失为止。具有活血化瘀、理气止痛等作用,适用于气滞血瘀型痛经。

第五节　痛经食品食疗

一、痛经鸡蛋食疗方

鸡蛋性平味甘,具有补益气血、滋阴润燥、养心安神、除伏热、通经闭等作用。以下痛经鸡蛋食疗方,可供酌情选用。

1. 鸡蛋 1 个,当归、大枣各 10 克,陈皮、干姜各 5 克,酒酿 30 克,白糖适量。大枣煮烂,去核,待用;鸡蛋打散后,放入酒酿罐中,待用;当归、陈皮、干姜水煎取汁煮沸,冲入鸡蛋酒酿,加大枣、白糖和匀再煮沸即可。每日 1 剂,分 2 次食蛋饮汤;从痛经出现开始,用至痛经消失为止。具有补气养血、活血散瘀、调经止痛等作用,适用于气血两虚、血瘀型痛经。

2. 鸡蛋 2 个，红背菜 50 克，韭菜根、心叶紫金牛（全株）各 25 克，月季花 15 克，香油、食盐各适量。红背菜、韭菜根、心叶紫金牛、月季花水煎取汁，入鸡蛋煮熟去壳，再煮一会儿，加香油、食盐调味即可。每日 1 剂，晚睡前 1 次食蛋饮汤；从月经前 4～5 日开始，用至月经结束为止。具有补肾活血、通经止痛等作用，适用于肾气虚型痛经。

3. 鸡蛋 3 个，益母草 30 克，延胡索 10 克，大枣 10 个，红糖适量。益母草、延胡索水煎取汁，加其余 3 味，大火煮沸，改小火煮至鸡蛋熟去壳，再大火煮沸即可。每日 1 剂，分 3 次食蛋饮汤；从月经前数日开始，用至痛经消失为止。具有理气活血、补益气血、化瘀止痛等作用，适用于气滞血瘀型痛经。

4. 鸡蛋 2 个，生姜 15 克，艾叶 10 克，红糖适量。前 3 味水煎至鸡蛋熟去壳，加红糖稍煮即可。每日 1 剂，分 2 次食蛋饮汤；从月经前 1～2 日开始，用至月经结束为止。具有补益气血、温经散寒、活血止痛等作用，适用于寒凝血瘀型痛经。

5. 鸡蛋 2 个，丹参 30 克，郁金 10 克，红糖适量。前 3 味水煎至鸡蛋熟去壳，加红糖调味即可。每日 1 剂，分 2 次食蛋饮汤；从月经前数日开始，用至痛经消失为止。具有疏肝理气、补益气血、活血止痛等作用，适用于气滞血瘀型痛经。

6. 鸡蛋 2 个，黑豆 60 克，红糖、米酒各适量。前 2 味水煎至鸡蛋熟去壳，再煮至黑豆酥烂，加红糖、米酒和匀煮沸即可。每日 1 剂，分 2 次食用；从月经前 1～2 日开始，用至痛经消失为止。具有补益脾肾、活血止痛等作用，适用于脾肾两虚、血瘀型痛经。

7. 鸡蛋 2 个，鲜蔷薇花根 60 克，七叶莲 9 克，红糖、米酒各适量。鲜蔷薇花根、七叶莲水煎取汁煮沸，打入鸡蛋煮片刻，加红糖、米酒和匀煮沸即可。每日 1 剂，分 2 次食蛋饮汤；从月经前 1～2 日开始，用至月经结束为止。具有补益气血、疏肝理气、调经止痛等作用，适用于气滞血瘀、气血两虚型痛经。

8. 鸡蛋 2 个,当归、川芎各 10 克,红糖适量。前 3 味水煎至鸡蛋熟取汁,鸡蛋去壳入药汁煮沸,加红糖调味即可。每日 1 剂,分 2 次食蛋饮汤;从月经前数日开始,用至痛经消失为止。具有补气血、行气活血、调经止痛等作用,适用于气血两虚、气滞血瘀型痛经。

二、痛经茶叶食疗方

茶叶性凉味苦涩,具有清利头目、除烦止渴、化痰消食、利尿解毒、杀虫止痢、强心调律、去脂降压、减肥消肿、降糖强体、抗癌延年等作用。以下痛经茶叶食疗方,供酌情选用。

1. 绿茶 1 克,红花、檀香各 5 克,红糖适量。各味入杯,冲入沸水,加盖泡 15 分钟即可。每日 1 剂,代茶饮用,冲淡为止;从月经前 1~2 日开始,用至痛经消失为止。具有理气活血、清头止痛等作用,适用于气滞血瘀型痛经。

2. 绿茶 1~3 克,益母草 20 克,丹参 10 克,红糖适量。各味入杯,冲入沸水,加盖泡 15 分钟即可。每日 1 剂,代茶饮用,冲淡为止;从月经前 1~2 日开始,用至痛经消失为止。具有活血调经、散瘀止痛等作用,适用于血瘀型痛经,尤其适用于伴高血压。

3. 绿茶 1~3 克,干泽兰叶、青皮各 10 克,红糖适量。各味入杯,冲入沸水,加盖泡 15 分钟即可。每日 1 剂,代茶饮用,冲淡为止;从月经前 3~4 日开始,用至痛经消失止。具有疏肝活血、散瘀通经等作用,适用于气滞血瘀型痛经。

4. 红茶 1~1.5 克,月季花、香附各 5 克,红糖适量。各味入杯,冲入沸水,加盖泡 15 分钟即可。每日 1 剂,代茶饮用,冲淡为止;从月经前 5 日开始,用至月经来潮为止。具有疏肝解郁、祛瘀止痛等作用,适用于气滞血瘀型痛经。

5. 茶末 3 克,茉莉花、郁金各 6 克,红糖适量。各味入杯,冲入沸水,加盖泡 15 分钟即可。每日 1 剂,代茶饮用,冲淡为止;从月经前数日开始,用至痛经消失为止。具有疏肝理气、清利头目、除烦散寒、祛瘀止痛等作用,适用于气滞血瘀型痛经。

三、痛经酒食疗方

酒性温味甘苦辛,具有畅通血脉、活血散瘀、祛风散寒、消冷积、医胃寒、健脾胃、行药势等作用。以下痛经酒食疗方,供酌情选用。

1. 黄酒 1 000 毫升,益母草 60 克,红花、当归、川芎、黑胡椒各 10 克。各味入锅,煮沸数次取汁,贮存备用。每次 25 毫升,每日 3 次,饮用;从月经前数日开始,用至痛经消失为止。具有温经散寒、活血化瘀、暖宫止痛等作用,适用于寒凝胞宫型痛经。

2. 白酒 500 毫升,丹参、延胡索各 30 克,红花、牛膝、郁金各 15 克。后 5 味切碎布包,入白酒盛器,密封浸泡,每日振摇 1 次,14 日后启用。每次取药酒 10～20 毫升,每日 3 次,饮用;从月经前 2 日开始,用至月经结束为止,连用 4 个月经周期为 1 个疗程。具有理气活血、化瘀止痛等作用,适用于气滞血瘀型痛经。

3. 白酒 2 500 毫升,仙茅、淫羊藿各 60 克,当归 90 克,杜仲 120 克。后 4 味切碎布包,入白酒盛器,密封浸泡,每日振摇 1 次,21 日后启用。每次取药酒 20 毫升,每日 2 次,饮用;从月经前数日开始,用至月经来潮为止。具有温肾壮阳、活血止痛等作用,适用于肾阳虚性痛经。

4. 低度白酒 1 500 毫升,当归、黄芪各 150 克,大枣 100 克。当归、黄芪切碎,与大枣布包,入白酒盛器,密封浸泡,每日振摇 1 次,1 个月后启用。每次取药酒 20 毫升,每日 2 次,饮用;从月经前 5 日开始,连用 7 日为 1 个疗程,每剂可饮 3 个月经周期。具有益气补血、活血止痛等作用,适用于气血两虚型痛经。

5. 黄酒 250 毫升,核桃仁 30 克,降香 10 克,龙涎香 5 克。各味入盛器,密封浸泡,每日振摇 1 次,10 日后启用。每次取药酒 10 毫升,每日 2 次,饮用;从月经前数日开始,连用 7 日。具有补肾温经、降气止痛等作用,适用于肾气虚型痛经。

6. 低度白酒 500 毫升,丹参 60 克,党参 30 克,红糖适量。丹参、党参切碎布包,入白酒盛器,密封浸泡,每日振摇 1 次,1 个月后启用。每次取药酒 10 毫升,每日 2～3 次,红糖调服;从月经前数日开始,用至月经结束为止。具有补气养血、活血通经等作用,适用于气血两虚型痛经。

7. 黄酒 1 000 毫升,核桃仁 400 克,花椒 5 克,红糖 100 克。各味入盛器,密封浸泡,每日振摇 1 次,10 日后启用。每次食核桃仁 3 个、饮药酒 20 毫升,每日 2 次;从月经前数日开始,用至月经结束为止。具有温肾补血、活血止痛等作用,适用于肾虚寒型痛经。

8. 低度白酒 5 000 毫升,红花 100 克,红糖 50 克。各味入盛器,密封浸泡,每日振摇 1 次,7 日后启用。每次取药酒 10 毫升,每日 2 次,饮用;从月经前数日开始,用至月经结束为止。具有活血化瘀、温经散寒、通经止痛等作用,适用于寒凝血瘀型痛经。

9. 黄酒 500 毫升,当归 125 克,红糖 60 克。各味入盛器,密封浸泡,每日振摇 1 次,5 日后启用。每次取药酒 20 毫升,每日 3 次,温饮;从月经前数日开始,用至月经结束为止。具有补血活血、通经止痛等作用,适用于血虚血瘀型痛经。

10. 低度白酒 250 毫升,肉桂粗末 10 克,红糖适量。各味入盛器,密封浸泡,每日振摇 1 次,15 日后启用。每次取药酒 10 毫升,每日 2 次,饮用;从月经前数日开始,用至月经结束为止。具有温经散寒、活血止痛等作用,适用于寒凝瘀滞型痛经。

第三章　月经失调用药与食疗

月经失调是指月经周期或月经经量出现异常的疾病。月经周期提前7天以上，称为月经先期;月经周期延后7天以上，称为月经后期;月经周期时而提前、时而延后，称为月经先后不(无)定期。以上三种表现，属月经周期异常。月经周期基本正常，而月经经量明显增多，称为月经过多;月经周期基本正常，而月经经量明显减少，甚至点滴即净，称为月经过少。以上二种表现，属月经经量异常。此外，月经色或淡、或红、或暗，月经夹血块等，也与月经失调密切相关。

中医学称月经失调为月经不调，按辨证施治将月经失调分为气虚型、实热型、虚热型、血瘀型、血虚型、血寒型、肾虚型和痰湿型等。

第一节　月经失调西医用药

一、月经失调久治不愈原因

1. 没有坚持治疗。如月经过多女性，服药后月经经量刚减少就马上停药;月经先后不(无)定期女性，服药1个月后月经如期而至，也就随之停药。因为，没有2~3个月经周期的坚持用药，就会使下一次月经故态复萌，使治疗前功尽弃。

2. 性情过于急躁。稍有不遂就烦躁、郁闷或易怒，或急于求成、想早日把病治好，结果使"十剂之功败于一怒"。所以，要陶冶性情，使治疗效果更好。

3. 饮食比较随便。不注意饮食调节，只图一时痛快，渴了就喝冷茶、吃冷饮，每餐离不开辣椒，喝米醋如饮茶等。导致热的更热、寒的更寒，使月经过多女性月经经量更多、月经后期女性月经周期更延后，收不到应有的治疗效果。

4. 性生活不够节制。如服药期间同房、月经期间同房、月经将来时同房、性生活过多等。导致损伤冲任两脉，使治疗效果受到明显影响。

二、月经失调用药时间选择

1. 月经先后不(无)定期、月经后期、月经过多或过少，或月经前经行症状明显，如乳房胀痛、头痛、失眠、水肿、发热、腹泻、情志异常等，应在月经前5～7日用药。

2. 月经后经行症状明显，如月经过少和经行全身疼痛、失眠、眩晕、腹泻等，应在月经来潮时用药。

3. 月经先期、月经过多等，应在月经前用药。

4. 月经后期，或月经延后天数难以把握，应在月经周期第28日用药。

5. 基础体温单相无排卵或排卵不明显，应在整个月经周期用药。

6. 月经后期，基础体温提示排卵前期延长，应在月经后用药。

7. 基础体温提示黄体发育不全，应在月经后尽早用药。

8. 基础体温提示黄体萎缩不全，应在排卵后或月经前7日用药。

三、人工月经周期用药方

人工月经周期疗法，也叫作雌激素－孕激素序贯疗法，适用于闭经和月经失调引起的不孕等。

1. 己烯雌酚，每次0.5毫克，每日1次，口服，连用20日；从第16日开始加黄体酮，每次20毫克，每日1次，肌内注射，连用5日，停药2～7日发生撤药性出血。以上为1个人工月经周期，也是1个疗程。从出血第5日开始第2个疗程，用药量和方法同上。连用3～6个疗程，即用药人工建立起3～6个月经周期。在停药后或在用药期间，月经周期恢复正常，发生排卵，为受孕创造条件。

2. 长效雌激素(戊酸雌二醇)10毫克肌内注射1次，10日后再用长效雌激素(戊酸雌二醇)5 毫克、长效孕激素(乙酸孕酮)125毫克肌内注射 1 次,停药 7 日发生撤药性出血。以上为 1 个人工月经周期,也是 1 个疗程。从出血第 8 日开始第 2 个疗程,用药量和方法同上。连用 3～6 个疗程,效果也很好。

四、月经先期激素剂用药方

1. 黄体酮,每次 10～20 毫克,每日 1 次,肌内注射;从月经前8～12 日开始,连用 5 日。

2. 绒毛膜促性腺激素(HCG),每次 1 000～2 000 单位,每日或隔日 1 次,肌内注射;从基础体温上升后第 3 日开始,连用 5～6 次。

五、月经过多止血剂用药方

1. 维生素 K_4,每次 2～4 毫克,每日 3 次,口服;或维生素 K_3,每次 4 毫克,每日 2～3 次,肌内注射。

2. 卡巴克洛,每次 2.5～5 毫克,每日 3 次,口服;或每次 5～10 毫克,每日 2～3 次,肌内注射。

六、月经过多避孕剂用药方

避孕剂可使月经过多的月经经量减少,也可使不规律的月经周期变规律;但使用避孕剂治疗,应遵医嘱用药 3～6 个月,并用长效避孕剂。

1. 复方炔诺孕酮长效避孕片,月经周期第 5、10 日各口服 1片;以后均以第 2 次服药日为用药时间,每月口服 1 片。

2. 复方乙酸孕酮,月经周期第 5 日肌内注射 2 毫升,以后每个月经周期第 10～12 日肌内注射 1 毫升。

3. 若能选用避孕 1 号、2 号或复方 18-炔诺孕酮,则效果更好。

第二节　月经失调中医用药

一、月经失调辨证施治方

根据月经失调临床表现,中医学按辨证分为以下八型施治。

1. 气虚型月经失调。月经先期、月经过多、月经期延长、月经色淡质稀,神疲肢倦、小腹空坠,舌质淡、脉细弱。宜采用补气摄血调经等治则,方用补中益气汤加减,药用党参25克,茯苓20克,北黄芪、升麻、白术、龙眼肉各15克,当归12克,炙甘草9克,柴胡、陈皮各6克。每日1剂,水煎取汁2次,合并药汁,分2次服用。

2. 实热型月经失调。月经先期、月经过多、月经间期出血、月经色深红或紫红而质稠浓,面红口干、心胸烦躁、大便干结、尿黄短赤,舌质红、舌苔黄、脉数。宜采用清热凉血调经等治则,方用清经散加减,药用地黄、女贞子、墨旱莲、茯苓各20克,牡丹皮、地骨皮、白芍、桑叶各15克,青蒿10克。每日1剂,水煎取汁2次,合并药汁,分2次服用。

3. 虚热型月经失调。月经先期、月经过多或过少、月经色鲜质稠、颧红、五心烦热、咽干口燥、形体消瘦,舌质红、舌苔少、脉细数。宜采用养阴清热调经等治则,方用两地汤加减,药用生地黄、玄参、女贞子、墨旱莲各20克,地骨皮、麦门冬、阿胶(烊化)、白芍、山茱萸、龟甲各15克。每日1剂,水煎取汁2次,合并药汁,分2次服用。

4. 血瘀型月经失调。月经先期、月经过少而不畅、月经色紫暗、月经夹血块,或月经过多、月经期延长、月经后期,小腹胀痛、腹部有包块,舌质暗红或舌尖边有瘀斑、脉弦或兼涩。宜采用活血化瘀、调经固冲等治则,方用桃红四物汤加减,药用桃仁、当归、白芍各15克,川芎9克,红花6克。随症加减用药。①月经过多:加茜草、丹参、仙鹤草。②久病:加熟地黄、赤芍。③胸胁、乳房、小腹胀痛:加香附、乌药。每日1剂,水煎取汁2次,合并药汁,分2次服用。

5. 血虚型月经失调。月经后期、月经过少或正常、月经色淡红,小腹绵绵作痛、头昏眼化、心悸少寐、面色苍白或萎黄,舌质淡红、脉细弱。宜采用补血调经等治则,方用大补元煎加减,药用鸡血藤、益母草、山药各30克,党参、熟地黄各20克,当归、杜仲、山茱萸、枸杞子、丹参各15克,香附12克,炙甘草6克。每日1剂,水煎取汁 2 次,合并药汁,分 2 次服用。

6. 血寒型月经失调。月经后期、月经过多或过少或正常、月经色暗、月经夹血块,小腹冷痛、腰腹冷痛、喜热畏寒,舌苔白、脉沉紧。宜采用温经散寒调经等治则,方用温经汤加减,药用鸡血藤 30 克,党参、牛膝各 20 克,当归、白芍、牡丹皮、艾叶各 15 克,莪术、香附各 12 克,川芎 10 克,甘草 6 克,肉桂 5 克。每日 1 剂,水煎取汁 2 次,合并药汁,分 2 次服用。

7. 肾虚型月经失调。月经经量素少、病后或反复流产后月经过少、月经间期出血,腰酸膝软,舌质暗红、舌苔少、脉细弱或脉沉细弱。宜采用补肾养血调经等治则,方用归肾汤加减,药用山药、茯苓各 30 克,菟丝子、何首乌各 20 克,杜仲、枸杞子、山茱萸、当归、熟地黄、巴戟天、肉苁蓉、紫河车各 15 克,香附 10 克。每日 1 剂,水煎取汁 2 次,合并药汁,分 2 次服用。

8. 痰湿型月经失调。月经过少、月经后期或稀发、月经色淡红质黏腻,形体肥胖、胸闷呕恶,舌质淡、舌苔白腻、脉滑沉细。宜采用化痰燥湿、温肾健脾等治则,方用苍附导痰丸加减,药用茯苓、党参各 20 克,枳壳、神曲、补骨脂、当归各 15 克,法半夏、香附各 12 克,苍术、淫羊藿各 10 克,制天南星 9 克,陈皮 6 克。每日 1 剂,水煎取汁 2 次,合并药汁,分 2 次服用。

二、月经先期辨证施治方

根据月经先期临床表现,中医学按辨证分为以下四型施治。

1. 实热型月经先期。月经先期、月经过少、月经色鲜或紫质黏稠、月经夹血块,心胸烦闷、小便黄赤,舌质红、舌苔薄黄、脉数有力。宜采用清热凉血调经等治则,药用生地黄 15～30 克,艾叶 15 克,黄芩、黄柏、知母、当归、白芍、川芎、阿胶(烊化)、香附各 10 克,炙甘草 5 克。随症加减用药。①月经过多或数日不止:加地榆、槐花、侧柏炭。②烦渴:加天花粉、玄参、焦栀子。每日 1 剂,水煎取汁,分 2～3 次服用。

2. 虚热型月经先期。月经先期、颧红面赤、手心灼热,舌质红、舌苔少、脉细数。宜采用滋阴清热调经等治则,药用生地黄、地骨皮、玄参各 30 克,麦门冬、白芍、阿胶(烊化)、牡丹皮、女贞子各 15 克。随症加减用药。①头昏、目眩、耳鸣:加龙骨、牡蛎、沙苑子。②出血持续不止:加地榆、墨旱莲、茜草。③潮热盗汗:加牡蛎、龟甲、鳖甲。④心烦少寐:加知母、炒酸枣仁、茯神。⑤腰膝酸痛:加杜仲、继断、熟地黄。⑥便秘:加知母、紫菀。每日 1 剂,水煎取汁,分 2～3 次服用。

3. 肝郁化热型月经先期。月经先期、月经过多或过少、月经色红或紫、月经夹血块,月经前两乳、胸胁、少腹胀痛,烦躁易怒,舌质暗、舌苔薄白、脉弦数。宜采用疏肝清热调经等治则,药用柴胡、当归、白芍、牡丹皮、栀子、白术、茯苓各 10 克,薄荷(后下)5～10 克,甘草 5 克。随症加减用药。①湿热偏盛:加知母、黄芩。②乳房、胸胁、少腹作胀:加青皮、郁金、香附、金橘叶、玫瑰花。③月经过多:去当归,加地榆、侧柏叶。④月经过少、月经夹血块:加香附、泽兰、益母草。每日 1 剂,水煎取汁,分 2～3 次服用。

4. 气虚型月经先期。月经先期、月经过少、月经色淡质清稀,倦怠乏力、面色㿠白、少腹空坠、心慌气短,舌苔白润、脉虚大无力。宜采用健脾养心、补养气血等治则,药用党参 15 克,黄芪 10～15 克,白术、当归、酸枣仁、茯神、龙眼肉各 10 克,大枣 10 个,远志、木香、甘草各 5 克,生姜 3 片。随症加减用药。①月经过多:去木香,加艾叶、阿胶(烊化)。②月经淋漓不净:加龙骨、牡蛎、血余炭、侧柏炭。③小腹空坠:加柴胡、升麻。每日 1 剂,水煎取汁,分 2～3 次服用。

三、月经后期辨证施治方

根据月经后期临床表现,中医学按辨证分为以下四型施治。

1. 血实寒型月经后期。月经后期、月经过少、月经色暗红,小腹冷痛、得热则减,面色苍白、肢冷畏寒,舌苔薄白、脉沉紧。宜采用温经散寒等治则,药用白芍、党参各 15 克,当归、制半夏、川芎、阿胶(烊化)、麦门冬各 10 克,山茱萸、桂枝、牡丹皮各 9 克,生姜、炙甘草各 6 克。随症加减用药。①月经过多:加炮姜炭、艾叶炭。②腹痛拒按、时下血块:加蒲黄、五灵脂。每日 1 剂,水煎取汁,分 2～3 次服用。

2. 血虚寒型月经后期。月经后期、月经过少、月经色淡,腹痛绵绵、喜暖喜按、头晕气短、腰酸无力、面色苍白,舌质淡、舌苔薄白、脉沉迟无力。宜采用补血温经助阳等治则,药用熟地黄、山药各 15 克,山茱萸、枸杞子各 12 克,杜仲 10 克,熟附子、肉桂、炙甘草各 6 克。随症加减用药。①寒甚:熟附子改为制附子。②虚甚:加党参。每日 1 剂,水煎取汁,分 2～3 次服用。

3. 血虚型月经后期。月经后期、月经过少、月经色淡,小腹空痛、面色苍白或萎黄、身体瘦弱、皮肤不润、头晕眼花、心悸,舌质淡红、舌苔无、脉虚细。宜采用养血益气等治则,药用当归、熟地黄、白芍、党参、黄芪各 15 克,白术、茯苓、五味子、远志、陈皮各 10 克,炙甘草 6 克,肉桂心 3 克。随症加减用药。身热有汗:去党参、肉桂、白术,加黄芩、黄柏、地骨皮、麦门冬。每日 1 剂,水煎取汁,分 2～3 次服用。

4. 气滞型月经后期。月经后期、月经过少、月经色正常,小腹胀痛、精神郁闷、胸痞不舒、乳胀胁痛,舌质暗红、舌苔薄黄、脉弦涩。宜采用行气开郁等治则,药用柴胡、香附、枳壳、白芍、川芎、乌药、延胡索、当归各 10 克,炙甘草 5 克。每日 1 剂,水煎取汁,分 2～3 次服用。

四、月经先后不(无)定期辨证施治方

根据月经先后不(无)定期临床表现,中医学按辨证分为以下四型施治。

1. 肝郁型月经先后不(无)定期。月经先后不(无)定期、经行不畅,乳房作胀、胸胁及小腹胀痛、郁闷不乐,舌苔正常、脉弦。宜采用疏肝健脾、养血调经、活血止痛等治则,药用白术、茯苓、当归、香附、白芍各 15 克,柴胡 10 克,薄荷(后下)、甘草各 6 克,干姜 3 克。每日 1 剂,水煎取汁,分 2～3 次服用,月经前连用数日。

2. 肾虚型月经先后不(无)定期。月经先后不(无)定期、月经过少、月经色淡质稀,面色晦暗、头晕耳鸣、腰酸难忍、小腹空坠、夜尿频多,舌质淡、舌苔薄、脉沉弱。宜采用补益肾气、调理冲任等治则,药用菟丝子、巴戟天各 15 克,人参(另煎)、熟地黄、山茱萸、补骨脂、五味子、山药各 10 克,肉桂 9 克,远志、炙甘草各 6 克。每日 1 剂,水煎取汁,分 2～3 次服用,月经前连用数日。

3. 肝郁脾虚型月经先后不(无)定期。月经先后不(无)定期、经行不畅、月经经量时多时少、月经色淡质清稀,月经前乳胀、胸闷嗳气、神疲倦怠、四肢无力、食欲缺乏、便溏、轻度水肿,舌苔薄白、脉弦细。宜采用疏肝健脾、养血调经等治则,药用桑寄生 12 克,当归、山药、熟地黄、枸杞子、菟丝子、白术各 10 克,柴胡、香附、陈皮各 6 克。每日 1 剂,水煎取汁,分 2～3 次服用,月经前连用数日。

4. 脾肾两虚型月经先后不(无)定期。月经先后不(无)定期、月经过少、月经色淡质清稀,面色晦暗、四肢乏力、腰酸如折、大便溏稀、夜尿多,舌质淡、舌苔薄、脉沉细弱。宜采用健脾补肾、调理冲任等治则,药用党参、白术、茯苓、山药各 20 克,炒白扁豆 15 克,薏苡仁、莲子肉、陈皮各 10 克,砂仁、甘草各 6 克。每日 1 剂,水煎取汁,分 2～3 次服用,月经前连用数日。

五、月经过多辨证施治方

根据月经过多临床表现,中医学按辨证分为以下三型施治。

1. 气虚型月经过多。月经过多或过期不止、月经色淡质清稀,面色㿠白、气短懒言、心悸怔忡、形寒畏冷、小腹空坠、肢软无力,舌质淡红或淡胖、舌苔薄白而润、脉缓弱。宜采用补气摄血等治则,药用黄芪 30 克,熟地黄、白芍各 20 克,人参(另煎)、当归、川芎各 10 克。随症加减用药。①月经过多:加阿胶(烊化)、炒艾叶、海螵蛸、炮姜炭。②月经期延长、日久不断:加益母草、炒蒲黄。③阴虚:加女贞子、墨旱莲、麦门冬、沙参、白芍。④久治不愈、脾肾两虚、腰膝冷痛:加杜仲、续断、补骨脂。每日 1 剂,水煎取汁,分 2～3 次服用,月经前连用数日。

2. 血热型月经过多。月经过多或过期不止、月经色深红或紫质黏稠、月经夹血块、腰腹胀痛、心烦口渴、面红唇干、小便短黄、舌质红、舌苔黄、脉滑数有力。宜采用清热凉血止血等治则，药用山药 30 克，生地黄、熟地黄、黄芩、地榆各 15 克，黄柏 12 克，白芍、续断、槐花各 10 克。每日 1 剂，水煎取汁，分 2～3 次服用，月经前连用数日。

3. 血瘀型月经过多。月经过多、月经色紫暗、月经夹血块，小腹疼痛拒按、舌质紫绀或有瘀点、脉细涩。宜采用活血化瘀止血等治则，药用赤芍 30 克，生地黄、牡丹皮、枳壳、龟甲（先煎）各 15 克，当归尾、桃仁、大黄各 10 克。随症加减用药。①月经过多：加血余炭、茜草、三七粉（冲服）。②月经色黑、月经夹血块、腹痛甚：加制乳香、制没药、延胡索、益母草。③小腹冷痛：加炮姜炭、艾叶炭。每日 1 剂，水煎取汁，分 2～3 次服用，月经前连用数日。

六、月经过少辨证施治方

根据月经过少临床表现，中医学按辨证分为以下五型施治。

1. 血虚型月经过少。月经过少、1～2 日即结束或仅来点滴即止、月经色淡质稀，小腹空痛、头昏眼花、耳鸣心悸、腰酸腿软、手足不温、舌质淡、舌苔薄、脉虚细。宜采用补血养血等治则，药用熟地黄 30 克，黄芪、山药各 10～30 克，白芍 15 克，茯苓、当归各 10～15 克，人参（另煎）、川芎各 10 克。随症加减用药。①脾虚、口淡乏味：加白术、砂仁、白扁豆。②月经过少、月经色淡质稀、口淡泛恶、气虚夹痰：加制半夏、苍术。③心悸失眠、心神失养：加茯神、酸枣仁、柏子仁。④手足心热、阴血不足：加牡丹皮、鳖甲、阿胶。⑤肾虚、腰膝酸软、头晕耳鸣：加枸杞子、山茱萸、续断。⑥头晕眼花、心悸气短：加枸杞子、龙眼肉。⑦经来点滴：加怀山药、山茱萸、枸杞子。每日 1 剂，水煎取汁，分 2～3 次服用。

2. 血瘀型月经过少。月经过少、月经色紫黑、月经夹血块，小腹胀痛拒按、血块排出后疼痛稍减、舌边尖紫绀、脉沉涩。宜采用活血行瘀等治则，药用赤芍、生地黄、牛膝各 15 克，当归、川芎、桃仁、红花、枳壳、柴胡、桔梗各 10 克,甘草 5 克。随症加减用药。①腹痛:加延胡索、制乳香、制没药。②血瘀化热、心烦便秘、舌质红、舌苔黄:加牡丹皮、制大黄。③小腹冷痛拒按、血为寒凝:加山茱萸、乌药。④气滞血瘀、小腹胀痛:加川楝子。⑤小腹硬痛有块、血瘀不行:加丹参、泽兰、蒲黄。⑥血瘀而燥、口干欲饮、舌苔黄:改赤芍为白芍,加牡丹皮、生地黄。每日 1 剂,水煎取汁,分 2～3 次服用。

3. 血寒型月经过少。月经过少、月经色暗、月经夹血块、月经排出不畅、月经后期、小腹冷痛、得热则减、舌质淡、舌苔白、脉紧或沉弱。宜采用温经散寒、通经活络等治则,药用黄芪 15～30 克,艾叶、香附、当归、白芍各 15 克,熟地黄、川芎、续断各 10 克,山茱萸、肉桂各 6 克。每日 1 剂,水煎取汁,分 2～3 次服用。

4. 肾虚型月经过少。月经经量素少或渐少、月经色暗淡质稀、月经初潮过迟或月经后期、腰膝酸软、头晕耳鸣、足跟疼痛、小腹冷、夜尿多、舌质淡、舌苔薄、脉沉细。宜采用补肾养血调经等治则,药用熟地黄、山药各 11～30 克,当归、白芍、杜仲、牛膝各 10～15 克,山茱萸、生地黄各 10 克,甘草 6 克。随症加减用药。①夜尿频多、畏寒肢冷:加肉桂、巴戟天、淫羊藿、鹿角胶。②五心烦热:加龟甲、鳖甲、青蒿、地骨皮。每日 1 剂,水煎取汁,分 2～3 次服用。

5. 痰湿型月经过少。月经过少、月经色淡质黏或混杂黏液、平素白带多、体肥胖、胸满脘闷、食欲缺乏、呕恶痰多、舌苔白腻、脉滑。宜采用燥湿化痰等治则,药用六一散(布包)30 克,香附 15 克,陈皮、半夏、当归、川芎、茯苓、枳壳、苍术、川厚朴、砂仁(后下)各 10 克,木香 6 克。每日 1 剂,水煎取汁,分 2～3 次服用。

七、月经失调复秘验方

复秘验方是指方中有 4 味药或以上的秘验方。以下治疗月经失调复秘验方,供酌情选用。

1. 醋炒香附 215 克,当归、川芎、炒白芍、熟地黄、蜜制黄芪、麸炒白术各60克,艾叶炭40克,党参30克,炙甘草20克。各味共研为细末和匀,炼蜜为丸,每丸重9克,密封贮存备用。每次1丸,每日2～3次,掰碎后,温开水送服。具有补气养血等作用,适用于气血两虚型月经失调。

2. 蜜制黄芪960克,醋制香附、熟地黄各480克,当归、川芎、益母草、艾叶炭各300克,陈皮240克,白芍、茯苓各180克,阿胶、砂仁、炭杜仲各120克,麸炒白术、甘草各60克。各味共研为细末和匀,炼蜜为丸,每丸重6克,密封贮存备用。每次2丸,每日2次,掰碎后,温开水送服。具有补益气血等作用,适用于气血两虚型月经失调。

3. 姜汁炒白术、醋炒香附、熟地黄各12克,酒炒当归、制黄芪、炙甘草各10克,酒炒白芍、山药、川芎各9克,茯苓、人参、陈皮、酒炒葛根各6克,大枣5个,生姜3片。每日1剂,水煎取汁2次,合并药汁,分2～3次服用。具有补益气血等作用,适用于气血两虚型月经失调。

4. 白茅根、藕节、丹参各12克,天门冬、麦门冬、女贞子、墨旱莲、芍药各9克,香附、甘草各6克。每日1剂,水煎取汁,分2～3次服用。具有补肾调经等作用,适用于肝肾两虚型月经失调。

5. 仙茅、淫羊藿、山茱萸、菟丝子、沙苑子、杜仲炭、当归、芍药、阿胶珠、茜草各10克,艾叶、甘草各5克。每日1剂,水煎取汁2次,合并药汁,分2～3次服用。具有补肾调经、温阳固冲等作用,适用于肝肾两虚型月经失调。

6. 生地黄30克,白术15克,薏苡仁、当归、党参、茺蔚子各12克,白芍、香附、女贞子、玄参各9克,川芎6克。每日1剂,水煎取汁,分2～3次服用。具有补肾调经等作用,适用于肝肾两虚型月经失调。

7. 生牡蛎30克,山药15克,熟地黄、海螵蛸各12克,白术、莲子肉、续断、椿白皮各9克,炙甘草6克。每日1剂,水煎取汁2次,合并药汁,分2～3次服用。具有补肾调经等作用,适用于肝肾两虚型月经失调。

8. 桑葚、白茯苓、牡丹皮、熟地黄、肉桂、川芎各 30 克。各味共研为细末和匀，贮存备用。每次 9 克，每日 2 次，温开水冲服。具有补肾调经等作用。适用于肝肾两虚型月经失调。

9. 熟地黄、白芷、酸石榴皮、陈皮、炙甘草各 30 克。各味共研为细末和匀，贮存备用。每次 6 克，每日 2～3 次，米汤调服。具有补肾调经等作用，适用于肝肾两虚型月经失调。

10. 制香附 240 克，干地黄、白芍、全当归各 120 克，酒炒川芎 90 克。各味共研为细末和匀，水泛为丸，每丸重 9 克，贮存备用。每次 9 克，每日 2 次，空腹温开水送服。具有活血化瘀、理气止痛等作用，适用气滞血瘀型月经失调。

11. 生地黄 60 克，桃仁 21 克，羌活、柴胡、肉桂、当归、京三棱、川芎、地骨皮各 15 克。每日 1 剂，水煎取汁 2 次，合并药汁，分 2～3 次服用。具有活血化瘀、理气止痛等作用，适用于气滞血瘀型月经失调。

12. 蓬莪术 60 克，三棱 30 克，高良姜、乌药、香附、枳壳各 24 克，苍术、槟榔、砂仁、红豆各 18 克，青皮、陈皮各 15 克。各味共研为细末和匀，粳米糊为丸，如梧桐子大小，贮存备用。每次 30 丸，每日 3 次，饭后米汤送服。具有活血化瘀、理气止痛等作用，适用于气滞血瘀型月经失调。

13. 当归、陈皮各 90 克，丹参、延胡索各 30 克。各味共研为细末和匀，粳米糊为丸，如梧桐子大小，贮存备用。每次 30 丸，每日 2 次，米汤送服。具有活血化瘀、理气止痛等作用，适用于气滞血瘀型月经失调。

14. 炒五灵脂 30 克，乌头(炮裂，去皮脐)、白芍、海桐皮、生地黄、红花子、牡丹皮、防风、川芎、当归、紫葳根各 15 克。各味共研为细末和匀，酒煮面糊为丸，如梧桐子大小，贮存备用。每次 20 丸，每日 2 次，温酒送服。具有温经散寒等作用，适用于寒凝经脉型月经失调。

15. 当归、川芎、党参、麸炒白术、熟地黄、盐制杜仲、盐制菟丝子、桑寄生、醋制延胡索、肉桂、蛤粉炒阿胶各 40 克,甘草、酒制续断、醋制荆芥、酒制黄芩、陈皮、盐制砂仁、醋制艾叶各 20 克。各味共研为细末和匀,炼蜜为丸,每丸重 9 克,贮存备用。每次 1 丸,每日 2~3 次,掰碎后,温开水送服。具有温经散寒等作用,适用于寒凝经脉型月经失调。

16. 熟地黄 15 克,当归 9 克,酒炒香附 6 克,酒炒白芍 4.5 克,川芎、肉桂、炮姜、附子、酒炒艾叶各 3 克。每日 1 剂,水煎取汁 2 次,合并药汁,分 2~3 次服用。具有温经散寒等作用,适用于寒凝经脉型月经失调。

17. 熟地黄、白芍各 30 克,川芎、白术各 15 克,续断 3 克,柴胡、肉桂各 1.5 克,五味子 1 克。每日 1 剂,水煎取汁 2 次,合并药汁,分 2 次服用。具有温经散寒、摄血等作用,适用于寒凝经脉型月经失调。

18. 炒当归身 15 克,熟地黄、醋炒白芍各 9 克,川芎 6 克、桂心、附片各 3 克。每日 1 剂,水煎取汁,分 2~3 次服用。具有温经散寒养阴血等作用,适用于寒凝血脉型月经失调。

19. 蜜制枇杷叶 500 克,炒白芍 250 克,酒洗生地黄 180 克,青蒿子、蛤粉炒阿胶各 150 克,熟地黄、蜜蒸五味子、山茱萸、蜜拌炒黄柏、酒炒川续断各 120 克,酥炙杜仲 90 克,生甘草 30 克。各味共研为细末和匀,蜂蜜、淮山药粉糊为丸,如梧桐子大小,贮存备用。每次 6 克,每日 2 次,淡醋汤送服。具有清热滋阴、调经止血等作用,适用于火旺血热型月经失调。

20. 炒黄芩、炒白芍、炙龟甲各 30 克,椿白皮 22.5 克,炒黄柏 9 克,香附 7.5 克。各味共研为末和匀,酒糊为丸,如梧桐子大小,贮存备用。每次 30 丸,每日 2 次,温开水送服。具有清热滋阴、燥湿调经等作用,适用于火旺血热型月经失调等。

21. 醋炙龟甲、黄芩、白芍、椿白皮各 30 克,蜜制黄柏 9 克。各味共研为细末和匀,炼蜜为丸,每丸重 6 克,贮存备用。每次 6

克,每日 2 次,淡醋汤送服。具有清热滋阴、调经止血等作用,适用于火旺血热型月经失调。

22. 熟地黄、当归、川芎、赤芍、酒炒知母、酒炒黄柏、木通、甘草各 6 克。每日 1 剂,水煎取汁 2 次,合并药汁,分 2～3 次服用。具有清热滋阴、调经燥湿等作用,适用于火旺血热型月经失调。

23. 白芍、熟地黄、天门冬、麦门冬、天花粉、栀子各 9 克,当归 6 克,桃仁、红花各 3 克。每日 1 剂,火煎取汁 2 次,合并药汁,分 2～3 次服用。具有清热滋阴、活血调经等作用,适用于火旺血热型月经失调。

24. 地骨皮 15 克,牡丹皮、白芍、熟地黄各 9 克,青蒿、黄柏、茯苓各 6 克。每日 1 剂,水煎取汁 2 次,合并药汁,分 2～3 次服用。具有清热滋阴、调经止血等作用,适用于火旺血热型月经失调。

八、月经失调单秘验方

单秘验方是指方中有 3 味药或以下的秘验方。以下治疗月经失调单秘验方,供酌情选用。

1. 益母草 90 克,醋炒丹参 60 克,制香附 30 克。各味共研为细末和匀,炼蜜为丸,每丸重 9 克。每次 1 丸,每日 2 次,掰碎后,温黄酒送服。具有疏肝理气、活血化瘀等作用,适用于气滞血瘀型月经失调。

2. 红花、穿山甲各 6 克,血竭 4.5 克。各味共研为细末和匀,分成 3 份,每次 1 份,月经前每日早晨 1 次,黄酒送服,取微汗。具有活血散瘀、通络等作用,适用于血瘀型月经失调。

3. 益母草 15 克,当归、延胡索各 9 克。每日 1 剂,水煎取汁,分 2～3 次服用。具有理气活血、调经等作用,适用于气滞血瘀型月经失调。

4. 益母草 20 克,泽兰、鸡血藤各 15 克。每日 1 剂,水煎取汁,分 2～3 次服用。具有活血散瘀、养血调经等作用,适用于血虚血瘀型月经失调。

5. 益母草、茜草各 120 克。2 味共研为细末和匀,红糖糊为丸,每丸重 9 克。每次 1 丸,每日 2 次,掰碎后,温开水送服。具有活血祛瘀、散寒调经等作用,适用于血虚血瘀型月经失调。

6. 丹参 15 克,茜草 9 克。每日 1 剂,水煎取汁 2 次,合并药汁,分 2 次服用。具有活血祛瘀、养血调经等作用,适用于血虚血瘀型月经失调。

7. 丹参 30 克,制香附 15 克。2 味共研为细末和匀,贮存备用。每次 6 克,每日晚睡前 1 次,温开水冲服。具有疏肝理气、活血调经等作用,适用于气滞血瘀型月经失调。

8. 丹参、马鞭草各 15 克。每日 1 剂,水煎取汁,分 2 次服用。具有活血散瘀、养血调经等作用,适用于血虚血瘀型月经失调。

9. 马鞭草、车前草各 15 克。每日 1 剂,水煎取汁,分 2 次服用。具有活血散瘀、清热利湿等作用,适用于瘀湿型月经失调。

10. 醋炒香附 250 克,醋炒艾叶 120 克。2 味共研为细末和匀,米醋糊为丸,每丸重 9 克,贮存备用。每次 1 丸,每日 3 次,掰碎后,温开水送服。具有疏肝理气、温经散寒等作用,适用于肝郁寒凝型月经失调。

11. 黄荆子 30 克,香附 60 克。2 味炒黄,共研为细末和匀,米糊为丸,如梧桐子大小,贮存备用。每次 6 克,每日 2 次,饭后温开水送服。具有疏肝理气、行气消滞等作用,适用于肝气郁滞型月经失调。

12. 棉花子、水仙花子各 15 克。2 味共研为细末和匀,贮存备用。每次 3 克,每日 2 次,早晚温开水冲服。具有活血调经等作用,适用于血瘀型月经失调。

13. 全当归 30 克。每日 1 剂,水煎取浓汁,每日 1 次,空腹服用,连用数日。具有补血活血调经等作用,适用于血虚血瘀型月经失调。

14. 丹参 100 克,研为细末,贮存备用。每次 9 克,每日 2 次,陈酒送服。具有补血活血调经等作用,适用于血虚血瘀型月经失调。

15. 酒炒香附 300 克。研为细末，面糊为丸，如弹子大小，贮存备用。每次 9 克，每日 2 次，早晚温开水送服。具有行气解郁、止痛调经等作用，适用于肝郁气滞型月经失调。

16. 马鞭草 30 克。水煎取汁 2 次，合并药汁，分 2～3 次服用。具有活血散瘀等作用，适用于血瘀型月经失调。

九、月经先期秘验方

以下治疗月经先期秘验方，供酌情选用。

1. 生牡蛎(先煎)30 克，生地黄 15～30 克，牡丹皮、地骨皮、青蒿、黄柏、白芍、茯苓、知母各 10 克。每日 1 剂，水煎取汁 2 次，合并药汁，分 2～3 次服。具有清热凉血调经等作用，适用于实热型月经先期。

2. 当归、川芎、熟地黄、白芍、黄芩各 10 克，黄连 6 克。随症加减用药。每日 1 剂，水煎取汁，分 2～3 次服用。具有清热凉血调经等作用，适用于实热型月经先期。

3. 生地黄 25 克，当归、白芍、地骨皮、黄芩各 15 克，川芎、黄连各 5 克。每日 1 剂，水煎取汁，分 2～3 次服用。具有滋阴清热调经等作用，适用于虚热型月经先期。

4. 生地黄 30 克，当归、地骨皮各 15 克，熟地黄、川芎、白芍各 10 克。每日 1 剂，水煎取汁，分 2～3 次服用。具有滋阴清热调经等作用，适用于虚热型月经先期。

5. 柴胡、焦栀子、生白芍、当归须、牡丹皮、鲜青橘叶各 10 克，薄荷(后下)、橘白、菊花、炙甘草各 6 克。每日 1 剂，水煎取汁，分 2～3 次服用。具有疏肝清热调经等作用，适用于肝郁化热型月经先期。

6. 香附、黄芩各 15 克，牡丹皮、青皮、当归各 10 克。每日 1 剂，水煎取汁，分 2～3 次服用。具有疏肝清热调经等作用，适用于肝郁化热型月经先期。

7. 黄芪 15 克，人参(另煎)、当归、白术、柴胡、升麻各 10 克，陈皮、炙甘草各 5 克。随症加减用药。每日 1 剂,水煎取汁 2 次,合并药汁,分 2～3 次服用。具有健脾养心、补养气血等作用,适用于气虚型月经先期。

8. 黄芪 30 克,白术、升麻、阿胶(烊化)各 10 克,炙甘草 5 克。随症加减用药。每日 1 剂,水煎取汁 2 次,合并药汁,分 2～3 次服用。具有健脾益气、补养气血等作用,适用于气虚型月经先期。

9. 生牡蛎(先煎)30 克,党参、黄花各 20 克,海螵蛸 15 克,当归、白芍、丹参、茯苓、白术各 10 克,炙甘草 5 克。每日 1 剂,水煎取汁 2 次,合并药汁,分 2～3 饮服用。具有益气健脾、养血安神等作用,适用于气血两虚型月经先期。

10. 太子参、党参各 15 克,白术、当归、酸枣仁、茯神、龙眼肉各 10 克,木香、甘草各 6 克。随症加减用药。每日 1 剂,水煎取汁,分 2～3 次服用。具有益气健脾、养心安神等作用,适用于气血两虚型月经先期。

十、月经后期秘验方

以下治疗月经后期秘验方,供酌情选用。

1. 白芍、当归各 15 克,牡丹皮、莪术、牛膝各 10 克,炙甘草 6 克,桂心 3 克。每日 1 剂,水煎取汁,分 2～3 次服用。具有温经散寒、养血调经等作用,适用于血实寒型月经后期。

2. 牛膝 15 克,当归、川芎、肉桂(后下)、莪术、牡丹皮、白芍、人参(另煎)各 10 克,甘草 6 克。随症加减用药。每日 1 剂,水煎取汁,分 2～3 次服用。具有温经散寒等作用,适用于血实寒型月经后期。

3. 黄芪、生地黄、白芍各 15 克,当归、续断、山茱萸、川芎、艾叶、香附各 10 克,肉桂 6 克。每日 1 剂,水煎取汁,分 2～3 次服用。具有补血温经助阳等作用,适用于血虚寒型月经后期。

4. 熟地黄、枸杞子、牛膝各 15 克,当归、杜仲、肉桂各 10 克,炙甘草 5 克。随症加减用药。每日 1 剂,水煎取汁,分 2～3 次服用。具有补血温经助阳等作用,适用于血虚寒型月经后期。

5. 当归、生地黄各 25 克,香附、益母草各 20 克,川芎、赤芍、桃仁、红花各 15 克。每日 1 剂,水煎取汁,分 2~3 次服用。具有养血活血调经等作用,适用于血虚型月经后期。

6. 当归、党参、熟地黄各 12 克,益母草、赤芍、牛膝各 9 克,川芎 6 克。每日 1 剂,水煎取汁,分 2~3 次服用。具有养血益气、活血调经等作用,适用于血虚型月经后期。

7. 丹参、当归各 15 克,延胡索、生姜各 6 克,甘草 3 克。每日 1 剂,水煎取汁,分 2~3 次服用。具有养血益气、活血调经等作用,适用于血虚型月经后期。

8. 柴胡、香附各 12 克,乌药、槟榔、当归、白芍、延胡索各 10 克,木香(后下)、薄荷(后下)、甘草各 5 克。每日 1 剂,水煎取汁,分 2~3 次服用。具有行气开郁等作用,适用于气滞型月经后期。

9. 熟地黄、当归、白芍、桃仁、乌药、香附、延胡索、苏木、木香、肉桂、甘草各 5 克。每日 1 剂,水煎取汁,分 2~3 次服用。具有行气开郁、活血调经等作用,适用于气滞血瘀型月经后期。

10. 当归、白芍、川芎、白术、黄柏各 10 克,香附、柴胡、泽兰各 9 克,甘草 5 克。每日 1 剂,水煎取汁,分 2~3 次服用。具有行气开郁、养血调经等作用,适用于气滞血虚型月经后期。

11. 丹参 15 克,五灵脂、香附、青皮各 10 克,甘草 6 克。每日 1 剂,水煎取汁,分 2~3 次服用。具有行气开郁、活血调经等作用,适用于气滞型月经后期。

12. 当归 15 克,香附,川芎各 10 克,月季花 6 克。每日 1 剂,水煎取汁,分 2 次服用。具有行气开郁、养血调经等作用,适用于气滞型月经后期。

十一、月经先后不(无)定期秘验方

以下治疗月经先后不(无)定期秘验方,供酌情选用。

1. 当归、白芍、柴胡、郁金、川楝子、白术、茯苓各 10 克,薄荷(后下),甘草各 6 克。每日 1 剂,水煎取汁,分 2~3 次服用。具有疏肝健脾、养血调经、活血止痛等作用,适用于肝郁脾虚型月经先后不(无)定期。

2. 乌药、延胡索、香附各 10 克,木香、砂仁、甘草各 6 克。随症加减用药。每日 1 剂,水煎取汁,分 2～3 次服用。具有疏肝理气、和胃调经等作用,适用于肝郁胃虚型月经先后不(无)定期。

3. 益母草、丹参各 20 克,香附、柴胡各 10 克,陈皮、甘草各 6 克。每日 1 剂,水煎取汁,分 2～3 次服用。具有疏肝理气、活血化瘀等作用,适用于气滞血瘀型月经先后不(无)定期。

4. 仙茅、菟丝子各 20 克,熟地黄、山药、山茱萸各 15 克,黄芪、五味子各 12 克,酸枣仁、炙甘草各 6 克。每日 1 剂,水煎取汁,分 2～3 次服用。具有补益肾气、调理冲任等作用,适用于肾虚型月经先后不(无)定期。

5. 熟地黄、当归、女贞子各 15 克,炙附子、党参各 10 克,炙甘草 6 克。每日 1 剂,水煎取汁,分 2～3 次服用。具有补益肾气、调理冲任等作用,适用于肾虚型月经先后不(无)定期。

6. 丹参 20 克,当归、女贞子、山药各 15 克,肉桂、干姜各 10 克。每日 1 剂,水煎取汁,分 2～3 次服用。具有补益肾气、调理冲任等作用,适用于肾虚型月经先不(后)无定期。

十二、月经过多秘验方

以下治疗月经过多秘验方,供酌情选用。

1. 黄芪 30 克,党参 15 克,茯苓、白术、炙甘草各 10 克,炮姜炭 6 克。每日 1 剂,水煎取汁,分 2～3 次服用。具有补气摄血等作用,适用于气虚型月经过多。

2. 黄芪 20 克,人参(另煎)、白术、升麻、炙甘草、阿胶(烊化)、艾叶炭各 10 克。每日 1 剂,水煎取汁,分 2～3 次服用。具有补气摄血等作用,适用于气虚型月经过多。

3. 党参、黄芪各 20 克,升麻、白术、炙甘草各 10 克。每日 1 剂,水煎取汁,分 2～3 次服用。具有补气摄血等作用,适用于气虚型月经过多。

4. 生地黄、熟地黄各 30 克,白芍、山药、续断各 15 克,黄芩、黄柏、地榆、藕节、甘草各 10 克。每日 1 剂,水煎取汁,分 2～3 次服用。具有清热凉血止血等作用,适用于血热型月经过多。

5. 生地黄 30 克,牡丹皮、黄芩各 15 克,女贞子、茜草各 10 克,贯众 6 克。每日 1 剂,水煎取汁,分 2～3 次服用。具有滋阴清热止血等作用,适用于血热型月经过多。

6. 熟地黄、赤芍各 15 克,桃仁、红花、当归、川芎、蒲黄(布包)、五灵脂各 10 克。每日 1 剂,水煎取汁,分 2～3 次服用。具有活血化瘀止血等作用,适用于血瘀型月经过多。

7. 失笑散、益母草各 15 克,茜草、血余炭、参三七(冲服)各 10 克。每日 1 剂,水煎取汁,分 2～3 次服用。具有活血化瘀止血等作用,适用于血瘀型月经过多。

8. 赤芍 30 克,牡丹皮、枳壳各 15 克,当归、桃仁、大黄各 10 克。每日 1 剂,水煎取汁,分 2～3 次服用。具有活血化瘀止血等作用,适用于血瘀型月经过多。

十三、月经过少秘验方

以下治疗月经过少秘验方,供酌情选用。

1. 黄芪、白术各 20 克,当归、丹参各 15 克,人参(另煎)、茯苓、白术、炙甘草、五味子、生姜各 10 克,大枣 10 个。每日 1 剂,水煎取汁,分 2～3 次服用。具有补血养血等作用,适用于血虚型月经过少。

2. 鸡血藤、熟地黄各 30 克,黄芪、当归各 15 克,西洋参、白术、炙甘草各 10 克。每日 1 剂,水煎取汁,分 2～3 次服用。具有补血养血、补气生血等作用,适用于血虚型月经过少。

3. 当归、赤芍、牛膝各 15 克,桃仁、炒延胡索、牡丹皮各 10 克,木香、肉桂各 6 克。每日 1 剂,水煎取汁,分 2～3 次服用。具有活血行瘀等作用,适用于血瘀型月经过少。

4. 柴胡、赤芍、白芍各 15 克,川芎、郁金、川楝子、香附各 10 克,甘草 6 克。每日 1 剂,水煎取汁,分 2～3 次服用。具有理气活血、行瘀通经等作用,适用于气滞血瘀型月经过少。

5. 当归、黄芪各 15 克,川芎、延胡索、红花、桂枝、乌梅、莪术各 10 克。每日 1 剂,水煎取汁,分 2～3 次服用。具有温经散寒、通经活络等作用,适用于血寒型月经过少。

6. 艾叶 30 克,当归、肉桂各 15 克,牛膝、干姜各 10 克,炙甘草 6 克。每日 1 剂,水煎取汁,分 2～3 次服用。具有温经散寒、通经活络等作用,适用于血寒型月经过少。

7. 熟地黄 30 克,菟丝子、山药各 20 克,当归、川芎各 15 克,枸杞子、山茱萸、杜仲、白芍各 10 克。随症加减用药。每日 1 剂,水煎取汁,分 2～3 次服用。具有补肾养血调经等作用,适用于肾虚型月经过少。

8. 生地黄、熟地黄、黄芪各 20 克,杜仲、山茱萸各 10 克,炙甘草 6 克。每日 1 剂,水煎取汁,分 2～3 次服用。具有补肾益气、养血调经等作用,适用于肾虚型月经过少。

9. 薏苡仁 30 克,茯苓、山楂各 15 克,法半夏、陈皮各 10 克,莱菔子、甘草各 6 克。每日 1 剂,水煎取汁,分 2～3 次服用。具有燥湿化痰等作用,适用于痰湿型月经过少。

10. 六一散(布包)30 克,香附、半夏各 12 克,当归、茯苓、苍术、砂仁各 10 克,木香 6 克。每日 1 剂,水煎取汁,分 2～3 次服用。具有燥湿化痰等作用,适用于痰湿型月经过少。

十四、月经失调中成药剂方

根据月经失调证型不同,以下中成药剂方,供酌情选用。

1. 气虚型月经失调。①补中益气丸,每次 6 克,每日 3 次,温开水送服。②四君子丸,每次 6 克,每日 3 次,温开水送服。

2. 实热型月经失调。①紫地合剂,每次 10 毫升,每日 3 次,口服。②紫地疗血散,每次 1 瓶,每日 3 次,口服。

3. 虚热型月经失调。①六味地黄丸,每次 6 克,每日 3 次,温开水送服。②知柏地黄丸,每次 6 克,每日 3 次,温开水送服,连用 1～2 个月。③大补阴丸,每次 1 丸,每日 3 次,掰碎后,温开水送服。

4. 血瘀型月经失调。①益母调经丸,每次 10 丸,每日 2~3 次,温开水送服。②丹栀逍遥丸,每次 6 克,每日 3 次,温开水送服。

5. 血虚型月经失调。①当归丸,每次 1 丸,每日 3 次,掰碎后,温开水送服。②归脾丸,每次 6 克,每日 3 次,温开水送服。③乌鸡白凤丸,每次 1 丸,每日 2~3 次,掰碎后,温开水送服。

6. 血寒型月经失调。①艾附暖宫丸,每次 2 丸,每日 2 次,掰碎后,温开水送服。②附桂理中丸,每次 1 丸,每日 2 次,掰碎后,温开水送服。

7. 肾虚型月经失调。①滋阴育胎丸,每次 6 克,每日 3 次,温开水送服。③杞菊地黄丸,每次 6 克,每日 3 次,温开水送服。

8. 痰湿型月经失调。①二陈丸,每次 6 克,每日 3 次,温开水送服。②二妙丸或三妙丸,每次 6 克,每日 3 次,温开水送服。

十五、月经失调周期异常中成药剂方

以下治疗月经失调周期异常中成药剂方,供酌情选用。

1. 月经先期。①实热型:龙胆泻肝丸,每次 6~9 克,每日 2~3 次,温开水送服;四红丸,每次 1 丸,每日 2 次,掰碎后,温开水送服;荷叶丸,每次 1 丸,每日 2 次,掰碎后,温开水送服;固经丸,每次 9 克,每日 2 次,温开水送服。②虚热型:知柏地黄丸,每次 1 丸,每日 2 次,掰碎后,温开水送服;乌鸡白凤丸,每次 1 丸,每日 2 次,掰碎后,温开水送服;二至丸,每次 9 克,每日 3 次,温开水送服。③肝郁化热型:丹栀逍遥丸,每次 9 克,每日 3 次,温开水送服;加味逍遥丸,每次 1 丸,每日 3 次,掰碎后,温开水送服。④气虚型:人参归脾丸,每次 1 丸,每日 2 次,掰碎后,温开水送服;人参养荣丸,每次 1 丸,每日 2 次,掰碎后,温开水送服;十全大补丸,每次 1 丸,每日 2 次,掰碎后,温开水送服。

2. 月经后期。①血实寒型:艾附暖宫丸,每次 1 丸,每日 2 次,掰碎后,温开水送服;女金丹,每次 1 丸,每日 2 次,掰碎后,生姜汤送服;温经丸,每次1丸,每日2次,掰碎后,温开水送服;二益丸,每日2次,每次6克,温开水送服。②血虚型:四物丸,每次30粒,每日2~3次,温开水送服;八珍益母丸,每次1丸,每日3次,掰碎后,温开水送服;阿胶补血膏,每次15~30克(1汤匙),每日2次,温开水冲服。③气滞血瘀型:四制香附丸,每次1丸,每日2次,掰碎后,温开水送服;七制香附丸,每次6克,每日2次,温开水送服;活血调经丸,每次1丸,每日3次,掰碎后,黄酒送服;妇珍片,每次4片,每日3次,温开水送服。

3. 月经先后不(无)定期。①肝郁脾虚型:逍遥丸,每次9克,每日3次,温开水送服;开郁顺气丸,每次1丸,每日3次,掰碎后,温开水送服;越鞠丸,每次6克,每日2~3次,温开水送服;调经冲剂,每次18克,每日3次,温开水冲服。②脾肾两虚型:脾肾双补丸,每次9克,每日2次,温开水送服;益气养元丸,每次1丸,每日2次,掰碎后,温开水送服;补中益气丸,每次6~9克,每日2次,温开水送服;参苓白术散,每次6~9克,每日2次,温开水冲服。

十六、月经失调经量异常中成药剂方

以下治疗月经失调经量异常中成药剂方,供酌情选用。

1. 月经过多。①血瘀型:益母调经丸,每次6~9克,每日2~3次,温开水送服。②实热型:紫地合剂,每次10毫升,每日3次,温开水送服。③气虚型:补中益气丸,每次6克,每日3次,温开水送服。④虚热型:知柏地黄丸,每次6克,每日3次,温开水送服。

2. 月经过少。①血虚型:归脾丸,每次6克,每日3次,温开水送服;当归丸,每次1丸,每日3次,掰碎后,温开水送服。②血瘀型:益母调经丸,每次10丸,每日2~3次,温开水送服。③血寒型:艾附暖宫丸,每次2丸,每日2次,掰碎后,温开水送服。④肾虚型:杞菊地黄丸,每次6克,每日3次,温开水送服。⑤痰湿型:二陈丸或二妙丸、三妙丸,每次6克,每日3次,温开水送服。

十七、月经失调中药汤剂方

以下治疗月经失调中药汤剂方,供酌情选用。

1. 益气固冲汤。生黄芪 30 克,山药、熟地黄、白芍、党参、阿胶(烊化)各 15 克,续断 12 克,白术 10 克,升麻炭、荆芥炭、甘草各 6 克。随症加减用药。①阳虚:加炮姜炭 3 克。②阴虚:加墨旱莲 30 克。③内热:加黄芩炭、地骨皮各 10 克。每日 1 剂,水煎取汁,分 2~3 次服用;月经先期从月经前 7 日开始,月经先后不(无)定期从月经后 10 日开始,月经后期从月经后 20 日开始,连用 1~2 个月经周期为 1 个疗程。具有益气健脾、补中升陷、补肾养血等作用,适用于气虚型、中气下陷型月经失调。

2. 加味举元煎。炙黄芪 40 克,潞党参、炒白术各 30 克,菟丝子、盐炒续断各 15 克,海螵蛸 12 克,炙甘草 10 克,升麻 6 克。随症加减用药。①水肿:加茯苓、荆芥穗。②手足不温:加炮姜、桂枝。③纳呆便溏:加炒麦芽、炒扁豆。④血虚:加鸡血藤、杭白芍。⑤月经淋漓不净:加荆芥穗、益母草、煅龙骨。每日 1 剂,水煎取汁,分 2~3 次服用;连用 14 日为 1 个疗程,连用 1~3 个疗程。具有益气健脾、补中升陷、补肾止血等作用,适用于脾气虚型月经失调。

3. 归脾汤。白术、当归、白茯苓、炒黄芪、龙眼肉、远志、炒酸枣仁、人参各 6 克,木香 4.5 克,炙甘草 3 克,大枣、生姜各适量。随症加减用药。①月经色暗、月经夹血块、腹痛:加桃仁、益母草。②月经过多、月经色红质稠:加牡丹皮、生地黄、栀子。每日 1 剂,水煎取汁 2 次,合并药汁,分 2 次服用。具有补益心脾、养血安神等作用,适用于心脾血虚型月经失调。

4. 温经汤。吴茱萸 12 克,当归、川芎、赤芍、麦门冬各 10 克,甘草 6 克。每日 1 剂,水煎取汁,分 2~3 次服用;月经前、月经期、月经后各连用 3 日,月经不(无)定期月经来潮后连用 9 日,1 个月经周期为 1 个疗程。具有温经散寒、活血调经等作用,适用于虚寒血瘀型月经失调。

5. 舒肝调经汤。香附、当归、白芍、淮山药各 15 克,柴胡、益母草各 10 克,荆芥穗、甘草各 6 克。随症加减用药。①月经先期、月经过多、月经色红:加牡丹皮、栀子、生地黄、墨旱莲。②月经后期、月经夹血块:加桃仁、红花、莪术、泽兰。③少腹冷痛:加桂枝、延胡索、五灵脂。④脾虚溏泻:加云苓、白术。每日 1 剂,水煎取汁,分2～3 次服用;月经先期从月经前 7 日开始,月经先后不(无)定期从月经后 10 日开始,月经后期从月经后 20 日开始,用至月经结束为止,1 个月经周期为 1 个疗程。具有舒肝活血、养血调经等作用,适用于肝郁血瘀型月经失调。

6. 调经三联汤。由月经前、月经期、月经后三方组成。月经前方:炒白芍、柴胡各 15 克,当归 12 克,醋炒香附、泽兰叶、桃仁、青皮、陈皮各 10 克,红花、栀子、甘草各 6 克;月经期方:益母草 15 克,当归 12 克,川芎、桃仁各 10 克,红花、炮姜、甘草各 6 克;月经后方:黄芪 25 克,白芍 15 克,当归、云茯苓、太子参各 12 克,白术、女贞子各 10 克,甘草 6 克。随症加减用药。①头痛:加白芷 10 克。②腰酸腹痛:加杜仲、怀山药、牛膝各 10 克。③崩中漏下:月经后方去白术、女贞子、太子参,加阿胶、续断、红参、黄芪各 10 克。④气血两虚:加大当归、黄芪用量。每日 1 剂,水煎取汁,分 2 次服用。具有疏肝理气、补益气血、活血调经等作用,适用于各型月经失调。

7. 养血补肾汤。当归、鸡血藤、丹参、炙黄芪、菟丝子、覆盆子、茺蔚子、紫河车各 15 克,熟地黄、川芎、甘草各 10 克,木香 6 克。随症加减用药。每日 1 剂,水煎取汁,分 2～3 次温服,每周4～6 剂。具有养血补肾、化瘀调经等作用,适用于血虚肾虚型月经失调。

8. 化瘀益肾汤。鸡血藤 15～30 克,炙龟甲 15～25 克,丹参、熟地黄各 15～20 克,菟丝子、山茱萸、女贞子、佛手各 10～15 克,三七5～10 克,炮穿山甲 5～8 克。每日 1 剂,水煎取汁,分 2～3 次温服;从月经前 7～10 日开始,连用 10 日为 1 个疗程,可连用 2 个疗程。具有活血化瘀、益肾调经等作用,适用于血瘀肾虚型月经失调。

9. 活血化瘀汤。当归、生地黄、延胡索、鸡血藤、益母草各 9 克,赤芍、月季花各 6 克,川芎 5 克。每日 1 剂,水煎取汁,分 2～3

次服用。具有活血化瘀、理气调经等作用,适用于气滞血瘀型月经失调。

10. 活血通经汤。当归、熟地黄、续断、丹参、炒白术、茯苓各9克,炒白芍、炒乌药各6克,川芎5克,炙甘草3克。随症加减用药。①白带:去熟地黄,加炒山药、炒白扁豆、芡实各9克,加盐黄柏、苍术各6克。②月经先期、月经色紫:加牡丹皮、生栀子、炒栀子各6克。③月经后期:当归加倍。每日1剂,水煎取汁,分2～3次温服。具有理气活血、补肾调经等作用,适用于气滞血瘀肾虚型月经失调。

十八、月经失调周期异常中药汤剂方

以下治疗月经失调周期异常中药汤剂方,供酌情选用。

1. 归芎汤。川芎24克,白芍、地骨皮、生牡蛎(先煎)各15克,熟地黄12克,牡丹皮9克,当归、黄柏各6克。每日1剂,水煎取汁,分2～3次服用。具有养阴清热调经等作用,适用于虚热型月经先期。

2. 丹栀逍遥散。当归、茯苓各12克,白芍、白术、柴胡、牡丹皮各9克,薄荷、栀子、甘草各6克。每日1剂,水煎取汁,分2～3次服用。具有疏肝清热调经等作用,适用于肝郁化热型月经先期。

3. 温经汤。当归、麦门冬、党参各15克,白芍、川芎、姜半夏、牡丹皮、阿胶(烊化)各12克,桂枝、吴茱萸各10克,炙甘草6克,以生姜、红糖为引。每日1剂,水煎取汁,分2～3次温服;从月经后8日开始,连用3～4日。具有温经散寒、养血调经等作用,适用于血寒型月经后期。

4. 定经汤。川续断、当归、牡蛎各30克,川芎、白芍、紫石英、补骨脂各20克,党参、山楂各15克,延胡索、甘草各10克。每日1剂,水煎取汁,分2～3次服用;从月经前7日开始,连用3～5日。具有补肾养血、理气调经等作用,适用于肾虚型、血虚型月经先后不(无)定期。

十九、月经失调经量异常中药汤剂方

以下治疗月经失调经量异常中药汤剂方,供酌情选用。

1. **固肾止血汤。**续断 15 克,生地黄、熟地黄、墨旱莲、白芍、女贞子、黄柏、地骨皮、炙黄芪、炒白术、失笑散(布包)、地榆各 10 克,三七(冲服)3 克。随症加减用药。①冲任血热:加牡丹皮、炒栀子各 10 克。②肝肾阴虚:加龟甲、山茱萸各 10 克。③气虚血瘀:加党参、当归、红花各 10 克。每日 1 剂,水煎取汁,分 2～3 次服用;从月经来潮第 3 日开始,连用 3～4 日。具有补肾固本、清热调经等作用,适用于肾阴虚热型青春期月经过多。

2. **宫血灵。**益母草、墨旱莲、生地榆、藕节各 30 克,贯众炭、生山楂各 15 克,茜草 12 克,红花 10 克,三七(冲服)3 克。随症加减用药。①气虚不摄:加党参、白术、黄芪、升麻。②热象:加黑黄芩、黑栀子、黄柏炭。③寒象:加炮姜炭、艾叶。④腹痛:加延胡索、五灵脂。⑤血虚:加白芍炭、熟地黄炭、阿胶(烊化)。⑥子宫内膜炎:加金银花炭、黄芩炭、败酱草、白芷。每日 1 剂,水煎取汁,分 2～3 次服用。具有清热凉血、祛瘀止血等作用,适用于血热血瘀型月经过多。

3. **乌茜汤。**槐米炭、荠菜、马齿苋各 30 克,炒海螵蛸、茜草炭、地榆炭、桃仁各 15 克,蒲黄炭 10 克,生甘草 5 克。随症加减用药。①气虚:加党参、黄芪各 12 克。②血热:加地黄、地榆炭各 20 克。③血瘀:加煅花蕊石 20 克。每日 1 剂,水煎取汁,分 2～3 次服用。具有祛瘀生新、凉血止血等作用,适用于血热血瘀型月经过多。

4. **参茜童便饮。**党参、茜草各 15 克,童便 50 毫升。随症加减用药。①中气下陷:加黄芪。②血虚:加阿胶、生地黄炭。③血热:加黄芩炭、焦栀子。④血瘀:加蒲黄炭、山楂。⑤气郁:加香附、藕节。⑥腹痛:加川楝子、延胡索。⑦肾阴虚:加服左归丸。⑧肾阳虚:加服右归丸。每日 1 剂,前 2 味水煎取汁,分 2 次冲童便服用。具有益气养血、滋阴降火、祛瘀止血等作用,适用于气阴两虚型月经过多。

5. **当归补血汤。**生黄芪 30～60 克,生地榆 15～30 克,当归、黄芩炭各 9 克,甘草 3 克。每日 1 剂,水煎取汁,分 2～3 次服用。

具有补气摄血等作用,适用于气虚不能摄血型月经过多。

6. 温经散寒汤。吴茱萸、桂枝各 10 克,当归、川芎、赤芍各 9克,炙甘草 6 克。每日 1 剂,水煎取汁,分 2～3 次服用;月经前、月经期、月经后各用 2～3 日,连用 1 个月经周期为 1 个疗程。具有温经散寒、活血通络等作用,适用于寒凝血瘀型月经过少。

第三节　月经失调辨证施治食疗

一、月经失调饮食宜忌

1. 饮食宜清淡且富含营养,并根据不同证型饮食。①气血两虚:宜食奶、蛋、瘦肉、动物肝脏、山药、大枣、龙眼等,以补气养血。②血热:宜食新鲜蔬菜和水果,如鲜藕、鲜荸荠等,以凉血止血。③血寒:宜食小茴香、肉桂、生姜、干姜等,以温经散寒。④肝郁气滞:宜食佛手、香橼、陈皮、青皮、金橘等,以理气止痛。

2. 忌食辛辣助阳食品。月经失调的主要病因为血热,素体阳盛或过食辛辣助阳食品,如烟酒、咖啡、浓茶、咖喱、辣椒、韭菜、狗肉、羊肉、大蒜、大葱等,均可助阳生火,易伤阴血、迫血妄行,使冲任不固,致月经先期而下。

3. 忌过食生冷寒凉食品。如生冷瓜果、各种冷饮、凉拌食品等,易损伤脾胃,使脾阴虚生内寒、寒则气滞、气血不行,寒又主收引,使血海不能按时充盈,均可致月经延期而下。

4. 忌饮食不节。暴饮暴食、食无定时、饥饱失常,均可损伤脾胃,使脾气虚弱,"脾统血"功能失常,致冲任不固,月经失调,出血量增多。

二、气虚型月经失调食疗方

气虚型月经失调主症、治则见前文介绍。以下食疗方,供酌情选用。

1. 黄芪 30 克,西洋参末 6 克,大枣 15 个,鲜山药块(去皮)、莲子肉、粳米各 60 克,白糖适量。黄芪水煎取汁,入大枣、莲子肉、粳米煮化,入鲜山药块和匀煮至粥将成,加西洋参末、白糖和匀煮成粥即可。每日 1 剂,分 2 次食用。

2. 党参、黄芪各 20 克,柴胡、升麻各 6 克,人参末 5 克,大米 60 克,白糖适量。前 4 味水煎取汁,入大米煮至粥将成,加人参末、白糖和匀煮成粥即可。每日 1 剂,分 2 次食用。

3. 黄芪 30 克,人参末 10 克,炙甘草 6 克,大米 60 克,饴糖适量。黄芪、炙甘草水煎取汁,入大米煮至粥将成,加人参末、饴糖和匀煮成粥即可。每日 1 剂,分 2 次食用。

4. 白术、升麻、人参末各 10 克,粳米 60 克,红糖适量。前 2 味水煎取汁,入粳米煮至粥将成,加人参末、红糖和匀煮成粥即可。每日 1 剂,分 2 次食用。

5. 炙黄芪、鲜山药块(去皮)、薏苡仁各 30 克,粳米 60 克,白糖适量。炙黄芪水煎取汁,入薏苡仁、粳米煮至粳米化,入鲜山药块煮成粥,加白糖调味即可。每日 1 剂,分 2 次食用。

6. 白术、茯苓各 12 克,红参末 10 克,粳米 60 克,饴糖适量。前 2 味水煎取汁,入粳米煮至粥将成,加红参末、饴糖和匀煮成粥即可。每日 1 剂,分 2 次食用。

三、血虚型月经失调食疗方

血虚型月经失调主症、治则见前文介绍。以下食疗方,供酌情选用。

1. 当归、丹参 20 克,白芍、红花各 10 克,血米 100 克,红糖适量。前 4 味水煎取汁,入血米煮成粥,加红糖调味即可。每日 1 剂,分 2 次食用。

2. 鸡血藤 30 克,当归、熟地黄各 15 克,糯米 100 克,红糖适量。前 3 味水煎取汁,入糯米煮成粥,加红糖调味即可。每日 1 剂,分 2 次食用。

3. 鸡血藤、丹参各 20 克,龙眼肉 15 克,血米 100 克,红糖适量。前 2 味水煎取汁,入血米煮化,入龙眼肉煮成粥,加红糖调味即可。每日 1 剂,分 2 次食用。

4. 鸡血藤 30 克,白芍 20 克,水发黑木耳、血米各 60 克,红糖适量。前 2 味水煎取汁,入血米煮化,入水发黑木耳和匀煮成粥,加红糖调味即可。每日 1 剂,分 2 次食用。

5. 鸡血藤 30 克,白芍、阿胶珠各 15 克,血米 100 克,红糖适量。前 2 味水煎取汁,入血米煮至粥将成,加阿胶珠、红糖和匀煮成粥即可。每日 1 剂,分 2 次食用。

6. 灵芝末 10 克,枸杞子 20 克,猪肝丁 150 克,菠菜段 250克,料酒、葱、姜、食盐、味精各适量。前 2 味入锅,加水煮至枸杞子软,入猪肝丁、料酒、姜,大火煮沸,撇去浮沫,加其余各味和匀,煮沸至猪肝丁熟即可。每日 1 剂,分 2 次佐餐食用。

四、血热型月经失调食疗方

血热型月经失调主症、治则见前文介绍。以下食疗方,供酌情选用。

1. 墨旱莲、女贞子、白茅根各 30 克,牡丹皮、苦瓜根各 10 克,大米 100 克,冰糖适量。前 5 味水煎取汁,入大米煮至粥将成,加冰糖煮溶成粥即可。每日 1 剂,分 2 次食用。

2. 生地黄 30 克,青蒿、藕节各 10 克,萝卜丝、粳米各 60 克,食盐、味精、香油各适量。前 3 味水煎取汁,入粳米煮化,入萝卜丝煮至粥将成,加食盐、味精、香油和匀煮成粥即可。每日 1 剂,分 2次食用。

3. 女贞子 20 克,牡丹皮 15 克,甲鱼块 150 克,料酒、葱、姜、食盐、味精各适量,高汤 300 毫升。前 2 味水煎取汁,入甲鱼块大火煮沸,撇去浮沫,加其余各味和匀,改小火煮至甲鱼块熟烂入味即可。每日 1 剂,分 2 次佐餐食用。

4. 生地黄 30 克,白芍 15 克,鲜荸荠丁(去皮)、粟米各 60 克,白糖适量。前 2 味水煎取汁,入粟米煮化,入鲜荸荠丁煮至粥将成,加白糖和匀煮成粥即可。每日 1 剂,分 2 次食用。

五、血寒型月经失调食疗方

血寒型月经失调主症、治则见前文介绍。以下食疗方,供酌情选用。

1. 当归、肉桂各 10 克,生姜片 30 克,羊肉块 200 克,料酒、葱、食盐、味精各适量。前 2 味水煎取汁,入羊肉块、料酒、生姜片,大火煮沸,撇去浮沫,改小火煮至羊肉块熟烂,加葱、食盐、味精调味即可。每日 1 剂,分 2 次佐餐食用。

2. 丹参、艾叶、生姜各 10 克,粳米 60 克,红糖适量。前 3 味水煎取汁,入粳米煮成粥,加红糖调味即可。每日 1 剂,分 2 次食用。

3. 鸡血藤、桂枝、生姜各 10 克,大米 60 克,红糖适量。前 3 味水煎取汁,入大米煮成粥,加红糖调味即可。每日 1 剂,分 2 次食用。

4. 艾叶、阿胶珠各 15 克,大枣 10 个,大米 60 克,红糖适量。艾叶水煎取汁,入大枣、大米煮至粥将成,加阿胶珠、红糖和匀煮成粥即可。每日 1 剂,分 2 次食用。

六、血瘀型月经失调食疗方

血瘀型月经失调主症、治则见前文介绍。以下食疗方,供酌情选用。

1. 白鸡冠花 15 克,益母草、龙眼肉各 10 克,大米 60 克,红糖适量。前 2 味水煎取汁,入大米煮化,入龙眼肉和匀煮成粥,加红糖调味即可。每日 1 剂,分 2 次食用。

2. 马鞭草、丹参各 30 克,乌枣 10 个,黑豆、大米各 30 克,红糖适量。前 2 味水煎取汁,入黑豆、大米煮化,入乌枣和匀煮成粥,加红糖调味即可。每日 1 剂,分 2 次食用。

3. 牛膝、藕节各 20 克,猪蹄块 200 克,料酒、葱、姜、食盐、味精、高汤各适量。前 2 味水煎取汁,加其余各味,大火煮沸,撇去浮沫,改小火煮至猪蹄块熟烂入味即可。每日 1 剂,分 2 次佐餐食用。

4. 桃仁(打碎)、益母草各 10 克,粳米 60 克,红糖适量。前 2 味水煎取汁,入粳米煮成粥,加红糖调味即可。每日 1 剂,分 2 次食用。

七、肝郁气滞型月经失调食疗方

肝郁气滞型月经失调主症、治则见前文介绍。以下食疗方,供酌情选用。

1. 鲜橘皮 50 克,槟榔、夏枯草、连翘各 20 克,金橘 500 克,红糖 75 克。前 4 味水煎取汁,入金橘煮烂,加红糖和匀,小火煮成膏状即可,贮存备用。每次 15 克,每日 3 次食用。

2. 鲜橘叶 30 克,紫苏叶、青皮各 10 克,红糖适量。前 3 味水煎取汁,加红糖调味即可。每日 1 剂,分 2 次服用。

3. 柴胡、香附各 10 克,血糯米 60 克,红糖适量。前 2 味水煎取汁,入血糯米煮成粥,加红糖和匀即可。每日 1 剂,分 2 次食用。

4. 香橼皮 20 克,佛手、陈皮各 10 克,血米 60 克,红糖适量。前 3 味水煎取汁,入血米煮成粥,加红糖和匀即可。每日 1 剂,分 2 次食用。

5. 佛手花、玫瑰花、绿萼梅花各 3 克,大米 60 克,红糖适量。前 3 味水煎取汁,入大米煮成粥,加红糖和匀即可。每日 1 剂,分 2 次食用。

八、气滞血瘀型月经失调食疗方

气滞血瘀型月经失调主症、治则见前文介绍。以下食疗方,供酌情选用。

1. 益母草、当归各 30 克,陈皮、青皮、香附各 10 克,大米 60 克,冰糖适量。前 5 味水煎取汁,入大米煮至粥将成,加冰糖和匀煮成粥即可。每日 1 剂,分 2 次食用。

2. 橘叶、佛手各 15 克,丹参、桃仁各 10 克,粳米 60 克,红糖适量。前 4 味水煎取汁,入粳米煮成粥,加红糖和匀即可。每日 1 剂,分 2 次食用。

3. 香附、青皮、红花各 10 克,大米 60 克,红糖适量。前 3 味水煎取汁,入大米煮成粥,加红糖和匀即可。每日 1 剂,分 2 次食用。

4. 香橼皮、佛手各 10 克,草红花 6 克,粳米 60 克,红糖适量。前 3 味水煎取汁,入粳米煮成粥,加红糖和匀即可。每日 1 剂,分

2 次食用。

九、肾虚型月经失调食疗方

肾虚型月经失调主症、治则见前文介绍。以下食疗方,供酌情选用。

1. 山药末、核桃仁末各 24 克,炒黑芝麻末 12 克,鹿角胶末、冰糖末各 8 克。各味入锅,凉开水调成稀糊,小火边搅边煮成熟糊即可。每日 1 剂,分 2 次食用。

2. 阳起石(打碎)50 克,芡实、粟米各 30 克,牛肾丝 60 克,料酒、葱、姜、食盐、味精、香油各适量。阳起石水煎取汁,入芡实、粟米煮化,加其余各味和匀煮成粥即可。每日 1 剂,分 2 次食用。

3. 仙茅、淫羊藿各 15 克,鲜山药丁(去皮)、大米各 60 克,白糖适量。前 2 味水煎取汁,入大米煮化,入鲜山药丁和匀煮成粥,加白糖调味即可。每日 1 剂,分 2 次食用。

4. 淫羊藿、山茱萸各 20 克,黑豆、大米各 30 克,白糖适量。前 2 味水煎取汁,入黑豆、大米煮成粥,加白糖调味即可。每日 1 剂,分 2 次食用。

5. 刀豆壳、玉米须各 30 克,猪肾片 100 克,料酒、葱、姜、食盐、味精、麻油各适量。前 2 味水煎取汁,加其余各味煮至猪肾片熟入味即可。每日 1 剂,分 2 次佐餐食用。

第四节　月经失调药食兼用品食疗

一、月经失调山楂食疗方

山楂性味、功用见前文介绍。以下月经失调山楂食疗方,供酌情选用。

1. 山楂丁 50 克,益母草 30 克,桃仁 10 克,大米 60 克,红糖适量。益母草、桃仁水煎取汁,入大米煮至粥将成,加山楂丁、红糖煮成粥即可。每日 1 剂,分 2 次食用。具有活血化瘀、调经止痛等作用,适用于血瘀型月经失调。

2. 山楂 30 克,红花、香附各 10 克,粳米 60 克,红糖适量。红

花、香附水煎取汁,入山楂、粳米煮成粥,加红糖和匀即可。每日 1
剂,分 2 次食用。具有活血化瘀、理气止痛等作用,适用于气滞血
瘀型月经失调。

3. 山楂树根 30 克,山楂片、陈皮各 10 克,大米 60 克,红糖适
量。前 3 味水煎取汁,入大米煮成粥,加红糖和匀即可。每日 1
剂,分 2 次食用。具有活血化瘀、理气调经等作用,适用于气滞血
瘀型月经失调。

4. 鲜山楂 50 克,青皮、玫瑰花各 10 克,粳米 60 克,红糖适
量。青皮、玫瑰花水煎取汁,入粳米煮化,入鲜山楂果煮成粥,加红
糖和匀即可。每日 1 剂,分 2 次食用。具有活血化瘀、理气调经等
作用,适用于气滞血瘀型月经失调。

二、月经失调枸杞子食疗方

枸杞子性平味甘,具有补益精血、滋补肝肾、去脂降压、降糖减
肥、止遗明目等作用。以下月经失调枸杞子食疗方,供酌情选用。

1. 枸杞子、熟地黄、山药、制何首乌各 15 克,当归、砂仁各 10
克,西洋参末 5 克,大米 60 克,红糖适量。熟地黄、制何首乌、当
归、砂仁水煎取汁,入大米煮化,入枸杞子、山药和匀煮成粥,加红
糖和匀即可。每日 1 剂,分 2 次食用。具有补血养阴、益气调经等
作用,适用于阴血虚型月经失调。

2. 枸杞子、当归各 20 克,太子参、陈皮各 10 克,猪瘦肉片 100
克,料酒、葱、姜、食盐、味精各适量。当归、太子参、陈皮水煎取汁,
加其余各味煮至猪瘦肉片熟入味即可。每日 1 剂,分 2 次佐餐食
用。具有补血养阴、益气调经等作用,适用于阴血虚型月经失调。

3. 枸杞子 30 克,核桃仁 20 克,芡实米、血糯米各 60 克,白糖适
量。前 4 味入锅,加水煮成粥,加白糖调味即可。每日 1 剂,分 2 次
食用。具有补肾养血、活血调经等作用,适用于肾虚型月经失调。

4. 枸杞子 30 克,仙茅、菟丝子各 20 克,大米 60 克,蜂蜜适
量。仙茅、菟丝子水煎取汁,入大米、枸杞子煮成粥,加蜂蜜和匀即
可。每日 1 剂,分 2 次食用。具有温补肾阳、养阴调经等作用,适

用于肾阳虚型月经失调。

三、月经失调枸杞头食疗方

枸杞头性寒味甘，具有清热调经、补虚益精、生津止渴等作用。以下月经失调枸杞头食疗方，供酌情选用。

1. 嫩枸杞头、嫩马兰头各250克，五香豆腐干丁60克，姜末、食盐、味精、白糖、麻油各适量。前2味开水焯一下，沥干切碎，待用；五香豆腐干丁开水焯一下，与前2味一起入盘，加各味调料拌匀即可。每日1剂，分2次佐餐食用。具有清肝调经、开胃明目等作用，适用于血热型月经失调。

2. 枸杞头、鲜益母草各100克，生地黄、粟米、大米各60克，食盐、味精、香油各适量。前2味开水焯一下，沥干切碎，待用；生地黄水煎取汁，入粟米、大米煮成粥，加其余各味和匀稍煮即可。每日1剂，分2次食用。具有清热养阴、补虚调经等作用，适用于虚热型月经失调等。

3. 枸杞头、芹菜叶各100克，菊花10克，粳米60克，食盐、味精、香油各适量。前2味开水焯一下，沥干切碎，待用；菊花水煎取汁，入粳米煮成粥，加其余各味和匀稍煮即可。每日1剂，分2次食用。具有清热调经、清肝明目等作用，适用于血热型月经失调。

4. 枸杞头、荸荠片各100克，鲜山药片（去皮）、猪瘦肉片各60克，料酒、葱、姜、食盐、味精各适量。前3味入锅，加水煮沸，加其余各味煮沸至猪瘦肉片熟入味即可。每日1剂，分2次佐餐食用。具有清热调经、补益气血等作用，适用于血热型、气血两虚型月经失调。

四、月经失调藕食疗方

藕性寒味甘涩，具有生津止渴、清热凉血、收敛止血、滋阴化瘀等作用。以下月经失调藕食疗方，供酌情选用。

1. 鲜藕丁100克，生地黄、益母草各10克，大米60克，冰糖适量。生地黄、益母草水煎取汁，入大米煮化，入鲜藕丁煮至粥将成，加冰糖煮溶成粥即可。每日1剂，分2次食用。具有滋阴清热、凉血调经等作用,适用于阴虚血热型月经失调。

2. 鲜藕、白萝卜各 200 克,鲜生地黄 60 克,枸杞子 15 克,白糖适量。前 3 味去皮洗净切碎,入家用果汁机搅烂,干净纱布取汁,入枸杞子煮沸至软,加白糖调味即可。每日 1 剂,分 2 次食用。具有滋阴清热、理气消食、凉血调经等作用,适用于阴虚血热型月经失调。

3. 鲜藕丝、鲜芹菜叶段、嫩益母草段各 300 克,猪瘦肉丝 60 克,料酒、葱、姜、食盐、味精、植物油各适量。猪瘦肉丝用各味调料拌匀待用;植物油入锅烧热,入猪瘦肉丝煸熟入盘;余植物油烧热,入前 3 味煸炒至熟,加猪瘦肉丝拌匀即可。每日 1 剂,分 2 次佐餐食用。具有活血化瘀、凉血止血、补虚调经等作用,适用于血热血瘀型月经失调。

4. 鲜藕丁、鲜荸荠丁各 100 克,生地黄、枸杞子各 20 克,粳米 60 克,白糖适量。生地黄水煎取汁,入粳米煮化,入鲜藕丁、鲜荸荠丁、枸杞子煮成粥,加白糖调味即可。每日 1 剂,分 2 次食用。具有滋阴清热、凉血调经等作用,适用于阴虚血热型月经失调。

五、月经失调小茴香食疗方

小茴香性温味辛,具有行气止痛、解毒止痛、健脾暖胃等作用。以下月经失调小茴香食疗方,供酌情选用。

1. 小茴香、桂皮各 10 克,当归、生姜各 15 克,羊肉块 150 克,料酒、葱、食盐、味精、五香粉各适量。前 7 味入砂锅,加水没过,大火煮沸,撇去浮沫,改小火煮至羊肉块熟烂,加后 3 味调味即可。每日 1 剂,分 2 次佐餐食用。具有温经散寒、和胃养血等作用,适用于气血虚寒型月经失调。

2. 小茴香、青皮各 15 克,香附 10 克,大米 60 克,白糖适量。前 3 味水煎取汁,入大米煮成粥,加白糖调味即可。每日 1 剂,分 2 次食用。具有疏肝理气、和胃调经等作用,适用于气滞型月经失调。

3. 炒小茴香末 10 克,枸杞子 15 克,猪腰花 100 克,料酒、葱、姜、食盐、味精各适量。炒小茴香末水煎至沸,加其余各味煮至猪腰花熟入味即可。每日 1 剂,分 2 次佐餐食用。具有补肾通血脉等作用,适用于肾虚型月经失调。

4. 小茴香、肉桂各等量,黄酒、红糖各适量。前 2 味烘干,共研为细末和匀,贮存备用。每次 2 克,每日 2 次,黄酒、红糖调服。具有散寒止痛、温经通脉等作用,适用于血寒型月经失调。

第五节　月经失调食品食疗

一、月经失调食醋食疗方

食醋性温味酸苦,具有散瘀止血、消食解毒、杀虫去脂等作用。以下月经失调食醋食疗方,供酌情选用。

1. 食醋、生艾叶各 15 克,鸡蛋黄 2 个,红糖适量。前 2 味水煎取汁,加红糖煮沸,冲入盛有鸡蛋黄的碗中搅匀即可。每日 1 剂,分 2 次食用。具有暖宫散寒、活血化瘀等作用,适用于虚寒血瘀型月经失调。

2. 食醋 15 克,香附、艾叶各 10 克,大米 60 克,红糖适量。香附、艾叶水煎取汁,入大米煮成粥,加食醋、红糖和匀即可。每日 1 剂,分 2 次食用。具有疏肝理气、调经止痛等作用,适用于气滞血瘀型月经失调。

3. 米醋、地榆炭各 30 克,豆腐块 300 克,食盐、味精各适量。前 2 味水煎取汁,加后 3 味煮沸至豆腐块熟即可。每日 1 剂,分 2 次食用。具有凉血止血、补虚调经等作用,适用于血热型月经失调。

4. 食醋、贯众各 20 克,粳米 60 克,冰糖适量。前 2 味水煎取汁,入粳米煮至粥将成,加冰糖煮溶成粥即可。每日 1 剂,分 2 次食用。具有凉血止血等作用,适用于血热型月经失调。

二、月经失调酒食疗方

酒性味、功用见前文介绍。以下月经失调酒食疗方,供酌情选用。

1. 黄酒 500 毫升,佛手、砂仁、山楂各 30 克,红糖适量。前 4 味入盛器,密封浸泡,每日振摇 1 次,3 日后启用。每次取药酒 30 毫升,每日 2 次,红糖调服。具有疏肝理气、活血调经等作用,适用于气滞血瘀型月经失调。

2. 加饭酒 500 毫升,香附、益母草、当归各 20 克,红糖适量。前 4 味入盛器,密封浸泡,每日振摇 1 次,3 日后启用。每次取药酒 30 毫升,每日 2 次,红糖调服。具有疏肝理气、养血调经、活血止痛等作用,适用于气滞血瘀型月经失调。

3. 低度白酒 400 毫升,熟地黄 30 克,杜仲、淫羊藿各 15 克,红糖适量。前 4 味入盛器,密封浸泡,每日振摇 1 次,4 日后启用。每次取药酒 10~30 毫升,每日 2 次,红糖调服。具有补肾调经等作用,适用于肾虚型月经失调。

4. 甜酒 500 毫升,当归、党参各 30 克,红糖适量。前 3 味入盛器,密封浸泡,每日振摇 1 次,7 日后启用。每次取药酒30~60 毫升,每日 2 次,红糖调服。具有补气养血调经等作用,适用于气血两虚型月经失调。

5. 女儿红酒 500 毫升,丹参、乌豆各 60 克,乌枣 20 个,红糖适量。前 4 味入盛器,密封浸泡,每日振摇 1 次,7 日后启用。每次取药酒20~30 毫升,每日 2 次,红糖调服。具有活血化瘀、养血调经等作用,适用于血虚血瘀型月经失调。

6. 黄酒 100 毫升,玫瑰花、佛手花各 30 克,青皮 15 克,冰糖末 40 克。各味入盛器,密封浸泡,每日振摇 1 次,1 个月后启用。每次取药酒 20~30 毫升,每日 2 次,饮用。具有疏肝理气、活血化瘀等作用,适用于肝郁气滞型月经失调。

7. 绍兴黄酒 500 毫升,艾叶、肉桂各 20 克,红糖适量。前 3 味入盛器,密封浸泡,每日振摇 1 次,7 日后启用。每次取药酒20~30 毫升,每日 2 次,红糖调服。具有温肾助阳、活血化瘀等作用,适用于肾阴虚血瘀型月经失调。

8. 葡萄酒 500 毫升,佛手、香附、当归各 20 克,红糖适量。前

4 味入盛器,密封浸泡,每日振摇 1 次,7 日后启用。每次取药酒
30～50 毫升,每日 2 次,红糖调服。具有疏肝理气、养血调经等作
用,适用于气滞血瘀型月经失调。

三、月经失调茶叶食疗方

茶叶性味、功用见前文介绍。以下月经失调茶叶食疗方,供酌
情选用。

1. 绿茶 2 克,玫瑰花、茉莉花各 6 克,白糖适量。各味入杯,
冲入沸水,加盖泡 15 分钟即可。每日 1 剂,代茶饮用,冲淡为止。
具有疏肝理气、清热止痛等作用,适用于肝郁气滞型月经失调。

2. 绿茶 6 克,益母草、泽兰各 10 克,红糖适量。各味入杯,冲
入沸水,加盖泡 15 分钟即可。每日 1 剂,代茶饮用,冲淡为止。具
有活血化瘀、调经止痛等作用,适用于血瘀型月经失调。

3. 绿茶末 3 克,莲花 15 克,甘草 6 克,白糖适量。各味入杯,
冲入沸水,加盖泡 15 分钟即可。每日 1 剂,代茶饮用,冲淡为止。
具有清心凉血、调经止血等作用,适用于血热型月经失调。

4. 茉莉花茶、川芎各 3 克,当归 6 克,白糖适量。各味入杯,
冲入沸水,加盖泡 15 分钟即可。每日 1 剂,代茶饮用,冲淡为止。
具有清热理气、活血调经等作用,适用于气滞血瘀型月经失调。

四、月经失调鸡蛋食疗方

鸡蛋性味、功用见前文介绍。以下月经失调鸡蛋食疗方,供酌
情选用。

1. 鸡蛋 3 个,丹参 10 克,三七 5 克,红糖适量。前 3 味入锅,
加水适量,大火煮沸,改小火煮至鸡蛋熟去壳,再煮片刻,取汁取鸡
蛋,加红糖调味即可。每日 1 剂,分 2 次食用。具有活血化瘀、补
虚调经等作用,适用于血瘀血虚型月经失调。

2. 鸡蛋 2 个,当归、鸡血藤各 15 克,红糖适量。当归、鸡血藤
水煎取汁,打入鸡蛋煮熟,加红糖和匀即可。每日 1 剂,分 2 次食
用。具有补血和血、活血调经等作用,适用于血虚血瘀型月经失
调。

3. 鸡蛋 2 个,当归、丹参各 15 克,苋菜段 250 克,食盐、味精、香油各适量。当归、丹参水煎取汁,入苋菜段煮沸,打入鸡蛋煮熟,加各味调料调味即可。每日 1 剂,分 2 次佐餐食用。具有补血调经等作用,适用于血虚型月经失调。

4. 鸡蛋 2 个,益母草 20 克,红花 10 克,红糖适量。益母草、红花水煎取汁,打入鸡蛋煮熟,加红糖调味即可。每日 1 剂,分 2 次食用。具有活血化瘀、补虚调经等作用,适用于血瘀型月经失调。

5. 鸡蛋 2 个,鲜马齿苋段 100 克,芹菜叶 30 克,食盐、味精、香油各适量。鲜马齿苋段、芹菜叶入锅,加水煮沸,打入鸡蛋煮熟,加各味调料调味即可。每日 1 剂,分 2 次佐餐食用。具有清热调经、凉血止血等作用,适用于血热型月经失调。

6. 鸡蛋 2 个,艾叶、生姜各 15 克,红糖适量。前 3 味入锅,加水煮至鸡蛋熟去壳,再煮 30 分钟,取汁取鸡蛋,加红糖调味即可。每日 1 剂,分 2 次食用。具有温经脉、逐寒湿、止冷痛等作用,适用于血寒型月经失调。

五、月经失调鸡(乌鸡)食疗方

鸡性温味甘,具有温补气血、补精填髓、止带强筋、滋养五脏、健脾胃、通血脉、抗癌等作用;乌鸡性平味甘,具有补肝肾、益气血、退虚热、调月经、止白带、强体抗癌等作用。以下月经失调鸡(乌鸡)食疗方,可供酌情选用。

1. 母鸡块 1 000 克,龙眼肉、荔枝肉、莲子肉、枸杞子、黑枣各 15 克,红糖 30 克,料酒、葱、姜、食盐、味精各适量。各味入砂锅,加水没过,大火煮沸,撇去浮沫,改小火煮至母鸡块熟烂入味即可。每周 2 剂,每日 2 次,食母鸡肉饮汤。具有补气摄血等作用,适用于气血两虚型月经失调。

2. 乌鸡块 750 克,枸杞子、当归各 30 克,人参、陈皮各 10 克,料酒、葱、姜、食盐、味精各适量。各味入砂锅,加水没过,大火煮沸,撇去浮沫,改小火煮至乌鸡块酥熟入味即可。每周 2 剂,每日

2次,食乌鸡饮汤。具有补血益气、补虚调经等作用,适用于气血两虚型月经失调。

3. 童子鸡块 300 克,当归 20 克,三七片 3 克,料酒、葱、姜、食盐、味精各适量。当归、三七水煎取汁,加其余各味,大火煮沸,撇去浮沫,改小火煮至童子鸡块酥熟入味即可。每日 1 剂,分 2 次佐餐食用。具有补血益气、活血调经等作用,适用于气虚血瘀型月经失调。

4. 三黄鸡块 300 克,当归、黄芪、茯苓各 10 克,黄酒、葱、姜、食盐、味精各适量。当归、黄芪、茯苓水煎取汁,加其余各味,大火煮沸,撇去浮沫,改小火煮至三黄鸡块酥熟入味即可。每日 1 剂,分 2 次佐餐食用。具有补气健脾、摄血固冲等作用,适用于气血两虚型月经失调。

六、月经失调鸭食疗方

鸭性平微寒味甘咸,具有滋阴养胃、清肺补虚、利尿消肿、补血调经、生津止咳、滋养五脏、延年抗癌等作用。以下月经失调鸭食疗方,供酌情选用。

1. 鸭块 300 克,大枣、莲肉、白果各 12 克,西洋参片 3 克,料酒、葱、姜、食盐、味精各适量。前 5 味入砂锅,加水没过,大火煮沸,撇去浮沫,加各味调料煮沸,改小火煮至鸭块酥熟入味即可。每日 1 剂,分 2 次佐餐食用。具有补气益血、养阴调经等作用,适用于阴血虚型月经失调。

2. 老鸭块 300 克,茯苓 15 克,熟地黄 12 克,白芍 10 克,料酒、葱、姜、食盐、味精各适量。茯苓、熟地黄、白芍水煎取汁,入老鸭块、料酒、葱、姜,大火煮沸,撇去浮沫,改小火煮至老鸭块熟烂,加食盐、味精调味即可。每日 1 剂,分 2 次佐餐食用。具有滋阴清热、益脾调经等作用,适用于阴虚内热型月经失调。

3. 鸭块、鲜山药块(去皮)各 150 克,核桃仁、枸杞子各 15 克,料酒、葱、姜、食盐、味精各适量。前 7 味入砂锅,加水没过,大火煮沸,撇去浮沫,改小火煮至鸭块熟烂,加后 2 味调味即可。每日 1

剂,分 2 次佐餐食用。具有补脾和胃、固调冲任等作用,适用于肾虚型月经失调。

4. 鸭肉丁 100 克,薏苡仁、芡实米、粟米各 30 克,料酒、葱、姜、食盐、味精各适量。薏苡仁、芡实米、粟米入锅,加水煮化,入鸭肉丁煮至粥将成,加各味调料和匀煮成粥即可。每日 1 剂,分 2 次食用。具有滋阴清热、益气健脾等作用,适用于气阴两虚型月经失调。

第六节　月经先期食疗

一、月经先期饮食宜忌

1. 饮食宜清淡且富含营养,宜食蔬菜和水果。

2. 素体虚弱。宜食补气益肾固脱食品,如瘦猪肉、乌鸡、海参、淡菜、虾仁、山药、薏苡仁、芡实、榛子、莲子等。

3. 实热型月经先期。宜食清热凉血食品,如菊花络、筒蒿、芹菜、黄瓜、苦瓜、鲜藕、茄子、柿子、柚子、梨、鸭血、绿豆等。

4. 热型特别是实热型月经先期。忌烟酒;忌食辛辣食品,如辣椒、辣酱、大蒜、生姜、胡椒、肉桂、咖啡、羊肉、狗肉、鹿肉等;慎食鲨鱼、蟹、山楂、桃、红糖等活血食品。

5. 气虚型月经先期。忌暴饮暴食、饮食无度、饥饱不均等饮食不节,以防损伤脾胃,使脾气更虚,"脾统血"功能更差,致使冲任不固、月经先期或月经过多。

二、实热型月经先期食疗方

实热型月经先期主症、治则见前文介绍。以下食疗方,供酌情选用。从月经前开始,连用 3～5 日。

1. 藕节 50 克,血余炭、黄芩各 15 克,鲜芹菜茎叶段 100 克,食盐、味精、香油各适量。前 3 味水煎取汁,加其余各味和匀,煮至鲜芹菜茎叶段熟入味即可。每日 1 剂,分 2 次佐餐食用。

2. 大蓟、干芹菜、干黄花菜各 30 克,白糖适量。前 3 味加水 500 毫升,煎至 200 毫升取汁,加白糖调味即可。每日 1 剂,分 2

次服用。

3. 黄连 6 克,丝瓜籽 50 克,鲜藕片 100 克,食盐、味精、植物油各适量。前 2 味水煎取汁,加其余各味煮至鲜藕片熟入味即可。每日 1 剂,分 2 次佐餐食用。

4. 小蓟、石榴皮各 30 克,水发黑木耳 60 克,冰糖适量。前 2 味水煎取汁,加后 2 味煮至水发黑木耳酥熟即可。每日 1 剂,分 2 次食用。

5. 荠菜、芹菜、鲜藕各 60～100 克,白糖适量。前 3 味切碎,入家用果汁机搅烂,干净纱布取汁,煮沸,加白糖调味即可。每日 1 剂,分 2 次食用。

三、虚热型月经先期食疗方

虚热型月经先期主症、治则见前文介绍。以下食疗方,供酌情选用。从月经前开始,连用 3～5 日。

1. 女贞子、墨旱莲各 20 克,鲜藕片 100 克,白糖适量。前 2 味水煎取汁,入鲜藕片煮熟烂,加白糖调味即可。每日 1 剂,分 2 次食用。

2. 何首乌、麦门冬各 10 克,槐花 6 克,冰糖适量。前 3 味水煎取汁,加冰糖煮溶即可。每日 1 剂,分 2 次服用。

3. 麦门冬、天门冬各 20 克,枸杞子 15 克,冰糖适量。前 2 味水煎取汁,加后 2 味煮至枸杞子熟烂即可。每日 1 剂,分 2 次食用。

4. 白芍、牡丹皮各 30 克,猪皮 200 克(切碎),黄酒、白糖各适量。前 2 味水煎取汁,入猪皮煮至熟烂成膏状,加黄酒、白糖和匀即可。每次 20 克,每日 2 次,温开水冲食。

5. 生地黄、麦门冬各 20 克,羊肝片 150 克,料酒、葱、姜、食盐、味精各适量。前 2 味水煎取汁,加其余各味煮至羊肝片熟入味即可。每日 1 剂,分 2 次佐餐食用。

四、肝郁化热型月经先期食疗方

肝郁化热型月经先期主症、治则见前文介绍。以下食疗方,供酌情选用。从月经前开始,连用 3～5 日。

1. 柴胡、青皮各 10 克,山楂肉 15 克,白糖适量。前 2 味水煎取汁,入山楂肉煮软,加白糖调味即可。每日 1 剂,分 2 次食用。

2. 益母草 30 克,香附、黄芩各 10 克,大米 60 克,白糖适量。前 3 味水煎取汁,入大米煮成粥,加白糖调味即可。每日 1 剂,分 2 次食用。

3. 柴胡、香附、陈皮各 10 克,粳米 60 克,白糖适量。前 3 味水煎取汁,入粳米煮成粥,加白糖调味即可。每日 1 剂,分 2 次食用。

4. 茉莉花、月季花各 6 克,绿茶 3 克,白糖适量。各味入杯,冲入沸水,加盖泡 15 分钟即可。每日 1 剂,代茶饮用,冲淡为止。

五、气虚型月经先期食疗方

气虚型月经先期主症、治则见前文介绍。以下食疗方,供酌情选用。从月经前开始,连用 3～5 日。

1. 党参 20 克,当归、熟地黄、炙甘草各 10 克,猪瘦肉片 100 克,料酒、葱、姜、食盐、味精各适量。前 4 味水前取汁,加其余各味煮至猪瘦肉片熟入味即可。每日 1 剂,分 2 次佐餐食用。

2. 黄芪、白芍、白术、茯苓各 10 克,鲜山药片(去皮)100 克,红糖适量。前 4 味水煎取汁,入鲜山药片煮酥软,加红糖调味即可。每日 1 剂,分 2 次食用。

3. 太子参、党参各 20 克,丹参 15 克,大枣 10 个,猪瘦肉片 60 克,料酒、葱、姜、食盐、味精各适量。前 3 味水煎取汁,加其余各味煮至猪瘦肉片酥熟入味即可。每日 1 剂,分 2 次佐餐食用。

4. 党参 15 克,西洋参 10 克,龙眼肉、红糖各适量。党参水煎取汁,加后 3 味煮至龙眼肉酥熟即可。每日 1 剂,分 2 次服用。

六、月经先期鸡(鸡蛋、乌鸡)食疗方

鸡(鸡蛋、乌鸡)性味、功用见前文介绍。以下月经先期鸡(鸡蛋、乌鸡)食疗方,供酌情选用。从月经前开始,连用 3～5 日。

1. 鸡块 150 克,黄芪、当归、茯苓各 10 克,料酒、葱、姜、食盐、味精各适量。黄芪、当归、茯苓水煎取汁,加其余各味煮至鸡块酥熟入味即可。每日1剂,分2次佐餐食用。具有补益气血、健脾养心等作用,适用于气血两虚型月经先期。

2. 鸡蛋2个,益母草30克,香附10克,红糖适量。益母草、香附水煎取汁,打入鸡蛋煮熟,加红糖调味即可。每日1剂,分2次食用。具有理气活血调经等作用,适用于气滞血瘀型月经先期。

3. 柴鸡蛋2个,阿胶(烊化)10克,红糖适量。后2味入锅,加水适量煮溶,趁沸打入柴鸡蛋和匀煮成蛋花即可。每日1剂,分2次食用。具有养阴补血、活血调经等作用,适用于虚热型月经先期。

4. 乌鸡块150克,党参20克,炙甘草10克,当归、龙眼肉各5克,料酒、葱、姜、食盐、味精各适量。党参、炙甘草、当归水煎取汁,加其余各味煮至乌鸡块酥熟入味即可。每日1剂,分2次佐餐食用。具有补益气血、健脾养心等作用,适用于气虚型月经先期。

七、月经先期茶叶食疗方

茶叶性味、功用见前文介绍。以下月经先期茶叶食疗方,供酌情选用。从月经前开始,连用3~5日。

1. 茶叶3克,青蒿、牡丹皮各6克,冰糖适量。各味入杯,冲入沸水,加盖泡15分钟即可。每日1剂,代茶饮用,冲淡为止。具有清热凉血等作用,适用于血热型月经先期。

2. 绿茶3克,香附、泽兰各10克,白糖适量。各味入杯,冲入沸水,加盖泡15分钟即可。每日1剂,代茶饮用,冲淡为止。具有疏肝理气、活血凉血等作用,适用于肝郁化热型月经先期。

3. 茉莉花茶、槐花各3克,白糖适量。各味入杯,冲入沸水,加盖泡15分钟即可。每日1剂,代茶饮用,冲淡为止。具有疏肝理气、凉血止血等作用,适用于肝郁化热型月经先期。

4. 茶末2克,香附10克,佛手花3克,白糖适量。各味入杯,冲入沸水,加盖泡15分钟即可。每日1剂,代茶饮用,冲淡为止。具有疏肝理气、凉血止血等作用,适用于肝郁化热型月经失调。

第七节　月经后期食疗

一、月经后期饮食宜忌

1. 饮食宜营养丰富,荤素搭配合理。满足人体需要的营养需求,以防由于营养不良、体质虚弱,导致月经后期或月经过少。

2. 忌过食生冷寒凉食品。如西瓜、黄瓜、百合、绿豆、蛏子、田螺、河蚌等,以及各种冷饮和凉拌食品等;若过食易伤脾阳,阳虚则内寒,寒则气滞、使气血不行,寒气收引、使血海不能充盈,导致月经后期。

3. 忌食酸性、固涩性食品。如乌梅、山楂、白果、莲子、石榴、绿茶等,均具有收敛作用,导致月经后期。

二、血实寒型月经后期食疗方

血实寒型月经后期主症、治则见前文介绍。以下食疗方,供酌情选用。从月经前开始,连用5～7日。

1. 川芎、白芷、艾叶各10克,胖头鱼头1个,料酒、生姜、食盐、味精各适量。前3味水煎取汁,加其余各味煮至胖头鱼头酥熟入味即可。每日1剂,分2次佐餐食用。

2. 肉桂10克,豆豉100克,羊肉块150克,料酒、生姜、食盐、味精各适量。前5味入砂锅,加水没过,大火煮沸,撇去浮沫,改小火煮至羊肉块酥熟,加后2味和匀即可。每日1剂,分2次食肉饮汤。

3. 干姜、大枣各15克,豆腐块200克,羊肉丁60克,料酒、葱、食盐、味精各适量。干姜、大枣、羊肉丁、料酒入砂锅,加水没过,大火煮沸,撇去浮沫,改小火煮至羊肉丁熟烂,加其余各味煮至羊肉丁入味即可。每日1剂,分2次佐餐食用。

4. 桂皮、艾叶各10克,大枣10个,红糖适量。前2味水煎取汁,入大枣煮酥软,加红糖和匀即可。每日1剂,分2次食用。

三、血虚寒型月经后期食疗方

血虚寒型月经后期主症、治则见前文介绍。以下食疗方,供酌情选用。从月经前开始,连用5～7日。

1. 当归、熟地黄各15克,羊肉块150克,料酒、葱、姜、食盐、味精各适量。前2味水煎取汁,加其余各味,大火煮沸,撇去浮沫,改小火煮至羊肉块酥熟入味即可。每日1剂,分2次食用。

2. 龟甲、丹参各15克,大枣10个,鸽块150克,料酒、葱、姜、食盐、味精各适量。前2味水煎取汁,加其余各味,大火煮沸,撇去浮沫,改小火煮至鸽块酥熟入味即可。每日1剂,分2次佐餐食用。

3. 苏木、茴香各10克,猪腰花150克,料酒、葱花、姜丝、食盐、味精各适量。前2味水煎取汁,加其余各味,大火煮沸,撇去浮沫,改小火煮至猪腰花熟入味即可。每日1剂,分2次佐餐食用。

4. 核桃仁、黑豆各50克,兔肉丁100克,料酒、葱、姜、食盐、味精各适量。黑豆入锅,加水煮化,加其余各味,大火煮沸,撇去浮沫,改小火煮至兔肉丁熟入味即可。每日1剂,分2次佐餐食用。

四、血虚型月经后期食疗方

血虚型月经后期主症、治则见前文介绍。以下食疗方,供酌情选用。从月经前开始,连用5～7日。

1. 当归30克,黄芪15克,大枣10个,猪瘦肉片150克,料酒、葱、姜、食盐、味精各适量。前2味水煎取汁,加其余各味,大火煮沸,撇去浮沫,改小火煮至大枣酥软、猪瘦肉片熟入味即可。每日1剂,分2次佐餐食用。

2. 全当归20克,丹参15克,云南白药3克,乌鸡块150克,料酒、葱、姜、食盐、味精各适量。前3味水煎取汁,加其余各味煮至乌鸡块熟入味即可。每日1剂,分2次佐餐食用。

(3)当归、艾叶各10克,鸭块150克,料酒、葱、姜、食盐、味精各适量。前2味水煎取汁,加其余各味煮至鸭块酥熟入味即可。每日1剂,分2次佐餐食用。

(4)鸡血藤30克,益母草10克,猪血块、豆腐块各100克,料酒、葱、姜、食盐、味精各适量。前2味水煎取汁,加其余各味煮至熟入味即可。每日1剂,分2次佐餐食用。

五、气滞型月经后期食疗方

气滞型月经后期主症、治则见前文介绍。以下食疗方,供酌情选用。从月经前开始,连用3～5日。

1. 陈皮、延胡索、当归各10克,猪瘦肉片100克,料酒、葱、姜、食盐、味精各适量。前3味水煎取汁,加其余各味煮至猪瘦肉片熟入味即可。每日1剂,分2次佐餐食用。

2. 香附、川芎各10克,鲜山楂20个,红糖适量。前2味水煎取汁,加后2味煮至鲜山楂果熟烂即可。每日1剂,分2次食用。

3. 月季花、陈皮各10克,佛手片60克,红糖适量。前2味水煎取汁,加后2味煮至佛手片酥熟即可。每日1剂,分2次食用。

4. 香附、川芎各10克,茉莉花茶3克,红糖适量。各味入杯,冲入沸水,加盖泡15分钟即可。每日1剂,代茶饮用,冲淡为止。

六、月经后期小茴香食疗方

小茴香性味、功用见前文介绍。以下月经后期小茴香食疗方,供酌情选用。从月经前开始,连用3～5日。

1. 小茴香、当归各10克,桂皮6克,血米60克,红糖适量。前3味水煎取汁,入血米煮成粥,加红糖调味即可。每日1剂,分2次食用。具有温经散寒、养血调经等作用,适用于血虚血寒型月经后期。

2. 炒小茴香末10克,熟地黄、枸杞子各15克,猪腰花100克,料酒、葱、姜、食盐、味精各适量。前2味水煎取汁,加其余各味煮至猪腰花熟入味即可。每日1剂,分2次佐餐食用。具有补肾通血脉等作用,适用于肾虚型月经后期。

(3)小茴香、肉桂各10克,血糯米60克,红糖适量。前2味水煎取汁,入血糯米煮成粥,加红糖调味即可。每日1剂,分2次食用。具有温经散寒、通脉止痛等作用,适用于血寒型月经后期。

4. 小茴香、干姜各 10 克,大枣 10 个,猪血块 150 克,料酒、葱、姜、食盐、味精各适量。前 2 味水煎取汁,加其余各味煮至大枣、猪血块熟入味即可。每日 1 剂,分 2 次佐餐食用。具有温经散寒、补气养血等作用,适用于血实寒型月经后期。

七、月经后期鸡(鸡蛋、乌鸡)食疗方

鸡(鸡蛋、乌鸡)性味、功用见前文介绍。以下月经后期鸡(鸡蛋、乌鸡)食疗方,供酌情选用。从月经前开始,连用 5~7 日。

1. 母鸡块 150 克,生地黄、牡丹皮各 15 克,料酒、葱、姜、食盐、味精各适量。生地黄、牡丹皮水煎取汁,加其余各味煮至母鸡块熟入味即可。每日 1 剂,分 2 次佐餐食用。具有养阴清热、调经止血等作用,适用于阴虚内热型月经后期。

2. 鸡蛋 2 个,当归 10 克,龙眼肉 15 克,红糖适量。前 2 味入锅,加水煮至鸡蛋熟取汁,鸡蛋去壳,与后 2 味入药汁,煮至龙眼肉软熟即可。每日 1 剂,分 2 次食用。具有补血养血等作用,适用于血虚型月经后期。

3. 鸡蛋 2 个,艾叶、干姜各 10 克,红糖适量。艾叶、干姜水煎取汁,打入鸡蛋,加红糖煮熟即可。每日 1 剂,分 2 次食用。具有温经散寒、养血调经等作用,适用于血寒型月经后期。

4. 乌鸡块 150 克,鸡血藤 30 克,鲜山药块(去皮)100 克,料酒、葱、姜、食盐、味精各适量。鸡血藤水煎取汁,加其余各味煮至乌鸡块熟入味即可。每日 1 剂,分 2 次佐餐食用。具有补益气血、活血调经等作用,适用于气血两虚型月经后期。

八、月经后期酒食疗方

酒性味、功用见前文介绍。以下月经后期酒食疗方,供酌情选用。从月经前开始,连用 5~7 日。

1. 米酒 500 毫升,当归 30 克,党参、黄芪各 20 克,红糖适量。前 4 味入盛器,密封浸泡,每日振摇 1 次,7 日后启用。每次取药酒30~50 毫升,每日 2 次,红糖调服。具有补气养血等作用,适用于气血两虚型月经后期。

2. 黄酒 500 毫升,丹参 30 克,肉桂、山茱萸 10 克,红糖适量。前 4 味入盛器,密封浸泡,每日振摇 1 次,7 日后启用。每次取药酒 30～50 毫升,每日 2 次,红糖调服。具有温肾散寒、补血调经等作用,适用于血虚寒型月经后期。

3. 低度白酒 500 毫升,红花、陈皮各 30 克,红糖适量。前 3 味入盛器,密封浸泡,每日振摇 1 次,7 日后启用。每次取药酒 10～20 毫升,每日 2 次,红糖调服。具有理气活血等作用,适用于气滞血瘀型月经后期。

4. 女儿红 500 毫升,鸡血藤 30 克,西洋参 15 克,红糖适量。前 3 味入盛器,密封浸泡,每日振摇 1 次,7 日后启用。每次取药酒 20～30 毫升,每日 2 次,红糖调服。具有补气养血、活血止痛等作用,适用于气血两虚型月经后期。

第八节　月经先后不(无)定期食疗

一、月经先后不(无)定期饮食宜忌

1. 饮食宜清淡且富含营养。如谷物、豆类、薯类、肉、蛋、蔬菜和水果等,使营养全面合理。

2. 虚型月经先后不(无)定期。宜食滋补食品,如乌鸡、鸭、羊肉、猪羊肾、青对虾、鱼子、哈士蟆油、海参、核桃仁、龙眼、大枣、栗子、花生、黑芝麻、黑豆等。

3. 肝气郁滞化热型月经先后不(无)定期。忌食滋腻、温热动火食品,如蒜、姜、芥末、辣椒、咖喱、桂皮等。

4. 肾虚寒型月经先后不(无)定期。忌食生冷寒凉食品,如西瓜、梨、荸荠、竹笋、萝卜、冬瓜等,以及各种冷饮和凉拌食品等。

二、肝郁型月经先后不(无)定期食疗方

肝郁型月经先后不(无)定期主症、治则见前文介绍。以下食疗方,供酌情选用。月经前连用数日。

1. 柴胡、香附、当归、白术、茯苓、白芍各 10 克,生姜、甘草各 6 克,大米 60 克,红糖适量。前 8 味水煎取汁,入大米煮成粥,加红

糖调味即可。每日 1 剂,分 2 次食用。

2. 月季花 30 克,香附、蒲黄各 10 克,米醋、料酒各 50 克,红糖适量。前 3 味水煎取汁,加后 3 味煮沸即可。每日 1 剂,分 2～3 次服用。

3. 橘汁 20 克,柴胡、苏梗各 10 克,粳米 60 克,红糖适量。前 3 味水煎取汁,入粳米煮成粥,加红糖调味即可。每日 1 剂,分 2 次食用。

4. 青皮、柴胡、益母草各 10 克,大米 60 克,红糖适量。前 3 味水煎取汁,入大米煮成粥,加红糖调味即可。每日 1 剂,分 2 次食用。

三、肾虚型月经先后不(无)定期食疗方

肾虚型月经先后不(无)定期主症、治则见前文介绍。以下食疗方,供酌情选用。月经前连用数日。

1. 熟附子、当归、女贞子各 10 克,鲜山药块(去皮)、羊肉块各 100 克,料酒、葱、姜、食盐、味精各适量。前 3 味水煎取汁,加其余各味,大火煮沸,撇去浮沫,改小火煮至羊肉块酥熟入味即可。每日 1 剂,分 2 次佐餐食用。

2. 苏木 30 克,月季花 10 克,黑豆、核桃仁、粟米各 30 克,红糖适量。前 2 味水煎取汁,入黑豆煮化,入核桃仁、粟米煮成粥,加红糖调味即可。每日 1 剂,分 2 次食用。

3. 丹参 20 克,肉桂、干姜各 10 克,鸭块 150 克,料酒、葱、姜、食盐、味精各适量。前 3 味水煎取汁,加其余各味煮至鸭块酥烂入味即可。每日 1 剂,分 2 次佐餐食用。

4. 黑芝麻、核桃仁、淮山药、黑豆、芡实米各 150 克,红糖适量。前 5 味共研为细末和匀,贮存备用。每次 50～100 克,入锅,温红糖水调匀,小火边搅边煮成熟糊,每日 2 次食用。

第九节　月经过多食疗

一、月经过多饮食宜忌

1. 注意营养,宜食滋补和富含铁食品。

2. 气虚型月经过多。宜食牛奶、鸡蛋、猪瘦肉、猪血、牛肉、乌鸡、动物(如猪、牛、羊、鸡、鸭等)肝、甲鱼、海参、墨鱼、大枣、龙眼、荔枝、桑葚、黑芝麻、血糯米、胡萝卜、油菜、菠菜、空心菜等,以补气摄血。

3. 血热、虚热型月经过多。宜食小麦、小米、赤小豆、绿豆等,以清热凉血止血。

4. 血瘀型月经过多。宜适量饮酒,宜食食醋、山楂、酸枣、红糖等,以活血化瘀止血。

5. 血热型月经过多。忌食辛辣动火食品,如葱、蒜、姜、芥末、茴香、咖喱、花椒、辣椒、辣酱等。

6. 气虚寒型月经过多。忌食生冷寒凉食品,如生冷瓜果、各种冷饮、凉拌食品等。

二、气虚型月经过多食疗方

气虚型月经过多主症、治则见前文介绍。以下食疗方,供酌情选用。月经期连用5～10日。

1. 黄芪 30 克,枸杞子 15 克,大枣 10 个,猪瘦肉片 110 克,料酒、葱、姜、食盐、味精各适量。黄芪水煎取汁,加其余各味煮至猪瘦肉片熟入味即可。每日 1 剂,分 2 次佐餐食用。

2. 黄芪、党参各 20 克,白果肉 15 克,蚌肉片 150 克,料酒、葱、姜、食盐、味精各适量。前 2 味水煎取汁,加其余各味煮至蚌肉片熟入味即可。每日 1 剂,分 2 次佐餐食用。

3. 太子参、黄芪各 20 克,鲜山药片(去皮)、毛豆籽各 100 克,葱、姜、食盐、味精、植物油各适量。前 2 味水煎取汁,加其余各味煮至鲜山药片、毛豆籽熟入味即可。每日 1 剂,分 2 次佐餐食用。

4. 党参 20 克,白术 12 克,猪瘦肉片、荠菜段各 100 克,料酒、葱、姜、食盐、味精、色拉油各适量。前 2 味水煎取汁,加其余各味煮至猪瘦肉片、荠菜段熟入味即可。每日 1 剂,分 2 次佐餐食用。

三、血热型月经过多食疗方

血热型月经过多主症、治则见前文介绍。以下食疗方,供酌情选用。从月经来潮开始,用至月经结束为止。

1. 侧柏叶、白茅根各 30 克,鲜芹菜段 150 克,白糖适量。前 2 味水煎取汁,入鲜芹菜段煮熟,加白糖调味即可。每日 1 剂,分 2 次食用。

2. 牡丹皮 15 克,丝瓜子 60 克,鲜藕片 100 克,白糖适量。前 2 味水煎取汁,加后 2 味煮至鲜藕片熟即可。每日 1 剂,分 2 次食用。

3. 生地黄 30 克,麦门冬 15 克,白萝卜片 150 克,白糖适量。前 2 味水煎取汁,加后 2 味煮至白萝卜片酥熟即可。每日 1 剂,分 2 次食用。

4. 荷叶 2 张(切碎),水发黑木耳 60 克,白糖适量。荷叶水煎取汁,入水发黑木耳煮熟,加白糖调味即可。每日 1 剂,分 2 次食用。

5. 地榆 60 克,鲜荠菜段 150 克,白糖适量。地榆水煎取汁,加后 2 味煮至鲜荠菜段熟即可。每日 1 剂,分 2 次食用。

四、血瘀型月经过多食疗方

血瘀型月经过多主症、治则见前文介绍。以下食疗方,供酌情选用。从月经前开始,连用 4～5 日。

1. 仙鹤草 20 克,益母草、香附各 10 克,猪瘦肉片 60 克,料酒、葱、姜、食盐、味精各适量。前 3 味水煎取汁,加其余各味煮至猪瘦肉片熟入味即可。每日 1 剂,分 2 次佐餐食用。

2. 炒黑蒲黄 25 克,炒黑薤白 12 克,鲜山楂 20 个,红糖适量。前 2 味水煎取汁,加后 2 味煮至鲜山楂酥熟即可。每日 1 剂,分 2 次食用。

3. 三七末、白及末各 10 克,姜丝 15 克,冰糖适量。姜丝水煎取汁,加其余各味和匀煮沸即可。每日 1 剂,分 2 次服用。

4. 香附、川芎各 10 克,水发黑木耳 60 克,红糖适量。前 2 味水煎取汁,加后 2 味煮至水发黑木耳熟即可。每日 1 剂,分 2 次食用。

5. 鲜益母草、鲜荠菜各 150 克,白糖适量。前 2 味入家用果汁机搅烂,干净纱布取汁,煮沸,加白糖调味即可。每日 1 剂,分 2 次食用。

五、月经过多荠菜食疗方

荠菜性平味甘淡,具有利肝胆、补心脾、去脂降压、利水止痢、止血止带等作用。以下月经过多荠菜食疗方,供酌情选用。

1. 荠菜粗末 150 克,水发黑木耳 60 克(切碎),大枣 12 个,血米 100 克,红糖适量。大枣、血米入锅,加水煮至粥将成,加其余各味和匀煮成粥即可。每日 1 剂,分 2 次食用;月经期连用数日。具有补气摄血等作用,适用于气血两虚型月经过多。

2. 鲜荠菜粗末 100 克,鲜生地黄汁、鲜藕汁各 30 毫升,粳米 100 克,冰糖适量。粳米入锅,加水煮至粥将成,加其余各味和匀煮成粥即可。每日 1 剂,分 2 次食用,月经期连用 5～7 日。具有补气摄血等作用,适用于气血两虚型月经过多。

3. 荠菜粗末 150 克,益母草、白及各 10 克,大米 100 克,红糖适量。益母草、白及水煎取汁,入大米煮至粥将成,加荠菜粗末、红糖和匀煮成粥即可。每日 1 剂,分 2 次食用,月经前连用 4～5 日。具有活血行滞、化瘀止血等作用,适用于血瘀型月经过多。

4. 荠菜粗末 100 克,墨旱莲、生地黄各 10 克,猪血片 120 克,料酒、葱、姜、食盐、味精、麻油各适量。墨旱莲、生地黄水煎取汁,加其余各味和匀煮至猪血片熟入味即可。每日 1 剂,分 2 次佐餐食用;从月经来潮开始,用至月经结束为止。具有养阴清热、凉血止血等作用,适用于阴虚内热型月经过多。

5. 荠菜(切碎)、龙芽菜(切碎)各 60 克,鸡蛋 2 个,红糖适量。前 3 味入锅,加水适量,大火煮沸,改小火煮至鸡蛋熟去壳,加红糖,煮沸片刻即可。每日 1 剂,分 2 次食用,月经期连用数日。具有补血止血等作用,适用于血虚型月经过多。

6. 荠菜花 10 克,干莲花 6 克,茶叶 3 克,白糖适量。各味入杯,冲入沸水,加盖泡 15 分钟即可。每日 1 剂,代茶饮用,冲淡为止,月经期连用数日。具有清热凉血止血等作用,适用于血热型月经过多。

六、月经过多茶叶食疗方

茶叶性味、功用见前文介绍。以下月经过多茶叶食疗方,供酌情选用。月经期连用数日。

1. 绿茶 3 克,莲花蕾 20 克,生甘草 6 克,白糖适量。各味入杯,冲入沸水,加盖泡 15 分钟即可。每日 1 剂,代茶饮用,冲淡为止。具有清心凉血止血等作用,适用于血热型月经过多。

2. 绿茶 3 克,干莲花 6 克,茉莉花 2 克,白糖适量。各味入杯,冲入沸水,加盖泡 15 分钟即可。每日 1 剂,代茶饮用,冲淡为止。具有清心凉血、理气止血等作用,适用于血热型月经过多。

3. 红茶 5 克,莲子肉、薏苡仁各 30 克,冰糖适量。红茶沸水冲泡,取浓茶汁待用;莲子肉、薏苡仁温水泡发,与冰糖一起炖烂,加浓茶汁和匀即可。每日 1 剂,分 2 次食用。具有益气健脾等作用,适用于气虚型月经过多。

4. 茶叶 5 克,生地黄 30 克,红糖适量。各味入杯,冲入沸水,加盖泡 15 分钟即可。每日 1 剂,代茶饮用,冲淡为止。具有养阴清热、凉血止血等作用,适用于虚热型月经过多。

七、月经过多食醋食疗方

食醋性味、功用见前文介绍。以下月经过多食醋食疗方,供酌情选用。月经期连用数日。

1. 陈醋 250 毫升,黄芩 100 克,大米 60 克,冰糖适量。前 2 味入盛器,密封浸泡 10 日,取黄芩焙干研为细末,贮存备用。大米入锅,加水煮至粥将成,加冰糖、黄芩末 20 克和匀煮成粥即可。每日 1 剂,分 2 次食用。具有清热凉血止血等作用,适用于血热型月经过多。

2. 米醋 50 毫升,地榆 30 克,冰糖适量。各味入锅,加水适量,煎煮 15~20 分钟取汁即可。每日 1 剂,分 2 次服用。具有清热凉血止血等作用,适用于血热型月经过多。

3. 米醋 250 毫升,鲜贯众 150 克,米汤适量。鲜贯众去毛去根须,洗净晾干,入米醋浸泡 12 小时,以鲜贯众被米醋浸透为宜;取出鲜贯众,阴干,焙焦研为细末,贮存备用。每次 6 克,每日 2 次,早晚空腹米汤送服。具有清热凉血止血等作用,适用于血热型月经过多。

4. 食醋 50 毫升,乌梅 10 克,蜂蜜适量。前 2 味入锅,加水适量,煎煮至乌梅肉熟软取汁,加蜂蜜调味即可。每日 1 剂,分 2 次服用。具有活血收敛止血等作用,适用于血瘀型月经过多。

八、月经过多酒食疗方

酒性味、功用见前文介绍。以下月经过多酒食疗方,供酌情选用。

1. 米酒 1 000 毫升,白芍、黄芪、生地黄各 100 克,炒艾叶 30 克。后 4 味捣粗末布包入米酒盛器,密封浸泡,每日振摇 1 次,7 日后启用。每次取药酒 30～50 毫升,每日 3 次,饭前饮用;从月经结束开始,连用 30 天。具有补益气血、温经散寒等作用,适用于气血虚寒型月经过多。

2. 黄酒 100 毫升,马齿苋、鸡脚草根各 30 克,白糖适量。前 3 味入锅,加水 100 毫升,煎煮至马齿苋、鸡脚草根熟取汁,加白糖调味即可。每日 1 剂,分 2 次服用,月经期连用数日。具有清热凉血止血等作用,适用于血热型月经过多等

3. 糯米酒 100 毫升,韭菜(切碎)150 克,红糖适量。各味入锅,加水适量,煮至韭菜熟即可。每日 1 剂,分 2 次食用,月经期连用数日。具有补肾助阳调经止血等作用,适用于肾虚型月经过多。

九、月经过多鸡(鸡蛋、乌鸡)食疗方

鸡(鸡蛋、乌鸡)性味、功用见前文介绍。以下月经过多鸡(鸡蛋、乌鸡)食疗方,供酌情选用。月经期连用数日。

1. 母鸡块 150 克,黄芪 30 克,当归 10 克,料酒、葱、姜、食盐、味精各适量。黄芪、当归水煎取汁,加其余各味煮至母鸡块酥熟入味即可。每日 1 剂,分 2 次佐餐食用。具有补气摄血等作用,适用于气血两虚型月经过多。

2. 鸡蛋 2 个,马齿苋、藕节各 30 克,白糖适量。前 3 味水煎至鸡蛋熟取汁,鸡蛋去壳,与白糖入药汁,再煮沸片刻即可。每日 1 剂,分 2 次食用。具有清热凉血止血等作用,适用于血热型月经过多。

3. 鸡蛋 2 个,鲜白茅根、鲜侧柏叶、鲜芹菜根各 50 克,白糖适量。前 4 味水煎至鸡蛋熟去壳,再煮 15 分钟,取汁取蛋,加白糖调味即可。每日 1 剂,分 2 次食用。具有清热凉血止血等作用,适用于血热型月经过多。

4. 乌鸡块 150 克,黄芪、党参各 15 克,料酒、葱、姜、食盐、味精各适量。黄芪、党参水煎取汁,加其余各味煮至乌鸡块酥熟入味即可。每日 1 剂,分 2 次佐餐食用。具有补气摄血等作用,适用于气虚型月经过多。

第十节　月经过少食疗

一、月经过少饮食宜忌

1. 饮食富含营养,宜食蔬菜和水果。

2. 血虚型月经过少。宜食富含铁食品,如猪肝、猪血、乌鱼、田螺、黑木耳、银耳、蘑菇、海带、发菜、淡菜、紫菜、芝麻、芝麻酱、黑豆等。

3. 血寒肾虚型月经过少。忌食生冷寒凉食品,少吃西瓜、黄瓜、百合、绿豆、海带、田螺、螃蟹等;忌食酸性、固涩性食品,如乌梅、石榴、酸枣、酸泡菜等。

二、血虚型月经过少食疗方

血虚型月经过少主症、治则见前文介绍。以下食疗方,供酌情选用。从月经前开始,连用数日。

1. 当归、白芍各 20 克,大枣 20 个,大米 60 克,红糖适量。前 2 味水煎取汁,入大枣、大米煮成粥,加红糖调味即可。每日 1 剂,分 2 次食用。

2. 鸡血藤 30 克,丹参 15 克,红枣 10 个,猪瘦肉片 150 克,料酒、葱、姜、食盐、味精各适量。前 2 味水煎取汁,加其余各味和匀煮至猪瘦肉片熟入味即可。每日1剂,分2次佐餐食用。

3. 丹参30克,西洋参末10克,黑枣10个,血米60克,红糖适量。丹参水煎取汁,入黑枣、血米煮至粥将成,加西洋参末、红糖和匀煮成粥即可。每日1剂,分2次食用。

4. 当归30克,熟鹅血块100克,嫩豆腐块150克,料酒、葱、姜、食盐、味精、香油各适量。当归水煎取汁,加其余各味煮至嫩豆腐块熟入味即可。每日1剂,分2次佐餐食用。

三、血瘀型月经过少食疗方

血瘀型月经过少主症、治则见前文介绍。以下食疗方,供酌情选用。从月经前开始,连用数日。

1. 刘寄奴、鸡内金各15克,山楂20克,血米60克,红糖适量。前3味水煎取汁,入血米煮成粥,加红糖调味即可。每日1剂,分2次食用。

2. 丝瓜子60克,刘寄奴30克,红糖、料酒各适量。前2味焙干,共研为细末和匀,贮存备用。每次10克,每日2次,红糖、料酒调服。

3. 益母草30克,泽兰15克,血糯米60克,红糖适量。前2味水煎取汁,入血糯米煮成粥,加红糖调味即可。每日1剂,分2次食用。

4. 桃仁、红花各10克,粳米60克,红糖适量。前2味水煎取汁,入粳米煮成粥,加红糖调味即可。每日1剂,分2次食用。

四、肾虚型月经过少食疗方

肾虚型月经过少主症、治则见前文介绍。以下食疗方,供酌情选用。从月经前开始,连用5～7日。

1. 生地黄、当归各15克,干姜10克,羊肉块150克,料酒、葱、姜、食盐、味精、酱油、白糖各适量。前3味水煎取汁,加其余各味煮至羊肉块酥烂入味即可。每日1剂,分2次佐餐食用。

2. 熟地黄、黄芪各20克,鲜山药块(去皮)、猪瘦肉片各100克,料酒、葱、姜、食盐、味精各适量。前2味水煎取汁,加其余各味煮至鲜山药块、猪瘦肉片熟入味即可。每日1剂,分2次食用。

3. 杜仲20克,生地黄15克,核桃仁10克,猪腰花60克,料酒、葱、姜、食盐、味精各适量。前2味水煎取汁,加其余各味和匀煮至猪腰花熟入味即可。每日1剂,分2次佐餐食用。

4. 生地黄、黄芪各20克,虾仁30克,韭菜段150克,料酒、葱、姜、食盐、味精、植物油各适量。前2味水煎取汁,待用;植物油入锅,烧至七成热,入料酒、虾仁、葱、姜煸炒片刻,加药汁及其余各味翻炒至熟入味即可。每日1剂,分2次佐餐食用。

五、痰湿型月经过少食疗方

痰湿型月经过少主症、治则见前文介绍。以下食疗方,供酌情选用。从月经前开始,连用数日。

1. 莱菔子15克,法半夏、陈皮各10克,绿豆、大米各30克,饴糖适量。前3味水煎取汁,入大米煮化,入绿豆煮成粥,加饴糖调味即可。每日1剂,分2次食用。

2. 泽泻15克,薏苡仁、白扁豆、粳米各30克,白糖适量。泽泻水煎取汁,入薏苡仁、白扁豆、粳米煮成粥,加白糖调味即可。每日1剂,分2次食用。

3. 茯苓末、杏仁末各15克,萝卜丝、大米各60克,食盐、味精、香油各适量。大米入锅,加水煮化,入萝卜丝煮至粥将成,加其余各味和匀煮成粥即可。每日1剂,分2次食用。

4. 法半夏、陈皮、苍术、黄柏各10克,大米60克,饴糖适量。前4味水煎取汁,入大米煮成粥,加饴糖调味即可。每日1剂,分2次食用。

六、月经过少小茴香食疗方

小茴香性味、功用见前文介绍。以下月经过少小茴香食疗方,供酌情选用。从月经前开始,连用数日。

1. 小茴香、当归、白芍各10克,血米60克,红糖适量。前3味水煎取汁,入血米煮成粥,加红糖调味即可。每日1剂,分2次食用。具有补血调经等作用,适用于血虚型月经过少。

2. 小茴香 10 克,益母草 30 克,猪蹄块 150 克,料酒、葱、姜、食盐、味精各适量。前 2 味水煎取汁,加其余各味煮至猪蹄块酥烂入味即可。每日 1 剂,分 2 次佐餐食用。具有活血行瘀等作用,适用于血瘀型月经过少。

3. 炒小茴香末 10 克,山楂 15 克,猪腰花 60 克,料酒、葱、姜、食盐、味精各适量。前 2 味水煎取汁,加其余各味煮至猪腰花熟入味即可。每日 1 剂,分 2 次佐餐食用。具有补肾通脉等作用,适用于肾虚型月过少。

4. 小茴香、肉桂各 6 克,血米 60 克,红糖适量。前 2 味水煎取汁,入血米煮成粥,加红糖调味即可。每日 1 剂,分 2 次食用。具有温经散寒、通脉等作用,适用于血寒型月经过少。

七、月经过少酒食疗方

酒性味、功用见前文介绍。以下月经过少酒食疗方,供酌情选用。从月经前开始,连用数日。

1. 黄酒 150 毫升,益母草、泽兰各 15 克,白糖适量。前 3 味入锅,加水 150 毫升煎取汁,加白糖调味即可。每日 1 剂,分 2 次服用。具有活血调经等作用,适用于血瘀型月经过少。

2. 女儿红 500 毫升,当归 15 克,月季花 10 克,红糖适量。各味入盛器,密封浸泡,每日振摇 1 次,7 日后启用。每次取药酒 10～20 毫升,每日 2 次,饮用。具有活血养血理气等作用,适用于气滞血瘀型月经过少。

3. 低度白酒 500 毫升,红花 60 克,红糖适量。各味入盛器,密封浸泡,每日振摇 1 次,7 日后启用。每次取药酒 10 毫升,每日 2 次,饮用。具有活血化瘀、调经通络等作用,适用于血瘀型月经过少。

4. 黄酒 50 毫升,胚鸡蛋 2～4 个,食盐、味精各适量。胚鸡蛋去壳、毛、内脏入锅,加其余各味煮熟入味即可。每日 1 剂,分 2 次食用。具有温经散寒、补益气血等作用,适用于虚寒型月经过少。

八、月经过少猪肝食疗方

猪肝性温味甘苦,具有滋补肝肾、养血明目、防癌抗癌、补充铁及维生素 A 等作用。以下月经过少猪肝食疗方,供酌情选用。从月经前开始,连用 5～7 日。

1. 猪肝丁 150 克,当归、白芍各 20 克,大枣 10 个,血米 100克,红糖适量。当归、白芍水煎取汁,入大枣、血米煮至粥将成,加猪肝丁、红糖和匀煮成粥即可。每日 1 剂,分 2 次食用。具有滋补阴血、养血通脉等作用,适用于阴血虚型月经过少。

2. 猪肝片 100 克,丹参、鸡血藤各 30 克,料酒、葱、姜、食盐、味精各适量。丹参、鸡血藤水煎取汁,加其余各味,大火煮沸,撇去浮沫,改小火煮至猪肝片熟入味即可。每日 1 剂,分 2 次食用。具有滋补阴血、活血通络等作用,适用于阴血瘀滞型月经过少。

3. 猪肝丁 100 克,益母草、刘寄奴各 15 克,陈皮 10 克,血糯米 100 克,红糖适量。益母草、刘寄奴、陈皮水煎取汁,入血糯米煮至粥将成,加猪肝丁、红糖和匀煮成粥即可。每日 1 剂,分 2 次食用。具有滋养阴血、理气活血、化瘀通经等作用,适用于阴血瘀滞型月经过少。

4. 熟猪肝丁 60 克,太子参 10 克,鸡血藤 30 克,菠菜段 150克,大米 100 克,食盐、味精、香油各适量。太子参、鸡血藤水煎取汁,入大米煮至粥将成,加其余各味和匀煮成粥即可。每日 1 剂,分 2 次食用。具有滋补肝肾、补益气血等作用,适用于气阴两虚型月经过少。

九、月经过少鸭食疗方

鸭性味、功用见前文介绍。以下月经过少鸭食疗方,供酌情选用。从月经前 7 日开始,用至月经结束为止。

1. 鸭块、乌鸡块各 100 克,当归、丹参各 20 克,料酒、葱、姜、食盐、味精各适量。当归、丹参水煎取汁,加其余各味煮至鸭块、乌鸡块酥熟入味即可。每日 1 剂,分 2 次佐餐食用。具有滋养阴血、活血通络等作用,适用于阴血虚型月经过少。

2. 鸭肉丁 100 克,熟地黄 30 克,阿胶珠 10 克,粳米、粟米各 60 克,红糖适量。熟地黄水煎取汁,入粳米、粟米煮至粥将成,加其余各味和匀煮成粥即可。每日 1 剂,分 2 次食用。具有滋补阴血、活血通络等作用。适用于阴血虚型月经过少。

3. 鸭块 150 克,鸡内金、刘寄奴各 15 克,山楂片 60 克,红糖适量。鸡内金、刘寄奴水煎取汁,加其余各味煮至鸭块酥熟即可。每日 1 剂,分 2 次食用。具有养阴补血、活血调经等作用,适用于阴血虚瘀型月经过少。

4. 鸭块 150 克,熟地黄、黄芪各 20 克,大枣 10 个,料酒、葱、姜、食盐、味精各适量。熟地黄、黄芪水煎取汁,加其余各味煮至鸭块酥熟入味即可。每日 1 剂,分 2 次佐餐食用。具有益气养阴等作用,适用于气阴两虚型月经过少。

第四章　功能性子宫出血用药与食疗

功能性子宫出血是指神经内分泌系统功能障碍所致的子宫出血，而无全身或生殖系统器质性病变。通常分为无排卵型和排卵型两种。青春期、围绝经期（更年期）功能性子宫出血属于前者，而生育期功能性子宫出血属于后者。功能性子宫出血发生于青春期的约占 20％、发生于围绝经期的约占 50％、发生于生育期的约占 30％。功能性子宫出血临床表现为月经过多、月经期延长、月经周期缩短或延长、完全不规则性出血等。

中医学称功能性子宫出血为崩漏。来势急、出血量多，称为"崩"；出血量少，或淋漓不净，称为"漏"。按辨证施治将功能性子宫出血分为血热实证型、阴虚血热型、血瘀型、脾气虚型、肾阴虚型和肾阳虚型等。

第一节　功能性子宫出血西医用药

一、功能性子宫出血防治原则性措施

功能性子宫出血防治，要树立整体观念，将整体防治与对症治疗相互结合，采用急则治其标、缓则治其本的原则，其措施如下。

1. 避免精神刺激、月经期受湿冷或劳累等，特别注意月经期卫生等。

2. 青春期功能性子宫出血。要先止血后调经，再促进排卵功能。

3. 生育期功能性子宫出血。要以止血、调经为主，若黄体功能不全要改善黄体功能，若无排卵应促进排卵并恢复生育能力。

4. 围绝经期功能性子宫出血。可调经以减少出血量，若已近绝经年龄应促进卵巢功能衰退。

5.病程长而反复发作的功能性子宫出血。若经非手术治疗无效,可考虑手术治疗。

二、功能性子宫出血出血量多用药方

功能性子宫出血出血量多时,应卧床休息,若严重贫血应考虑输血,并适当使用凝血止血剂和子宫收缩剂。

1.凝血剂。维生素 K,每次 8 毫克,每日 3 次,口服。

2.止血剂。卡巴克洛,每次 5 毫克,每日 3 次,口服;或云南白药,每次 0.3 克,每日 3 次,口服。

3.宫缩剂。马来酸麦角新碱,每次 0.2 毫克,立即,肌内注射;或催产素,每次 10 单位,立即,肌内注射。必要时,两药均可重复使用。

三、无排卵型功能性子宫出血雌激素剂止血用药方

1.己烯雌酚,每次 2 毫克,每 8 小时 1 次,口服。

2.苯甲酸雌二醇,每次 2~4 毫克,每日 1~2 次,肌内注射,连用 20 日为 1 个疗程。有乳房增大等不良反应,禁用于垂体肿瘤、高血压、冠心病、肝肾功能不全、妊娠期、哺乳期等。

3.结合雌激素,每次 0.625~2.5 毫克,每日 1~2 次,口服,连用 20 日为 1 个疗程。有乳房触痛、恶心、呕吐、脱发等不良反应,禁用于妊娠期,警惕出现血液高凝状态。

4.戊酸雌二醇,每次 1~4 毫克,每日 1~2 次,口服,连用 20 日为 1 个疗程。饭后服用,完成整个疗程,不能随意停药。禁用于妊娠期、肝功能不全等。

四、无排卵型功能性子宫出血孕激素剂止血用药方

1.黄体酮,每次 20~40 毫克,每日 1 次,肌内注射,连用 5~7 日。

2.甲羟孕酮,每次 10~20 毫克,每日 1 次,口服,连用 5~7 日。

应用雌激素、孕激素止血时:①待功能性子宫出血消失后,每 3 日减药量 1 次,每次减药量不超过原量的 1/3,直减至维持量,连用20日停药,停药后3～7日出现撤药性出血。防止由于减量过大,出现反弹性出血。②待功能性子宫出血消失后,对青春期功能性子宫出血必须用雌激素、孕激素贯序疗法,围绝经期功能性子宫出血用雌孕激素合并疗法,进行月经周期调整2～3个月。

五、无排卵型功能性子宫出血雄激素剂止血用药方

无排卵型功能性子宫出血,用雌激素、孕激素止血无效时,可慎用雄激素止血。

丙酸睾酮,每次25～50毫克,每日1～2次,肌内注射。

每个月用药总量不宜超过300毫克;禁用于肝功能不全、妊娠期、哺乳期等,慎用于冠心病、心衰等;注意监测肝功能变化;应告知患者用药后会有女性男性化表现。

六、调节月经周期用药方

功能性子宫出血经治疗消失后,必须调节月经周期,即采用人工月经周期治疗。

1. 雌激素人工月经周期治疗。己烯雌酚,每次1毫克,每日1次,口服;从月经周期第5日开始,连用22;于第18日开始加用黄体酮,每次10～20毫克,每日1次,肌内注射,连用5日;两药同时停用,等待月经来潮。连用3个月经周期为1个疗程。适用于青春期和生育期功能性子宫出血。

2. 孕激素人工月经周期治疗。黄体酮,每次10～20毫克,每日1次,肌内注射;从月经周期第21日开始,连用5日。或甲羟孕酮,每次4～8毫克,每日1次,口服;从月经周期第16日开始,连用10日。连用2～3个月经周期为1个疗程。适用于体内有一定雌激素水平的功能性子宫出血。

3. 避孕药人工月经周期治疗。避孕药为雌孕激素合并制剂,具有调节月经周期和减少月经经量等作用。避孕药Ⅰ号或Ⅱ号,每次1片,每日1次,口服;从月经周期第5日开始,连用22日。禁用于肝肾功能不全。

4. 人工合成孕激素人工月经周期治疗。甲地孕酮,每次4毫克,每日 1 次,口服;或炔诺酮,每次 2.5 毫克,每日 1 次,口服;从月经周期第 5 日开始,连用 22 日。适用于围绝经期功能性子宫出血;禁用于肝功能不全。

5. 雄激素人工月经周期治疗。甲睾酮,每次 5 毫克,每日 2 次,口服;从月经周期第 5 日开始,连用 20 日。适用于围绝经期功能性子宫出血。

七、无排卵型功能性子宫出血促进排卵用药方

1. 氯米芬,每次 50 毫克,每日 1 次,口服;从月经周期第 5 日开始,连用 5 日。或人类绝经后促性腺激素(HMG),每次 75 单位,每日 1~2 次,肌内注射;从月经结束开始,用至卵泡发育成熟为止。本类制剂在促进排卵过程中,偶可引起卵巢过度刺激综合征。人类绝经后促性腺激素(HMG)有致多胎妊娠、流产等不良反应,禁用于妊娠期、肝脏疾病、卵巢增大或囊肿等。

2. 克罗来酚(氯底酚胺),每次 50~100 毫克,每日 1 次,口服;从月经周期第 5 日开始,连用 5 日,具有诱发排卵作用。若无效,可在克罗米酚停药后 7 日,绒毛膜促性腺激素(HCG),2 000~5 000 国际单位,甚至 10 000 国际单位,1 次性肌内注射。

3. 绒毛膜促性腺激素(HCG),每次 2 000~4 000 国际单位,每日 1 次,肌内注射;从卵泡发育近成熟时、约月经周期第 10 日开始,连用 5 日。

4. 己烯雌酚,每次 0.125~0.25 毫克,每日晚睡前 1 次,口服;从月经周期第 6 日开始,连用 20 日,连用 3~6 个月经周期。适用于月经稀发且雌激素水平低下。

八、排卵型功能性子宫出血止血用药方

1. 氯米芬,每次 50 毫克,每日 1 次,口服;从月经第 5 日开始,连用 7 日。不能长期使用,须慎防产生卵巢过度刺激综合征。

2. 黄体酮,每次 10 毫克,每日 1 次,肌内注射;从排卵后开始,连用 10 日。

3. 甲羟孕酮,每次 20 毫克,每日 1 次,口服;从月经前 8 日开

始,连用5～7日。

九、不同原因排卵型功能性子宫出血止血用药方

根据排卵型功能性子宫出血的原因不同,其止血用药方如下。

1. 黄体功能不全。黄体酮,每次10毫克,每日1次,肌内注射;从排卵后开始,用至月经来潮为止。

2. 黄体萎缩不全。黄体酮,每次10毫克,每日1次,肌内注射;或甲羟孕酮,每次10毫克,每日1次,口服。从月经周期第21日开始,连用5日,使子宫内膜于月经前完全剥落而止血。

3. 排卵期出血。一般不需要用药治疗,但在出血量多时,可用小剂量雌激素治疗。雌激素,每次0.25～0.5毫克,每日1次,口服;从排卵前2～3日开始,用至功能性子宫出血消失后2～3日为止。

4. 子宫内膜修复延长。雌激素,每次0.25～0.5毫克,每日1次,口服;从宫能性子宫出血出现开始,用至功能性子宫出血消失后2～3日为止。

十、围绝经期功能性子宫出血避孕剂用药方

围绝经期功能性子宫出血,常应用雌孕激素合剂的口服避孕药(Ⅰ号或Ⅱ号)治疗,开始每次1片,每6小时1次,口服,12～24小时出血可止;然后每次1片,每8小时1次,口服,如无出血,则再继续给予同样剂量5～6日,同时补充铁剂或输血,以提高血液凝结能力。第2疗程从撤药性出血第5日开始,服用小剂量口服避孕药(Ⅰ号或Ⅱ号),服3周停1周,连用3～6个月经周期。

也可用雄激素治疗,甲睾酮,每次2片,每日2次,口服。应控制服药时间,一般不宜超过7日。

第二节 功能性子宫出血中医用药

一、功能性子宫出血辨证施治方

根据功能性子宫出血临床表现,中医学按辨证分为以下六型施治。

1. 血热实证型功能性子宫出血。月经间期出血、骤然大下或淋漓不净后又突然增多、血色鲜红或深红、血质较稠或夹血块,发热、口渴烦热、小腹疼痛、小便黄、大便干结,舌质红、舌苔黄或黄腻、脉洪数。宜采用清热凉血止血等治则,药用炙龟甲(先煎)、生牡蛎、生藕节、陈棕炭、地榆、仙鹤草、侧柏叶各 15 克,生地黄、地骨皮、黄芩、焦栀子各 12 克,阿胶(烊化)10 克,生甘草 6 克。每日 1剂,水煎取汁,分 2 次服用。

2. 阴虚血热型功能性子宫出血。月经间期出血、量少淋漓不净或量多势急、血色鲜红质稠,心烦潮热、小便黄少、大便燥结,舌边尖红、舌苔薄黄、脉细数。宜采用滋阴清热、凉血止血等治则,药用女贞子、墨旱莲各 15 克,麦门冬、白芍各 12 克,生地黄、熟地黄、地骨皮、知母各 10 克,黄柏、甘草各 6 克。每日 1 剂,水煎取汁,分2 次服用。

3. 血瘀型功能性子宫出血。出血时多时少、或淋漓不净或骤然大下、血色紫黑夹血块,小腹疼痛拒按、血块下后痛减,舌质正常或有瘀点、脉沉涩。宜采用活血化瘀、养血止血等治则,药用白芍、血余炭各 12 克,熟地黄、当归、川芎、五灵脂(布包)、蒲黄(布包)、炒香附各 10 克,三七粉(冲服)6 克。每日 1 剂,水煎取汁,分 2 次服用。

4. 脾气虚型功能性子宫出血。出血量多或持续不断,面目水肿、精神不振、四肢倦怠、气短懒言、不思饮食、腹胀便溏,舌质淡、舌苔白腻、脉虚弱。宜采用补气摄血止血等治则,药用黄芪、仙鹤草各 20 克,白术 15 克,人参、熟地黄、生姜、升麻各 10 克,炙甘草6 克。每日 1 剂,水煎取汁,分 2 次服用。

5. 肾阴虚型功能性子宫出血。月经失后不(无)定期、出血量多或淋漓不净、血色鲜红、血质较稠、头晕耳鸣、腰膝酸软、心烦多梦,舌质红、舌苔少、脉细数。宜采用滋肾益阴、清热止血、调经等治则,药用女贞子、墨旱莲、山药、仙鹤草各 15 克,鹿角胶(先煎)、菟丝子、枸杞子、龟甲胶(先煎)各 12 克,熟地黄、山茱萸、川牛膝各

10 克。每日 1 剂,水煎取汁,分 2 次服用。

6. 肾阳虚型功能性子宫出血。月经先后不(无)定期、出血量多或淋漓不净、血色淡质稀、畏寒肢冷、面色晦暗、腰腿酸软、小便清长,舌质淡、舌苔薄白、脉沉细。宜采用温肾固冲、止血调经等治则,药用制附子(先煎)、赤石脂、禹余粮各 15 克,菟丝子、枸杞子、杜仲、山药各 12 克,熟地黄、当归、山茱萸、鹿角胶各 10 克。每日 1 剂,水煎取汁,分 2 次服用。

二、血热型功能性子宫出血秘验方

以下治疗血热型功能性子宫出血秘验方,供酌情选用。

1. 续断、山药各 15 克,黄柏、白芍各 12 克,生地黄、熟地黄、黄芩各 10 克,甘草 6 克。每日 1 剂,水煎取汁,分 2 次服用。具有清热凉血止血等作用,适用于血热实证型功能性子宫出血。

2. 青蒿 15 克,白芍、黄柏、茯苓各 12 克,牡丹皮、地骨皮、熟地黄各 10 克。每日 1 剂,水煎取汁,分 2 次服用。具有清热凉血止血等作用,适用血热实证型功能性子宫出血。

3. 仙鹤草、墨旱莲各 15 克,石榴花、侧柏叶、干红鸡冠花各 10 克,荆芥炭、甘草各 6 克。每日 1 剂,水煎取汁,分 2 次服用。具有清热凉血止血等作用,适用于血热实证型功能性子宫出血。

4. 山药、续断各 15 克,熟地黄、生地黄、地骨皮、山茱萸、白芍、黄芩、黄柏各 10 克,甘草 6 克。每日 1 剂,水煎取汁,分 2 次服用。具有滋阴清热、凉血止血等作用,适用于阴虚血热型功能性子宫出血。

5. 女贞子、墨旱莲各 15 克,玄参、麦门冬、白芍各 12 克,阿胶(烊化)、生地黄、地骨皮各 10 克。每日 1 剂,水煎取汁,分 2 次服用。具有滋阴清热、凉血止血等作用,适用于阴虚血热型功能性子宫出血。

6. 紫珠草 30 克,黄芩、熟地黄、白芍各 15 克,黄连、当归、大黄炭各 10 克,川芎 6 克。每日 1 剂,水煎取汁,分 2 次服用。具有滋阴清热、凉血止血等作用,适用于阴虚血热型功能性子宫出血。

7. 生地黄、白芍、炒槐花、女贞子、墨旱莲、茜草各 12 克,大蓟、小蓟、地榆炭各 9 克。每日 1 剂,水煎取汁,分 2 次服用。具有滋阴血、凉血止血等作用,适用于阴虚血热型功能性子宫出血。

8. 仙鹤草、侧柏叶各 12 克,当归、炒山豆根、白芍、墨旱莲各 9 克,三七粉(冲服)3 克。每日 1 剂,水煎取汁,分 2 次服用。具有补阴血、凉血止血等作用,适用于阴虚血热型功能性子宫出血。

9. 黄芩炭 18 克,炒焦白芷、地榆炭、炒黑防风各 12 克,炮姜 9 克。每日 1 剂,水煎取汁,分 2 次服用。具有祛风散寒、凉血止血等作用,适用于血热型功能性子宫出血。

10. 地榆炭 30 克,侧柏叶 15 克,煅花蕊石、血余炭各 9 克。每日 1 剂,水煎取汁,分 2 次服用。具有清热凉血止血等作用,适用于血热型功能性子宫出血。

11. 当归 60 克,生地黄、侧柏叶各 30 克,荷叶 15 克。每日 1 剂,水煎取汁,分 2 次服用。具有滋阴血、凉血止血等作用,适用于阴虚血热型功能性子宫出血。

12. 大蓟 18 克,棕皮炭 9 克,蒲黄炭 7.5 克,大枣 6 个。每日 1 剂,水醋各半煎取汁,分 2 次服用。具有凉血止血调经等作用,适用于血热型功能性子宫出血。

13. 生地榆 60 克,生地黄 30 克,三七粉(冲服)3 克。每日 1 剂,水煎取汁,分 2 次服用。具有滋阴凉血止血等作用,适用于阴虚血热型功能性子宫出血。

14. 酒当归 30 克,白芷炭 15 克,荆芥炭 12 克。每日 1 剂,水煎取汁,分 2 次服用。具有补血凉血止血等作用,适用于血虚血热型功能性子宫出血。

15. 当归 60 克,炒焦荆芥穗、姜炭各 15 克。每日 1 剂,水煎取汁,分 2 次服用。具有补血凉血止血等作用,适用于血虚血热型功能性子宫出血。

16. 黑地榆、黑贯众各 30 克,水发黑木耳 60 克。每日 1 剂,水煎取汁,分 2 次服用。具有清热凉血止血等作用,适用于血热型功能性子宫出血。

17. 侧柏叶炭、蒲黄炭各 30 克,百草霜 15 克。每日 1 剂,水煎取汁,分 2 次服用。具有凉血止血、收敛调经等作用,适用于血热型功能性子宫出血。

18. 炒黄侧柏叶 15 克,炒焦蒲黄 12 克,炒焦白芍 10 克。每日 1 剂,水煎取汁,分 2 次服用。具有凉血止血、养血调经等作用,适用于血虚血热型功能性子宫出血。

19. 万年青根 30 克,石榴花、侧柏叶各 10 克。每日 1 剂,水煎取汁,分 2 次服用。具有清热散瘀、凉血止血等作用,适用于血热血瘀型功能性子宫出血。

20. 酒炒白芍、炒黑侧柏叶各 10 克。每日 1 剂,水煎取汁,分 2 次服用。具有清热养阴、凉血止血等作用,适用于阴虚血热型功能性子宫出血。

21. 地榆 30 克,当归身 20 克。每日 1 剂,水煎取汁,分 2 次服用。具有补血凉血止血等作用,适用于血虚血热型功能性子宫出血。

22. 小蓟根 30 克,百草霜 15 克。每日 1 剂,水煎取汁,分 2 次服用。具有散瘀凉血止血等作用,适用于血热血瘀型功能性子宫出血。

23. 何首乌 30 克,小蓟 20 克。每日 1 剂,水煎取汁,分 2 次服用。具有滋阴凉血止血等作用,适用于阴虚血热型功能性子宫出血。

24. 杏树胶 15 克,柳树条尖 10 个。每日 1 剂,水煎取汁,分 2 次服用。具有清热凉血止血等作用,适用于血热型功能性子宫出血。

25. 老枣树皮 30 克,老柿树皮 20 克。每日 1 剂,水煎取汁,分 2 次服用。具有清热凉血止血等作用,适用于血热型功能性子宫出血。

26. 炒贯众 30 克,花蕊石 20 克。每日 1 剂,水煎取汁,分 2

次服用。具有清热凉血止血等作用,适用于血热型功能性子宫出血。

27. 炒黑荆芥穗 20 克,黄芩 15 克。每日 1 剂,水煎取汁,分 2 次服用。具有祛风凉血止血等作用,适用于血热型功能性子宫出血。

28. 夏枯草 30 克。每日 1 剂,水煎取汁,分 2 次服用。具有清肝散结、凉血止血等作用,适用于肝郁血热型功能性子宫出血。

29. 黄芩 20 克。每日 1 剂,水煎取汁,分 2 次服用。具有清热利湿、凉血止血等作用,适用于湿热型功能性子宫出血。

30. 干美人蕉红花 30 克。每日 1 剂,水煎取汁,分 2 次服用。具有清热凉血止血等作用,适用于血热型功能性子宫出血。

三、血瘀型功能性子宫出血秘验方

以下治疗血瘀型功能性子宫出血秘验方,供酌情选用。

1. 生地黄 30 克,牡丹皮、赤芍、龟甲(先煎)、蒲黄(布包)、槐花各 15 克,当归尾、枳壳、桃仁、大黄(后下)各 10 克。每日 1 剂,水煎取汁,分 2 次服用。具有理气活血、祛瘀调经等作用,适用于血瘀型功能性子宫出血。

2. 熟地黄、五灵脂、茜草炭各 15 克,川芎、白芍、桃仁、红花、蒲黄(布包)、三七(冲服)、当归各 10 克。每日 1 剂,水煎取汁,分 2 次服用。具有理气活血、祛瘀调经等作用,适用于血瘀型功能性子宫出血。

3. 牡蛎(先煎)30 克,当归、川芎、五灵脂、炒丹参、阿胶(烊化)、炒艾叶各 10 克。每日 1 剂,水煎取汁,分 2 次服用。具有理气活血、祛瘀调经等作用,适用于血瘀型功能性子宫出血。

4. 炒五灵脂、香附、醋炙延胡索各 15 克,焦海螵蛸 6 克。每日 1 剂,水煎取汁,分 2 次服用。具有理气散瘀、止血止痛等作用,适用于气滞血瘀型功能性子宫出血。

5. 仙鹤草 20 克,蒲黄炭、棕皮炭、炒槐花、三七各 10 克。每日 1 剂,水煎取汁,分 2 次服用。具有化瘀止血调经等作用,适用于血瘀型功能性子宫出血。

6. 棕皮炭、百草霜各 15 克,杜仲炭 9 克。每日 1 剂,水煎取汁,分 2 次服用。具有活血散瘀、止血调经等作用,适用于血瘀型功能性子宫出血。

7. 乌梅 30 克,田三七、百草霜各 10 克。每日 1 剂,淘米水煎取汁,分 2 次服用。具有收敛化瘀止血等作用,适用于血瘀型功能性子宫出血。

8. 高粱灰(布包)15 克,百草霜 21 克。每日 1 剂,水煎取汁,分 2 次服用。具有收敛散瘀止血等作用,适用于血瘀型功能性子宫出血。

9. 当归 15 克,炒焦五灵脂 9 克。每日 1 剂,水煎取汁,分 2 次服用。具有补血活血、化瘀止血等作用,适用于血瘀血虚型功能性子宫出血。

10. 指甲花 20 克,牛膝 10 克。每日 1 剂,水煎取汁,分 2 次服用。具有活血化瘀止血等作用,适用于血瘀型功能性子宫出血。

11. 香附 15 克,当归尾、五灵脂各 10 克。每日 1 剂,水煎取汁,分 2 次服用。具有疏肝散瘀止血等作用,适用于气滞血瘀型功能性子宫出血。

12. 乌梅炭 15 克,延胡索、五灵脂各 10 克。每日 1 剂,水煎取汁,分 2 次服用。具有理气化瘀、收敛止血等作用,适用于血瘀型功能性子宫出血。

13. 煅花蕊石 15 克,红花 10 克。每日 1 剂,水煎取汁,分 2 次服用。具有活血化瘀止血等作用,适用于血瘀型功能性子宫出血。

14. 益母草 30 克,香附 10 克。每日 1 剂,水煎取汁,分 2 次服用。具有理气解郁、活血止血等作用,适用于气滞血瘀型功能性子宫出血。

15. 鸡血藤 30 克,蒲黄炭 15 克。每日 1 剂,水煎取汁,分 2 次服用。具有散瘀止血等作用,适用于血瘀型功能性子宫出血。

16. 金樱子 30 克。每日 1 剂,水煎取汁,分 2 次服用。具有固精祛瘀止血等作用,适用于血瘀型功能性子宫出血。

17. 生香附 30 克。每日 1 剂,水煎取汁,分 2 次服用。具有理气散瘀止血等作用,适用于气滞血瘀型功能性子宫出血。

18. 土牛膝根 30 克。每日 1 剂,水煎取汁,分 2 次服用。具有活血化瘀止血等作用,适用于血瘀型功能性子宫出血。

四、脾气虚型功能性子宫出血秘验方

以下治疗脾气虚型功能性子宫出血秘验方,供酌情选用。

1. 黄芪、熟地黄各 30 克,白术、山药、升麻、海螵蛸各 15 克,党参、黑枣各 10 克。每日 1 剂,水煎取汁,分 2 次服用。具有补气摄血止血等作用,适用于脾气虚型功能性子宫出血。

2. 黄芪、熟地黄各 30 克,白术、升麻各 15 克,党参、当归、大枣各 10 克,炙甘草 6 克。每日 1 剂,水煎取汁,分 2 次服用。具有补气摄血、止血调经等作用,适用于脾气虚型功能性子宫出血。

3. 黄芪 30 克,升麻、炒白术各 15 克,人参末(冲服)、当归、柴胡、陈皮各 10 克,炙甘草 6 克。每日 1 剂,水煎取汁,分 2 次服用。具有补气摄血止血等作用。适用于脾气虚型功能性子宫出血。

4. 黄芪 30 克,党参 24 克,炒蒲黄 15 克。每日 1 剂,水煎取汁,分 2 次服用。具有补气健脾、化瘀止血等作用,适用于脾气虚型功能性子宫出血。

5. 党参、黄芪各 60 克,荆芥炭 9 克。每日 1 剂,水煎取汁,分 2 次服用。具有益气健脾止血等作用,适用于脾气虚型功能性子宫出血。

6. 党参、黄芪各 12 克,香附、当归、熟地黄、侧柏叶各 9 克,炒白术、防风各 6 克,干姜炭 3 克。每日 1 剂,水煎取汁,分 2 次服用。具有补气养血止血等作用,适用于脾气血虚型功能性子宫出血。

7. 生黄芪、当归各 30 克,三七根末(冲服)6 克,桑叶 14 片。

每日 1 剂,水煎取汁,分 2 次服用。具有补益气血、清热凉血止血等作用,适用于脾气血虚热型功能性子宫出血。

8. 生黄芪 30 克,桑叶 15 克,当归 9 克,田三七 6 克。每日 1 剂,水煎取汁,分 2 次服用。具有补气益血、清热止血等作用,适用于脾气血虚型功能性子宫出血。

9. 炙黄芪 30 克,当归 15 克,防风 9 克。每日 1 剂,水煎取汁,分 2 次服用。具有补气养血祛风等作用,适用于脾气血虚型功能性子宫出血。

10. 生黄芪 30 克,当归 15 克,鹿角霜 9 克。每日 1 剂,水煎取汁,分 2 次服用。具有补气血止血等作用,适用于脾气血虚型功能性子宫出血。

11. 黄芪 24 克,熟附片(先煎)9 克,当归 7.5 克。每日 1 剂,水煎取汁,分 2 次服用。具有补益气血、温经散寒、止血止痛等作用,适用于脾气血虚型功能性子宫出血。

12. 生黄芪 30 克,升麻炭 15 克,当归身、荆芥炭各 6 克。每日 1 剂,水煎取汁,分 2 次服用。具有补气升阳、养血止血等作用,适用于脾气血虚型功能性子宫出血。

13. 黄芪 60 克,黄芩 9 克。每日 1 剂,水煎取汁,分 2 次服用。具有补气凉血止血等作用,适用于脾气虚型功能性子宫出血。

14. 生黄芪 60 克,阿胶(烊化)12 克。每日 1 剂,水煎取浓汁,顿服。具有补气养血等作用,适用于老年性脾气虚型功能性子宫出血。

15. 生黄芪 30 克,干姜炭 9 克。每日 1 剂,水煎取汁,分 2 次服用。具有补气摄血止血等作用,适用于脾气虚型功能性子宫出血。

五、肾虚型功能性子宫出血秘验方

以下治疗肾虚型功能性子宫出血秘验方,供酌情选用。

1. 女贞子、墨旱莲、仙鹤草、枸杞子、熟地黄、山茱萸、山药、地骨皮各 15 克,茯苓、白薇各 10 克,炙甘草 5 克。每日 1 剂,水煎取汁,分 2 次服用。具有滋肾益阴、清热止血、调经等作用,适用于肾阴虚型功能性子宫出血。

2. 熟地黄 30 克,当归、枸杞子各 15 克,生地黄、阿胶(烊化)、龟甲(先煎)、杜仲、炙甘草各 10 克。每日 1 剂,水煎取汁,分 2 次服用。具有滋肾益阴、清热止血、调经等作用,适用于肾阴虚型功能性子宫出血。

3. 生地黄 30 克,玄参、白芍、麦门冬、地骨皮、阿胶(烊化)各 15 克。每日 1 剂,水煎取汁,分 2 次服用。具有滋肾益阴、清热止血、调经等作用,适用于肾阴虚型功能性子宫出血。

4. 熟地黄、当归、枸杞子各 15 克,菟丝子、巴戟天、杜仲各 12 克,肉桂、炙甘草各 10 克。每日 1 剂,水煎取汁,分 2 次服用。具有温肾固冲、止血调经等作用,适用于肾阳虚型功能性子宫出血。

5. 熟地黄 20 克,山药、山茱萸、枸杞子、菟丝子、黄芪、杜仲、赤石脂(先煎)各 15 克,补骨脂、鹿角胶(烊化)、杜仲、覆盆子、制附子(先煎)各 10 克。每日 1 剂,水煎取汁,分 2 次服用。具有温肾固冲、止血调经等作用,适用于肾阳虚型功能性子宫出血。

6. 熟地黄、山药、菟丝子、赤石脂(先煎)、黄芪各 15 克,山茱萸、枸杞子、鹿角胶(烊化)、杜仲、制附子(先煎)各 10 克。每日 1 剂,水煎取汁,分 2 次服用。具有温肾固冲、止血调经等作用,适用于肾阳虚型功能性子宫出血。

7. 当归、白芍、鹿角胶(烊化)各 12 克,熟地黄、艾叶、阿胶(烊化)各 9 克,川芎 6 克,炒黑干姜 3 片。每日 1 剂,水煎取汁,分 2 次服用。具有滋阴养血、温经止血等作用,适用于肾阴血虚型功能性子宫出血。

8. 当归、生地黄、红花、蒲黄、五灵脂各 12 克,川芎、黄柏各 6 克。每日 1 剂,水煎取汁,分 2 次服用。具有补益阴血、化瘀止血等作用,适用于肾阴血虚夹瘀型功能性子宫出血。

9. 生地黄炭、阿胶珠各 30 克,当归、白芍、党参、棕榈炭各 15

克。每日 1 剂,水煎取汁,分 2 次服用。具有滋阴养血止血等作用,适用于肾阴血虚型功能性子宫出血。

10. 阿胶珠(烊化)18 克,当归身、血余炭各 12 克。每日 1 剂,水煎取汁,分 2 次服用。具有滋阴养血、散瘀止血等作用,适用于肾阴血虚型功能性子宫出血。

11. 阿胶、当归、蒲黄炭各 15 克,白茅根 9 克。每日 1 剂,水煎取汁,分 2 次服用。具有滋阴养血、散瘀止血等作用,适用于肾阴血虚型功能性子宫出血。

12. 黑姜炭 30 克,阿胶(烊化)12 克,炙甘草 6 克。每日 1 剂,水煎取汁,分 2 次服用。具有滋补阴血、温中止血等作用,适用于肾阴血虚型功能性子宫出血。

13. 藕节炭 30 克,阿胶(烊化)15 克,荆芥炭 9 克。每日 1 剂,水煎取汁,分 2 次服用。具有养阴血、收敛止血等作用,适用于肾阴血虚型功能性子宫出血。

14. 熟地黄 60 克,大党参、贯众炭各 30 克。每日 1 剂,水煎取汁,分 2 次服用。具有补肾阴、健脾气、止血等作用,适用于脾肾两虚型功能性子宫出血。

15. 补骨脂、韭菜子各 15 克,焦艾叶 10 克。每日 1 剂,水煎取汁,分 2 次服用。具有温经散寒止血等作用,适用于肾阳虚型功能性子宫出血。

16. 生地黄 30 克,海螵蛸末 15 克。每日 1 剂,水煎取汁,分 2 次服用。具有益肾助阴、清热止血等作用,适用于肾阴虚型功能性子宫出血。

17. 生地黄 50 克,地榆 30 克。每日 1 剂,水煎取汁,分 2 次服用。具有滋阴清热、凉血止血等作用,适用于肝肾阴虚型功能性子宫出血。

18. 龟甲 30 克。每日 1 剂,水煎取汁,分 2 次服用。具有滋阴补血、养血止血等作用,适用于肾阴虚型功能性子宫出血。

19. 艾叶 20 克。每日 1 剂,水煎取汁,分 2 次服用。具有温经止血等作用,适用于肾阳虚寒型功能性子宫出血。

20. 赤石脂、禹余粮各 15 克。每日 1 剂,水煎取汁,分 2 次服用。具有温肾助阳、固冲止血等作用,适用于肾阳虚型功能性子宫出血。

六、功能性子宫出血中成药剂方

根据功能性子宫出血证型不同,以下中成药剂方,供酌情选用。

1. 荷叶丸。每次 1～2 丸,每日 2 次,掰碎后,温开水送服。由荷叶、栀子、生地黄炭、白茅根炭、藕节组成,具有清热凉血止血等作用,适用于血热实证型功能性子宫出血。

2. 八宝治红丹。每次 1 丸,每日 2 次,掰碎后,温开水送服。由当归炭、白茅根、牡丹皮、三七、香墨组成,具有清肝泻火、润肺凉血等作用,适用于肝肺郁型功能性子宫出血。

3. 四红丸。每次 1 丸,每日 2 次,掰碎后,温开水送服。由当归炭、大黄炭、蒲黄炭、阿胶、槐角炭组成,具有清热止血、引血归经等作用,适用于肺热伤络型功能性子宫出血。

4. 加味逍遥丸。每次 1 丸,每日 2 次,掰碎后,温开水送服。由柴胡、白术、茯苓、当归、白芍组成,具有疏肝解郁、养血调经等作用,适用于肝气郁结型功能性子宫出血。

5. 三七片。每次 2 片,每日 2～3 次,口服。主要由三七组成,具有止血化瘀等作用,适用于血瘀型功能性子宫出血。

6. 丹七片。每次 3～5 片,每日 2 次,口服。由丹参、三七组成,具有活血化瘀等作用,适用于血瘀型功能性子宫出血。

7. 益母草膏。每次 10～15 克,每日 2 次,温开水调服。由益母草、川芎、当归、木香、生地黄、白芍组成,具有化瘀生新、养血调经等作用,适用于阴血虚瘀型功能性子宫出血。

8. 人参归脾丸。每次 1 丸,每日 2 次,掰碎后,温开水送服。由人参、黄芪、茯苓、白术、远志、龙眼肉组成,具有益气健脾、摄血调经等作用,适用于脾气虚型功能性子宫出血。

9. 补中益气丸。每次 6 克,每日 2 次,温开水送服。由黄芪、人参、白术、升麻、柴胡组成,具有调补脾胃、升阳益气等作用,适用于脾气虚型功能性子宫出血。

10. 八珍益母丸。每次 1 丸,每日 2 次,掰碎后,温开水送服。由熟地黄、白芍、当归、川芎、白术组成,具有补气养血等作用,适用于脾气血虚型功能性子宫出血。

11. 妇科十味片。每次 4 片,每日 3 次,温开水送服。由香附、川芎、当归、元胡、白术、甘草、赤白芍、熟地黄、大枣组成,具有补气养血调经等作用,适用于脾气血虚型功能性子宫出血。

12. 知柏地黄丸。每次 1 丸,每日 2 次,掰碎后,温开水送服。由知母、黄柏、牡丹皮、熟地黄、泽泻组成,具有滋阴降火等作用,适用于肾阴虚血热型功能性子宫出血。

13. 河车大造丸。每次 1 丸,每日 2 次,掰碎后,温开水送服。由柴河车、熟地黄、龟甲、天门冬、麦门冬、党参组成,具有滋阴益肾、补养气血等作用,适用于肾阴血虚型功能性子宫出血。

14. 安神赞育丸。每次 1 丸,每日 2 次,掰碎后,温开水送服。由桑寄生、乳香、紫河车、杜仲炭、蚕绵炭组成,具有补肾健脾、养血调经等作用,适用于脾肾两虚型功能性子宫出血。

15. 金匮肾气丸。每次 1 丸,每日 2 次,掰碎后,温开水送服。由熟地黄、山药、茯苓、牡丹皮、泽泻、肉桂、附子组成。具有补益肾气、温阳利水等作用,适用于肾气虚型功能性子宫出血。

七、功能性子宫出血中药汤剂方

以下治疗功能性子宫出血中药汤剂方,供酌情选用。

1. 椿根皮白术散。椿根皮 40 克,白术、炒栀子、棕榈炭、地榆炭各 25 克,侧柏叶 20 克。随症加减用药。每日 1 剂,水煎取汁,分 2 次服用。具有凉血活血、益气止血等作用,适用于血热实证型功能性子宫出血。

2. 清热止血汤。白茅根 20 克,当归、荆芥穗、连翘、侧柏炭、牡丹皮、栀子各 15 克,白芍、黄柏各 10 克,川大黄 7.5 克。随症加减用药。每日 1 剂,水煎取汁,分早晚 2 次温服。具有清热凉血止血等作用,适用于血热实证型功能性子宫出血。

3. 白头翁地榆汤。白头翁、地榆炭、红糖各 60 克。前 2 味水煎取汁,加红糖,小火煮 3～5 分钟即可。每日 1 剂,分早晚 2 次温服。连用 6 日为 1 个疗程。具有清热凉血止血等作用,适用于血热实证型功能性子宫出血。

4. 苎根止崩汤。鲜苎麻根(去皮)30～50 克,生地黄、墨旱莲、地榆各 20～30 克,蒲黄炭、茜草根炭各 10 克,生甘草 6 克。随症加减用药。每日 1 剂,水煎取汁,分 2 次服用,连用 3 日为 1 个疗程。具有滋阴清热、凉血止血等作用,适用于阴虚血热型功能性子宫出血。

5. 缩宫汤。炒枳壳 20～60 克,七叶一枝花 15～20 克,炒蒲黄、炒五灵脂各 15 克,益母草 10～30 克,红花 3 克。随症加减用药。每日 1 剂,水煎取汁,分早晚 2 次温服。具有理气活血止血等作用,适用于气滞血瘀型功能性子宫出血。

6. 益气固肾汤。黄芪 60 克,墨旱莲 30 克,炒荆芥炭 10 克,升麻 6 克。每日 1 剂,水煎取汁,分 2 次服用。具有益气固肾等作用,适用于脾气虚型功能性子宫出血。

7. 升阳举经汤。黄芪 30 克,党参 25 克,当归、炒栀子各 12 克,白芍、黑姜各 10 克,升麻、柴胡各 9 克,陈皮 8 克,炙甘草 6 克。每日 1 剂,水煎取汁,分清晨、下午、晚睡前 3 次温服。具有益气健脾、养血止血等作用,适用于脾气虚型功能性子宫出血。

8. 黄芪续断止血汤。黄芪 30 克,党参、荆芥穗炭、当归、炒川续断各 15 克,白术、醋柴胡、陈皮炭、仙鹤草、升麻、甘草各 10 克。随症加减用药。每日 1 剂,水煎取汁,分早晚 2 次温服。具有益气健脾、调经止血等作用,适用于脾气虚型功能性子宫出血。

9. 加减补中益气汤。党参、黄芪各 60 克,炒升麻、益母草各 30 克,桔梗、血余炭各 10 克,柴胡 9 克,独活 6 克。每日 1 剂,水煎取汁,分 3 次温服。具有补气健脾、调经止血等作用,适用于脾气虚型功能性子宫出血。

10. 神效止血汤。潞党参、生山药各 30 克,阿胶(烊化)、荆芥炭、陈棕炭、地榆炭、海螵蛸、仙鹤草各 18 克,炒白术、茜草根、酸枣仁、墨旱莲各 12 克,大枣 10 个,血余炭 6 克,三七末 1 克(冲服)。随症加减用药。每日 1 剂,水煎取汁,分 2 次服用。具有益气健脾、调经止血等作用,适用于脾气虚型功能性子宫出血。

11. 参茜童便饮。党参、茜草各 12 克,童便 50 毫升(冲服)。随症加减用药。每日 1 剂,水煎取汁,分 2 次服用。具有益气健脾止血等作用,适用于脾气虚型功能性子宫出血。

12. 补气寒流汤。仙鹤草、地榆炭各 30 克,生地炭 25 克,黄芪 20 克,党参 15 克,当归 12 克,炒白术、茯苓各 10 克,木香、甘草各 6 克。随症加减用药。每日 1 剂,水煎取汁,分 2 次服用。具有补气健脾、调经止血等作用,适用于脾气虚型功能性子宫出血。

13. 黄芪地榆汤。黄芪 50 克,党参 25 克,血见愁、生地榆各 20 克,茜草 15 克。随症加减用药。每日 1 剂,水煎取汁,分 2 次服用。具有益气健脾、调经止血等作用,适用于脾气虚型功能性子宫出血。

14. 补中益气汤。生黄芪 30 克,山药、生地黄、熟地黄、桑寄生各 24 克,党参、红茜草各 15 克,当归、柴胡、升麻、海螵蛸、炒白术、炒杜仲各 12 克,陈皮、侧柏炭、贯众炭各 9 克,田三七(冲服)、炙甘草各 6 克。随症加减用药。每日 1 剂,水煎取汁,分 2 次服用,连用 7 日为 1 个疗程。具有益气健脾、养阴止血等作用,适用于脾气虚型功能性子宫出血。

15. 益气固血汤。生黄芪 30 克,仙鹤草 15 克,党参、云苓、炒白术、山药、杜仲、川断、棕榈炭、血余炭各 10 克,茜草 6 克,大枣 6 个,升麻 3 克。随症加减用药。每日 1 剂,水煎取汁,分 2 次服用。具有益气健脾、固血止血等作用,适用于脾气虚型功能性子宫出血。

16. 黄芪失笑散。黄芪、白及各 30 克,白芍 15 克,夏枯草、炒蒲黄(布包)、炙五灵脂各 9 克。随症加减用药。每日 1 剂,水煎取汁,分早晚 2 次温服。具有益气健脾、活血止血等作用,适用于脾气虚型功能性子宫出血。

17. 党参益母草止血汤。海螵蛸、益母草、地榆炭、侧柏炭各 20 克,党参、生地黄各 15 克,当归、山茱萸、香附、茜草各 10 克。随症加减用药。每日 1 剂,水煎取汁,分 2 次温服。具有益气养阴止血等作用,适用于气阴两虚型功能性子宫出血。

18. 安冲汤。海螵蛸、生龙骨、生牡蛎各 15 克,黄芪、生地黄、阿胶(烊化)各 12 克,白术、茜草各 10 克,白芍、续断各 9 克,炒蒲黄(布包)、五倍子各 5 克,血余炭 3 克,参三七 2 克。随症加减用药。每日 1 剂,水煎取汁,分早晚 2 次服用。具有益气养阴止血等作用,适用于气阴两虚型功能性子宫出血。

19. 黄芪益母止血汤。黄芪、贯众炭各 30 克,熟地、益母草各 15 克,当归、白芍、三七粉(冲服)各 10 克。随症加减用药。每日 1 剂,水煎取汁,分早晚 2 次温服。具有益气养阴止血等作用,适用于气阴两虚型功能性子宫出血。

20. 崩漏饮加减。女贞子、墨旱莲、生炒白芍、炒山药、益母草各 30 克,阿胶(烊化)、山茱萸各 12 克,炒当归、巴戟天、甘草各 9 克。随症加减用药。每日 1 剂,水煎取汁,分 2 次服用。具有滋阴益肾、养血止血等作用,适用于肾阴虚型功能性子宫出血。

21. 加味奇妙四物汤。生地黄、熟地黄、黄芪各 15 克,当归、川芎、白芍、阿胶(烊化)、黄芩各 9 克,艾叶炭 4.5 克。随症加减用药。每日 1 剂,水煎取汁,分 2 次服用;从月经来潮开始,用至月经结束为止;月经间期用归芪冲剂或归脾汤,连用 3 个月经周期为 1 个疗程。具有滋阴益肾止血等作用,适用于肾阴虚型功能性子宫出血。

22. 地贯孩茜汤。生地黄炭、熟地黄炭、贯众炭各 15～30 克,红孩儿、茜草炭各 10～20 克。随症加减用药。每日 1 剂,水煎取汁,分 2 次服用。具有滋阴清热止血等作用,适用于肾阴虚型功能性子宫出血。

23. 止崩凉血汤。阿胶(烊化)、紫草、海螵蛸、棕榈炭各 20 克,生地黄、青蒿、地骨皮各 15 克。每日 1 剂,水煎取汁,分 2 次温服。具有滋阴清热止血等作用,适用于肾阴虚型功能性子宫出血。

24. 阿胶熟地汤。熟地黄、阿胶、冬瓜籽各 30 克,红花 20 克。随症加减用药。每日 1 剂,水煎取汁,分早晚 2 次温服。具有滋阴清热止血等作用,适用于肾阴虚型功能性子宫出血。

25. 菟仙止血汤。菟丝子、仙鹤草各 30 克,枸杞子 15 克,生地黄、白芍、当归各 10 克,川芎、红花各 3 克。每日 1 剂,水煎取汁,分 2 次饭后服用。具有滋阴清热止血等作用,适用于肾阴虚型功能性子宫出血。

26. 复方墨旱莲汤。墨旱莲、血见愁各 35 克,女贞子、生黄芪各 20 克,全当归、仙鹤草、白芍、熟地黄、白术、菟丝子、益母草各 15 克,甘草 10 克。每日 1 剂,水煎取汁,分 2～3 次服用,连用 5 日为 1 个疗程。具有滋补肝肾、调经止血等作用,适用于肾阴血虚型功能性子宫出血。

27. 调补冲任汤。肉苁蓉、巴戟天、桑寄生、川续断、女贞子、墨旱莲、菟丝子、薏苡仁、淮山药各 12～15 克,三七、阿胶各 5 克。随症加减用药。每日 1 剂,水煎取汁,分 2 次服用。具有益肾助阳、养阴调经等作用,适用于肾阴阳两虚型功能性子宫出血。

28. 速效固崩汤。墨旱莲、益母草、生地榆、马齿苋各 30 克,三七末 3 克(冲服)。随症加减用药。每日 1 剂,水煎取汁,分 2 次服用。具有滋阴清热、活血止血等作用,适用于阴虚血瘀型功能性子宫出血。

八、围绝经期功能性子宫出血中药汤剂方

以下治疗围绝经期功能性子宫出血中药汤剂方,供酌情选用。

1. 大黄益母地榆汤。大黄炭、益母草各 30 克,生地榆炭 18 克,党参 15 克,蒲黄、炒阿胶各 12 克。随症加减用药。每日 1 剂,水煎取汁,分2~3次服用。具有清热凉血、止血调经等作用,适用于血热实证型围绝经期功能性子宫出血。

2. 固冲汤。黄芪、白术、仙鹤草、侧柏叶、熟地黄、枣皮、龙骨、牡蛎、海螵蛸各30克,白芍、五倍子、茜草各20克。随症加减用药。每日1剂,水煎取汁,分3次服用。具有益气养血、调经摄血等作用,适用于气血两虚型围绝经期功能性子宫出血。

3. 益气固冲汤。黄芪30克,党参、当归、炒川断、芥穗炭各15克,白术、醋柴胡、陈艾炭、仙鹤草、甘草各10克,升麻4克。随症加减用药。每日1剂,水煎取汁,分2次服用。具有益气升提、固摄冲任等作用,适用于脾气虚型围绝经期和青春期功能性子宫出血。

4. 扶正止崩汤。黄芪、仙鹤草各30克,党参15克,侧柏炭12克,白芍、当归各9克。随症加减用药。每日1剂,水煎取汁,分2次服用。具有益气养血、固本止崩等作用,适用于气血两虚型围绝经期功能性子宫出血。

5. 益肾补气固冲汤。山茱萸肉30克,党参、黄芪、海螵蛸各20克,煅牡蛎18克,炒白术、熟地黄、续断、菟丝子、阿胶(烊化)各15克,白芍、茜草各12克。随症加减用药。每日1剂,水煎取汁,分2次服用,连用1个月为1个疗程。具有益气健脾、养阴止血等作用,适用于气阴两虚型围绝经期功能性子宫出血。

6. 固本止崩汤。黄芪20克,党参、白芍、熟地黄、当归、白术、吴茱萸肉、菟丝子、肉苁蓉、陈皮、炙甘草各10克。随症加减用药。每日1剂,水煎取汁,分2次服用。具有益气健脾、调经止血等作用,适用于气阴两虚型围绝经期功能性子宫出血。

7. 宫血宁。黄芪、山药各15~30克,熟地黄10~20克,阿胶(烊化)10~15克,白芍、川续断、桑寄生、菟丝子、地榆、仙鹤草、山茱萸各10克。随症加减用药。每日1~2剂,水煎取汁,每4~6小时1次,热服,连用6个月为1个疗程。具有益气健脾、调经止血等作用,适用于气阴两虚型围绝经期功能性子宫出血。

8. 安志益坤汤。熟地黄、熟地黄炭、枸杞子、煅龙骨、白芍各30克,炒枣仁、桑寄生各15克,川黄连1.5克。随症加减用药。每日1剂,水煎取汁,分2～3次服用。具有滋阴清热、调经止血等作用,适用于阴虚血热型围绝经期功能性子宫出血。

9. 安宫止血汤。生地黄、女贞子、墨旱莲各20克,山药、党参、炒白术、山茱萸、阿胶(烊化)、煅牡蛎、海螵蛸各12克,茜草炭、地榆炭、棕榈炭各10克,三七末3克(冲服)。每日1剂,水煎取汁,分2～3次服用;每个月经周期连用10剂,连用3个月经周期。具有滋补肝肾、调经止血等作用,适用于肾阴虚型围绝经期功能性子宫出血。

10. 四草汤。马鞭草、鹿衔草各30克,益母草15克,茜草12克。随症加减用药。每日1剂,水煎取汁,分2次服用,出血停止后仍服用2～3个月。具有清热凉血止血等作用,适用于血热实证型围绝经期功能性子宫出血。

九、青春期功能性子宫出血中药汤剂方

以下治疗青春期功能性子宫出血中药汤剂方,供酌情选用。

1. 白地汤。白头翁90克,地榆炭、白糖各60克。每日1剂,水煎取汁,分2次服用。具有清热凉血止血等作用,适用于血热实证型青春期功能性子宫出血。

2. 栀母霜汤。白茅根、鸡血藤、益母草各30克,炒栀子15克,川楝子、生甘草各12克,鹿角霜10克,红花炭9克。随症加减用药。每日1剂,水煎取汁,分2次服用,连用1个月为1个疗程。具有养血疏肝、清热止血、调理冲任等作用,适用于肝经郁热型青春期功能性子宫出血。

3. 调经汤。夏枯草、炒蒲黄、醋炒五灵脂各15克。每日1剂,水煎取汁,分2次服用。具有祛瘀止血止痛等作用,适用于血瘀型青春期功能性子宫出血。

4. 活血化瘀汤。王不留行20克,五灵脂、海藻各15克,三棱、莪术各12克,当归、枳实、大黄、土鳖虫各10克。随症加减用

药。每日 1 剂,水煎取汁,分 2 次服用。具有疏肝理气、活血止血
等作用,适用于肝气郁结型青春期功能性子宫出血。

5. 止崩汤。藕节 30 克,生麦芽、生地黄炭、墨旱莲、生山药各
20 克,茯苓、炒白术、黑栀子各 12 克,炒枳壳、陈皮、黄芩炭各 10
克,生甘草 6 克。随症加减用药。每日 1 剂,水煎取汁,分 2 次服
用。具有疏肝理气、调经止血等作用,适用于肝气郁结型青春期功
能性子宫出血。

6. 缩宫汤。炒枳壳 20～60 克,七叶一枝花 15～20 克,益母
草 10～30 克,炒蒲黄、炒五灵脂各 15 克,红花 3 克。随症加减用
药。每日 1 剂,水煎取汁,分 2 次服用;忌食酒、生冷、辛辣等食品。
具有理气活血止血等作用,适用于气滞血瘀型青春期功能性子宫
出血。

7. 补中益气汤。黄芪 50 克,煅牡蛎(先煎)、煅龙骨(先煎)各
40 克,赭石(先煎)30 克,海螵蛸 20 克,人参、白术、当归、柴胡、炒
蒲黄(布包)、棕榈炭各 15 克,升麻 5 克。随症加减用药。每日 1
剂,水煎取汁,分 2 次服用。具有益气健脾、调经止血等作用,适用
于脾气虚型青春期功能性子宫出血。

8. 补中升陷汤。党参、黄芪、地榆炭、棕榈炭各 30 克,杜仲炭
15 克,炒白术 12 克,陈皮、当归、黄芩、甘草各 10 克,柴胡、升麻、
炮姜各 6 克。随症加减用药。每日 1 剂,水煎取汁,分 2 次服用。
具有补中升陷、益气健脾、止血等作用,适用于脾气虚型青春期功
能性子宫出血。

9. 益气养阴化瘀汤。黄芪、生地黄各 15 克,墨旱莲、炒黄芩、
茜草、益母草、大黄炭各 10 克。随症加减用药。每日 1 剂,水煎取
汁,分 2 次服用。具有益气养阴、化瘀止血等作用,适用于气阴两
虚型青春期功能性子宫出血。

10. 补脾肾固经汤。党参、黄芪、白芍、煅牡蛎、棕榈炭各 15
克,女贞子、菟丝子各 12 克,阿胶(烊化)、贯众炭各 10 克。随症加
减用药。每日 1 剂,水煎取汁,分 2 次服用。具有益气养阴止血等

作用,适用于气阴两虚型青春期功能性子宫出血。

11. 固冲汤加味。黄芪 50 克,白术、煅龙骨、煅牡蛎、阿胶(烊化)各 30 克,熟地 15 克,五倍子、茜草根、黑荆芥各 10 克。随症加减用药。每日 1 剂,水煎取汁,分 2 次服用;从月经来潮开始,用至月经结束为止;出血停止后,改用归脾丸,每次 1 丸,每日 2 次,连用 2～3 个月经周期。具有补气养阴止血等作用,适用于气阴两虚型青春期功能性子宫出血。

12. 新益气养阴汤。党参 20～30 克,黄芪、淮山药各 20 克,炒白术、熟地黄各 15 克,生白芍 12 克,黑姜 10 克,红枣 7 个,升麻 6 克。每日 1 剂,水煎取汁,分 2 次服用。具有益气养阴止血等作用,适用于气阴两虚型青春期功能性子宫出血。

13. 固冲汤加减。炒白术 30 克,生黄芪、煅龙骨(捣碎)、煅牡蛎(捣碎)、山茱萸各 20 克,杭白芍、川续断、海螵蛸(捣碎)各 15 克,生杜仲、茜草各 10 克。随症加减用药。每日 1 剂,水煎取汁,分 2 次服用。具有益气养阴止血等作用,适用于气阴两虚型青春期功能性子宫出血。

14. 山萸菟丝汤。山萸肉 60 克,菟丝子 30 克,女贞子、墨旱莲、五味子各 15 克,益母草、茜草各 10 克。随症加减用药。每日 1 剂,水煎取汁,分 2 次服用;从月经来潮开始,用至月经结束为止;出血停止后,改用六味地黄汤、归脾汤加减。具有滋补肾阴、活血止血等作用,适用于肾阴虚型青春期功能性子宫出血。

15. 固经汤。墨旱莲、仙鹤草各 30 克,茜草、侧柏炭、地榆炭各 20 克,生地黄、阿胶(烊化)、黄芩各 15 克,白芍 12 克,牡丹皮、乌梅肉各 10 克。随症加减用药。每日 1 剂,水煎取汁,分 2 次服用,连用 7 日为 1 个疗程。具有滋肾养血、凉血止血等作用,适用于肾阴虚血热型青春期功能性子宫出血。

16. 补肾调经方。菟丝子 30 克,薏苡仁 25 克,墨旱莲、女贞子各 18 克,熟地黄、白芍、山药、山茱萸、川断、淫羊藿各 15 克。随症加减用药。每日 1 剂,水煎取汁,分 2 次服用,连用 3 个月为 1

个疗程。具有补肾调经止血等作用,适用于肾阴阳两虚型青春期功能性子宫出血。

17. 宫复饮。山药 30 克,桑寄生、川续断、枸杞子、墨旱莲、女贞子、肉苁蓉、巴戟天、党参、黄芪、枳壳各 15 克。每日 1 剂,水煎取汁,分 2 次服用,连用 3～6 日。具有补肾调经止血等作用,适用于肾阴阳两虚型青春期功能性子宫出血。

18. 补肾汤。女贞子 30 克,熟地黄、山茱萸、山药、菟丝子各 20 克,墨旱莲 15 克,川续断、鹿角胶、巴戟天各 10 克。随症加减用药。每日 1 剂,水煎取汁,分 2 次服用。具有益肾调经止血等作用,适用于肾阴阳两虚型青春期功能性子宫出血。

19. 温肾健脾汤。补骨脂、海螵蛸、肉桂、当归、制香附、党参、黄芪、生白术各 10 克。随症加减用药。每日 1 剂,水煎取汁,分 2 次服用。具有温补脾肾、调经止血等作用,适用于脾肾两虚型青春期功能性子宫出血。

20. 补肾摄冲汤。仙鹤草 30 克,炙黄芪、菟丝子、桑葚子、女贞子、墨旱莲、芡实、莲须、桑螵蛸各 12 克,生白术 9 克。随症加减用药。每日 1 剂,水煎取汁,分 2 次服用,连用 3 个月经周期为 1 个疗程。具有补益脾肾、调经止血等作用,适用于脾肾两虚型青春期功能性子宫出血。

第三节　功能性子宫出血辨证施治食疗

一、功能性子宫出血饮食宜忌

1. 血热实证型功能性子宫出血。宜食清热食品,如绿豆、赤小豆、白菜、菠菜、紫菜、菊花脑、枸杞头、黄瓜、丝瓜、鲜藕、荸荠、菱角、竹笋、甘蔗、苹果、樱桃、葡萄、香蕉、无花果等;宜食凉血止血食品,如马齿苋、小蓟、银耳、马兰头、芥菜、苦瓜、柿饼等。

2. 阴虚血热型功能性子宫出血。宜食滋阴清热止血食品,如绿豆、赤小豆、菠菜、菊花络、马兰头、枸杞子、藕、燕窝、银耳、梨、苦瓜、鸭、甲鱼、乌龟、蚌等。

3. 血瘀型功能性子宫出血。宜食行血散瘀食品,如油菜、黑木耳、桂花、玫瑰花、鲫鱼、鲤鱼、禽血等。

4. 脾气虚型功能性子宫出血。宜食补气养血食品,如扁豆、薏苡仁、山药、大枣、莲子、龙眼、苹果、乌贼、黄鱼、鳝鱼、黑鱼等。

5. 肾虚型功能性子宫出血。宜食补肾食品,如黑木耳、韭菜、枸杞子、桑葚、栗子、猪腰子、虾仁、鱼肚、牡蛎、蚶子、海蜇等。

6. 功能性子宫出血日久淋漓不净。宜食酸性食品,如酸梅汤、山楂汁、柠檬汁、草莓汁等,有助于止血;宜食富含铁食品,如畜(禽)肝、乌鸡、黑木耳、龙眼、苋菜、菠菜、空心菜、血米等,以防止贫血。

7. 忌食辛辣食品。如辣椒、辣酱、胡椒、大蒜、大葱、生姜、花椒、芥末、茴香、酒、芫荽、牛肉、羊肉、狗肉、公鸡、麻雀、虾、海马、荔枝、杏、李子等。因此类食品属于温燥热性食品,可使子宫充血而加重出血,对于血热实证型功能性子宫出血更是如此,故应忌食。

8. 忌食生冷寒凉食品。如生冷瓜果、各种冷饮、凉拌食品等。子宫在受生冷寒凉食品刺激时会收缩而加重出血;生冷寒凉食品还会损伤脾气,造成气虚下陷、统摄无权、冲任不固而加重子宫出血,故应忌食。

9. 忌食不易消化食品。崩漏日久,气血虚弱,可引起贫血;贫血时应护胃,尽量少食或不食花生、葵花子、核桃仁、蒜黄、洋葱、毛笋、海蜇、毛蚶等滞留食品;而未熟透的肉类及油煎、油炸、烧烤食品等,会导致消化不良、胃肠功能紊乱,而加重贫血,故更应忌食。

10. 忌食活血食品(包括酒食等)。活血食品会使血管扩张、血行加速,易导致子宫出血加重,故应忌食。酒食如白酒、黄酒、曲酒、果酒、啤酒、药酒,以及酒心糖、醉鸡、醉蟹等,也应忌食。

11. 忌食破气食品。如红萝卜、白萝卜、萝卜干、大头菜等,可克伐脾胃之气,使脾气更虚,进一步损伤脾的固摄经血作用,对于脾气虚型功能性子宫出血更是如此,故应忌食。

二、血热实证型功能性子宫出血食疗方

血热实证型功能性子宫出血主症、治则见前文介绍。以下食疗方,供酌情选用。

1. 仙鹤草、血见愁、墨旱莲各 30 克,阿胶(烊化冲服)10 克,赤小豆 60 克,冰糖适量。前 3 味水煎取汁,入赤小豆煮酥熟,加阿胶、冰糖煮溶即可。每日 1 剂,分 2～3 次食用,连用数日。

2. 干红鸡冠花 10 克,陈棕炭、荆芥炭各 6 克,绿豆 60 克,白糖适量。前 3 味水煎取汁,入绿豆煮酥熟,加白糖调味即可。每日 1 剂,分 2 次食用,连用数日。

3. 侧柏叶、石榴花各 10 克,丝瓜块(去皮)250 克,食盐、味精、植物油各适量。前 2 味水煎取汁,加后 4 味煮至丝瓜块酥熟入味即可。每日 1 剂,分 2 次佐餐食用,连用数日。

4. 鲜藕节、鲜白茅根各 60 克,荸荠片(去皮)50 克,白糖适量。前 2 味水煎取汁,加后 2 味煮至荸荠片酥熟即可。每日 1 剂,分 2 次食用,连用数日。

5. 鲜马齿苋粗末、鲜芹菜粗末、鲜藕粗末各 100 克,白糖适量。前 3 味入家用果汁机搅烂,入锅,加水适量煮沸,加白糖调味即可。每日 1 剂,分 2 次食用,连用数日。

6. 荠菜末、马兰头末各 100 克,白糖适量。前 2 味入锅,加适量水煮沸,加白糖调味即可。每日 1 剂,分 2 次食用,连用数日。

三、阴虚血热型功能性子宫出血食疗方

阴虚血热型功能性子宫出血主症、治则见前文介绍。以下食疗方,供酌情选用。

1. 生地黄、侧柏叶各 20 克,当归 20 克,荷叶 15 克,赤小豆 60 克,白糖适量。前 4 味水煎取汁,入赤小豆煮酥熟,加白糖调味即可。每日 1 剂,分 2 次食用,连用 5～7 日。

2. 生地黄、地榆、白茅根、牡丹皮各 15 克,鲜藕片 200 克,冰糖适量。前 4 味水煎取汁,加后 2 味煮至鲜藕片酥熟即可。每日 1 剂,分 2 次食用,连用 5～7 日。

3. 鲜生地黄、鲜墨旱莲、鲜芦根各 60 克,鲜藕片 200 克,白糖适量。前 3 味水煎取汁,入鲜藕片煮酥熟,加白糖调味即可。每日 1 剂,分 2 次食用,连用 5～7 日。

4. 女贞子、藕节各 30 克,水发黑木耳 60 克,冰糖适量。前 2 味水煎取汁,入水发黑木耳煮酥熟,加冰糖煮溶即可。每日 1 剂,分 2 次食用,连用 5～7 日。

5. 当归 10 克,荠菜花 50 克,水发白木耳 60 克,冰糖适量。前 2 味水煎取汁,入水发白木耳煮酥熟,加冰糖煮溶即可。每日 1 剂,分 2 次食用,连用 5～7 日。

6. 生地黄、枸杞子各 30 克,鲜荠菜段 150 克,白糖适量。生地黄水煎取汁,入枸杞子煮软,加鲜荠菜段、白糖煮至鲜荠菜段熟即可。每日 1 剂,分 2 次食用,连用 5～7 日。

四、血瘀型功能性子宫出血食疗方

血瘀型功能性子宫出血主症、治则见前文介绍。以下食疗方,供酌情选用。

1. 鲫鱼 1 条(杀白约 250 克),血竭、乳香各 10 克,料酒、葱、姜、食盐、味精、植物油各适量。后 8 味拌匀,置鲫鱼腹内入盘,隔水蒸至鲫鱼熟即可。每日 1 剂,分 2 次佐餐食用,连用数日。

2. 乌梅 30 克,干姜炭、百草霜各 15 克,陈皮 10 克,红糖适量。干姜炭、百草霜、陈皮水煎取汁,入乌梅煮熟烂,加红糖调味即可。每日 1 剂,分 2 次食用,连用数日。

3. 金樱子 30 克,指甲花、牛膝各 15 克,猪血片 150 克,食盐、味精、植物油各适量。前 3 味水煎取汁,加其余各味煮沸至猪血片熟即可。每日 1 剂,分 2 次佐餐食用,连用数日。

4. 牛膝 20 克,鲜山楂 10 克,墨鱼片 150 克,料酒、葱、姜、食盐、味精、植物油各适量。牛膝水煎取汁,加其余各味,大火煮沸,撇去浮沫,改小火煮至墨鱼片熟烂即可。每日 1 剂,分 2 次佐餐食用,连用数日。

5. 香附、当归各 15 克,乌鱼片 150 克,料酒、葱、姜、食盐、味精、色拉油各适量。前 2 味水煎取汁,加其余各味煮至乌鱼片熟入味即可。每日1剂,分2次佐餐食用,连用数日。

6.鲜益母草、鲜荠菜段各100克,食盐、味精、麻油各适量。鲜益母草水煎取汁,加其余各味煮至鲜荠菜段熟入味即可。每日1剂,分2次佐餐食用,连用数日。

五、脾气虚型功能性子宫出血食疗方

脾气虚型功能性子宫出血主症、治则见前文介绍。以下食疗方,供酌情选用。

1.北黄芪、党参各12克,血余炭(布包)10克,白果仁15克,鲜河蚌肉60克,红糖适量。前3味水煎取汁,加后3味煮至鲜河蚌肉熟透即可。每日1剂,分2次食用,连用5~7日。

2.黄芪30克,龙眼肉、大枣各10个,白扁豆60克,红糖适量。黄芪水煎取汁,入白扁豆煮熟,加其余3味煮至龙眼肉、大枣酥熟即可。每日1剂,分2次佐餐食用,可常用。

3.人参末10克,茯苓末6克,鲜山药块(去皮)、乌鸡块各100克,料酒、葱、姜、食盐、味精各适量。各味入砂锅,加水没过,大火煮沸,撇去浮沫,改小火煮至乌鸡块熟烂入味即可。每日1剂,分2次佐餐食用,连用7~10日。

4.海螵蛸15克,西洋参末10克,大枣30个,红糖适量。海螵蛸水煎取汁,入大枣煮酥熟,加西洋参末、红糖和匀煮沸即可。每日1剂,分2次食用,连用7~10日。

5.党参20克,藕节12克,薏苡仁、大米各60克,红糖适量。前2味水煎取汁,入薏苡仁、大米煮成粥,加红糖调味即可。每日1剂,分2次食用,连用5~7日。

6.白术15克,水发黑木耳60克,鲜山药片(去皮)、猪瘦肉片各100克,料酒、葱、姜、食盐、味精各适量。白术水煎取汁,加其余各味煮至猪瘦肉片熟入味即可。每日1剂,分2次佐餐食用,连用5~7日。

六、肾阴虚型功能性子宫出血食疗方

肾阴虚型功能性子宫出血主症、治则见前文介绍。以下食疗

方,供酌情选用。

1. 山茱萸、当归各 20 克,鹿角胶、龟甲胶、枸杞子各 15 克,鸭块 200 克,料酒、葱、姜、食盐、味精各适量。前 4 味水煎取汁,加其余各味煮至鸭块酥熟入味即可。每日 1 剂,分 2 次佐餐食用,连用数日。

2. 生地黄 20 克,桑葚 15 克,黑干姜、阿胶(烊化)各 10 克,粟米 100 克,白糖适量。生地、黑干姜水煎取汁,入粟米煮化,入桑葚煮至粥将成,加阿胶、白糖和匀煮成粥即可。每日 1 剂,分 2 次食用,连用数日。

3. 藕节炭 30 克,生地黄、阿胶(烊化)各 10 克,牡丹皮 6 克,粟米 60 克,白糖适量。藕节炭、生地黄、牡丹皮水煎取汁,入粟米煮至粥将成,加阿胶、白糖和匀煮成粥即可。每日 1 剂,分 2 次食用,连用数日。

4. 生地黄、女贞子各 20 克,海螵蛸末 12 克,芡实末、绿豆各 60 克,白糖适量。前 3 味水煎取汁,加后 3 味煮成粥即可。每日 1 剂,分 2 次食用,连用数日。

5. 麦门冬、牡丹皮各 15 克,仙鹤草 10 克,乌龟块 100 克,料酒、葱、姜、食盐、味精各适量。前 2 味水煎取汁,加其余各味煮至乌龟块酥熟入味即可。每日 1 剂,分 2 次佐餐食用,连用数日。

6. 紫草、墨旱莲各 20 克,白及 10 克,甲鱼块 150 克,料酒、葱、姜、食盐、味精各适量。前 3 味水煎取汁,加其余各味煮至甲鱼块酥熟入味即可。每日 1 剂,分 2 次佐餐食用,连用数日。

七、肾阳虚型功能性子宫出血食疗方

肾阳虚型功能性子宫出血主症、治则见前文介绍。以下食疗方,供酌情选用。

1. 补骨脂、鹿角胶各 15 克,黑干姜、棕皮炭各 10 克,牛肉块 150 克,料酒、葱、姜、食盐、味精各适量。前 4 味水煎取汁,加其余各味煮至牛肉块酥熟入味即可。每日 1 剂,分 2 次佐餐食用,连用数日。

2. 韭菜子、焦艾叶各 15 克,猪腰花 100 克,料酒、葱、姜、食

盐、味精各适量。前 2 味水煎取汁,加其余各味煮至猪腰花酥熟入味即可。每日 1 剂,分 2 次佐餐食用,连用数日。

3. 杜仲、桑寄生各 30 克,核桃仁 50 克,虾仁 60 克,料酒、葱、姜、食盐、味精、麻油、湿淀粉各适量。前 2 味水煎取汁,入核桃仁、虾仁、料酒、葱、姜、食盐、味精、麻油,大火煮沸,撇去浮沫,改小火煮至核桃仁、虾仁酥熟,加湿淀粉勾芡即可。每日 1 剂,分 2 次佐餐食用,连用数日。

4. 肉桂 10 克,干姜炭 6 克,羊肉块 150 克,料酒、葱、姜、食盐、味精各适量。前 2 味水煎取汁,加其余各味煮至羊肉块酥熟入味即可。每日 1 剂,分 2 次佐餐食用,连用数日。

第四节　功能性子宫出血药食兼用品食疗

一、功能性子宫出血马齿苋食疗方

马齿苋性寒味酸,具有清热解毒、凉血止血、散血消肿、去脂降压等作用。以下功能性子宫出血马齿苋食疗方,供酌情选用。

1. 马齿苋、小蓟各 15 克,绿豆 100 克,白糖适量。前 2 味水煎取汁,入绿豆煮化,加白糖调味即可。每日 1 剂,分 2 次食用,连服数日。具有清热解毒、凉血止血等作用,适用于血热实证型功能性子宫出血。

2. 鲜马齿苋段 60 克,大蓟 20 克,赤小豆 100 克,白糖适量。前 2 味水煎取汁,入赤小豆煮酥熟,加白糖调味即可。每日 1 剂,分 2 次食用,连用数日。具有清热解毒、凉血止血等作用,适用于血热实证型功能性子宫出血。

3. 马齿苋 30 克,枸杞子 20 克,鸡蛋 2 个,白糖适量。马齿苋水煎取汁,入枸杞子、白糖煮至枸杞子酥软,趁沸打入鸡蛋煮熟即可。每日 1 剂,分 2 次食用,连用数日。具有滋阴清热、凉血止血等作用,适用于阴虚血热型功能性子宫出血。

二、功能性子宫出血蓟食疗方

蓟性寒味甘,具有清热凉血、散瘀止血、利尿降压等作用。以下功能性子宫出血蓟食疗方,供酌情选用。

1. 小蓟、淡竹叶、藕节各 15 克,甘草 10 克,绿豆 100 克,白糖适量。前 4 味水煎取汁,入绿豆煮酥熟,加白糖调味即可。每日 1剂,分 2 次食用,连用数日。具有清热解毒、凉血止血等作用,适用于血热实证型功能性子宫出血。

2. 鲜大蓟、白茅根、鲜藕节各 30 克,赤小豆 60 克,白糖适量。前 3 味水煎取汁,入赤小豆煮至酥熟,加白糖调味即可。每日 1剂,分 2 次食用,连用数日。具有清热解毒、凉血止血等作用,适用于血热实证型功能性子宫出血。

3. 大、小蓟各 15 克,生地黄 30 克,粟米 60 克,蜂蜜适量。前3 味水煎取汁,入粟米煮成粥,加蜂蜜调味即可。每日 1 剂,分 2次食用,连用数日。具有滋阴清热、凉血止血等作用,适用于阴虚血热型功能性子宫出血。

三、功能性子宫出血仙鹤草食疗方

仙鹤草性平味苦涩,具有收敛止血等作用。以下功能性子宫出血仙鹤草食疗方,供酌情选用。

1. 仙鹤草 30 克,红枣 20 个,大米 100 克,白糖适量。仙鹤草水煎取汁,入红枣、大米煮成粥,加白糖调味即可。每日 1 剂,分 2次食用,连用数日。具有收敛止血、益气补虚等作用,适用于脾气虚型功能性子宫出血。

2. 仙鹤草 30 克,黄芪 20 克,猪肝丁、粳米各 60 克,料酒、葱、姜、食盐、味精各适量。前 2 味水煎取汁,入粳米煮至粥将成,加其余各味和匀煮成粥即可。每日 1 剂,分 2 次食用,连用数日。具有补气摄血、养血止血等作用,适用于气血两虚型功能性子宫出血。

3. 仙鹤草 30 克,枸杞子 20 克,山药丁(去皮)、大米各 60 克,白糖适量。仙鹤草水煎取汁,入大米煮化,入枸杞子、山药丁和匀煮成粥,加白糖调味即可。每日 1 剂,分 2 次食用,连用数日。具有补气摄血、滋阴养血等作用,适用于气阴两虚型功能性子宫出血。

四、功能性子宫出血藕食疗方

藕性味、功用见前文介绍。以下功能性子宫出血藕食疗方,供酌情选用。

1. 鲜藕汁 100 毫升,鲜白茅根、鲜大蓟各 30 克,绿豆 60 克,白糖适量。鲜白茅根、鲜大蓟水煎取汁,入绿豆煮酥熟,加鲜藕汁、白糖煮沸即可。每日 1 剂,分 2 次食用,连用数日。具有清热解毒、凉血止血等作用,适用于血热实证型功能性子宫出血。

2. 鲜藕汁、赤小豆各 60 克,生侧柏叶、马齿苋各 30 克,白糖适量。生侧柏叶、马齿苋水煎取汁,入赤小豆煮酥熟,加鲜藕汁、白糖和匀煮沸即可。每日 1 剂,分 2 次食用,连用数日。具有清热解毒、凉血止血等作用,适用于血热实证型功能性子宫出血。

3. 藕节 30 克,侧柏叶 20 克,芹菜段 100 克,白糖适量。前 2 味水煎取汁,加后 2 味煮至芹菜段熟即可。每日 1 剂,分 2 次食用,连用数日。具有清热凉血止血等作用,适用于血热妄行型功能性子宫出血。

五、功能性子宫出血海螵蛸食疗方

海螵蛸性微温味咸涩,具有解毒止痛、收敛涩精、止血止带等作用。以下功能性子宫出血海螵蛸食疗方,供酌情选用。

1. 海螵蛸 15 克,党参、补骨脂、仙鹤草各 10 克,大米 100 克,红糖适量。前 4 味水煎取汁,入大米煮成粥,加红糖调味即可。每日 1 剂,分 2 次食用,连用数日。具有补肾益脾、摄血止血等作用,适用于脾肾两虚型功能性子宫出血。

2. 海螵蛸 20 克,金樱子、芡实各 15 克,鲜山药丁(去皮)、粳米各 60 克,饴糖适量。前 3 味水煎取汁,入粳米煮化,入鲜山药丁煮成粥,加饴糖调味即可。每日 1 剂,分 2 次食用,连用数日。具有补益脾肾、收敛止血等作用,适用于脾肾两虚型功能性子宫出血等。

3. 海螵蛸 15 克,仙鹤草 10 克,水发黑木耳 60 克,芡实米、薏苡仁、大米各 30 克,白糖适量。前 2 味水煎取汁,入芡实米、薏苡仁、大米煮化,入水发黑木耳煮成粥,加白糖调味即可。每日1剂,分2次食用,连用数日。具有益气补肾、固摄止血等作用,适用于脾肾两虚型功能性子宫出血。

六、功能性子宫出血马兰头食疗方

马兰头性凉味辛甘,具有清热解毒、凉血止血等作用。以下功能性子宫出血马兰头食疗方,供酌情选用。

1. 马兰头粗末、大米各100克,仙鹤草15克,白及末10克,白糖适量。仙鹤草水煎取汁,入大米煮至粥将成,加其余各味和匀煮成粥即可。每日1剂,分2次食用,连用数日。具有清热解毒、凉血止血等作用,适用于血热实证型功能性子宫出血。

2. 马兰头粗末100克,藕节15克,大枣20个,粳米60克,白糖适量。藕节水煎取汁,入大枣、粳米煮至粥将成,加马兰头粗末、白糖和匀煮成粥即可。每日1剂,分2次食用,连用数日。具有益气活血、凉血止血等作用,适用于气血两虚型功能性子宫出血。

3. 马兰头粗末60克,生地黄、牡丹皮各15克,粟米100克,白糖适量。生地黄、牡丹皮水煎取汁,入粟米煮至粥将成,加马兰头粗末、白糖和匀煮成粥即可。每日1剂,分2次食用,连用数日。具有滋阴清热、凉血止血等作用,适用于阴虚血热型功能性子宫出血。

七、功能性子宫出血菊花脑食疗方

菊花脑性凉味甘,具有清热凉血、降压止血等作用。以下功能性子宫出血菊花脑食疗方,供酌情选用。

1. 菊花脑粗末60克,白茅根15克,藕节10克,大米100克,白糖适量。白茅根、藕节水煎取汁,入大米煮至粥将成,加菊花脑粗末、白糖和匀煮成粥即可。每日1剂,分2次食用,连用数日。具有清热凉血止血等作用,适用于血热实证型功能性子宫出血。

2. 菊花脑粗末、粟米各60克,小蓟、生地黄、女贞子各15克,白糖适量。小蓟、生地黄、女贞子水煎取汁,入粟米煮至粥将成,加菊花脑粗末、白糖和匀煮成粥即可。每日1剂,分2次食用,连用数日。具有滋阴清热、凉血止血等作用,适用于阴虚血热型功能性子宫出血。

3. 菊花脑粗末 100 克,大蓟、生地黄、牡丹皮各 10 克,血米 60 克,白糖适量。大蓟、生地黄、牡丹皮水煎取汁,入血米煮至粥将成,加菊花脑粗末、白糖和匀煮成粥即可。每日 1 剂,分 2 次食用,连用数日。具有养阴清热、凉血止血等作用,适用于阴虚血热型功能性子宫出血。

第五节　功能性子宫出血食品食疗

一、功能性子宫出血荠菜食疗方

荠菜性味、功用见前文介绍。以下功能性子宫出血荠菜食疗方,供酌情选用。

1. 荠菜末 100 克,藕节 20 克,仙鹤草 10 克,大米 60 克,白糖适量。藕节、仙鹤草水煎取汁,入大米煮至粥将成,加荠菜末、白糖和匀煮成粥即可。每日 1 剂,分 2 次食用,连用数日。

2. 荠菜末 100 克,大枣 10 个,鲜山药丁(去皮)、粳米各 60 克,饴糖适量。大枣、粳米入锅,加水煮化,入鲜山药丁煮至粥将成,加荠菜末、饴糖和匀煮成粥即可。每日 1 剂,分 2 次食用,连用数日。具有益气健脾、凉血止血等作用,适用于脾气虚热型功能性子宫出血。

3. 荠菜花 10 克,马齿苋 30 克,大米 60 克,白糖适量。前 2 味水煎取汁,入大米煮成粥,加白糖调味即可。每日 1 剂,分 2 次食用,连用数日。具有清热解毒、凉血止血等作用,适用于血热实证型功能性子宫出血。

二、功能性子宫出血韭菜食疗方

韭菜性温味甘辛,具有健脾暖中、温肾助阳、解毒止血、行气活血、去脂减肥、降压抗癌、止泻通便等作用。以下功能性子宫出血韭菜食疗方,供酌情选用。

1. 韭菜段 60 克,党参 15 克,补骨脂、小蓟各 10 克,大枣 10

个,大米 100 克,白糖适量。党参、补骨脂、小蓟水煎取汁,入大枣、大米煮至粥将成,加韭菜段、白糖和匀煮成粥即可。每日 1 剂,分 2 次食用,连用数日。具有补肾益脾、活血止血等作用,适用于脾肾两虚型功能性子宫出血。

2. 韭菜段 100 克,金樱子、芡实各 15 克,白术 10 克,鲜山药块(去皮)、粳米各 60 克,饴糖适量。金樱子、芡实、白术水煎取汁,入粳米煮化,入鲜山药块煮至粥将成,加韭菜段、饴糖和匀煮成粥即可。每日 1 剂,分 2 次食用,连用数日。具有补益脾肾、收敛止血等作用,适用于脾肾两虚型功能性子宫出血。

3. 韭菜子、党参、白术、淮山药、大蓟各 10 克,乌鸡块 150 克,料酒、葱、姜、食盐、味精各适量。前 5 味水煎取汁,加其余各味煮至乌鸡块酥熟入味即可。每日 1 剂,分 2 次佐餐食用,连用数日。具有健脾补气、固摄止血等作用,适用于气虚不摄型功能性子宫出血。

三、功能性子宫出血黑木耳食疗方

黑木耳性平味甘,具有滋阴补虚、益气养血、润燥安神、活血祛瘀、凉血止血、去脂降压、益智健脑、护肤美容、吸附排毒、养胃润肠、抗疲劳等作用。以下功能性子宫出血黑木耳食疗方,供酌情选用。

1. 水发黑木耳片 60 克,生苎麻根 30 克,青皮 10 克,赤小豆、大麦仁各 60 克,冰糖适量。生苎麻根、青皮水煎取汁,入赤小豆、大麦仁煮至粥将成,加水发黑木耳片、冰糖煮成粥即可。每日 1 剂,分 2 次食用,连用 5~7 日。具有清热解毒、凉血止血等作用,适用于血热实证型功能性子宫出血。

2. 水发黑木耳片 60 克,生地黄 30 克,牡丹皮 15 克,血米 100 克,冰糖适量。生地黄、牡丹皮水煎取汁,入血米煮化,入水发黑木耳片煮至粥将成,加冰糖煮溶入味即可。每日 1 剂,分 2 次食用,连用数日。具有滋阴清热、凉血止血等作用,适用于阴虚血热型功能性子宫出血。

3. 水发黑木耳片 60 克,地骨皮 20 克,女贞子、槐花各 10 克,粟米 100 克,白糖适量。地骨皮、女贞子、槐花水煎取汁,入粟米煮化,入水发黑木耳片煮成粥,加白糖调味即可。每日 1 剂,分 2 次食用,连用数日。具有滋阴清热、凉血止血等作用,适用于阴虚血热型功能性子宫出血。

四、功能性子宫出血白木耳食疗方

白木耳性平味甘,具有滋阴清热、润肺止咳、益气和血、补肾强心、健脑提神、降压止血、抗衰抗癌等作用。以下功能性子宫出血白木耳食疗方,供酌情选用。

1. 水发白木耳片 60 克,生地黄、白茅根、藕节各 15 克,绿豆 100 克,冰糖适量。生地黄、白茅根、藕节水煎取汁,入水发白木耳片煮化,入绿豆煮酥熟,加冰糖煮溶即可。每日 1 剂,分 2 次食用,连用 5～7 日。具有清热解毒、凉血止血等作用,适用于血热实证型功能性子宫出血。

2. 水发白木耳片 60 克,黄芪 30 克,海螵蛸、血余炭各 10 克,鸡块 150 克,料酒、葱、姜、食盐、味精各适量。黄芪、海螵蛸、血余炭水煎取汁,加其余各味煮至鸡块酥熟入味即可。每日 1 剂,分 2 次佐餐食用,连用数日。具有益气扶脾、调经止崩等作用,适用于脾气虚型功能性子宫出血。

3. 水发白木耳片 60 克,生地黄汁、白萝卜汁各 60 毫升,赤小豆、大米各 50 克,冰糖适量。赤小豆入锅,加水煮化,入大米煮至粥将成,加其余各味煮成粥即可。每日 1 剂,分 2 次食用,连用数日。具有滋阴清热、凉血调经等作用,适用于阴虚血热型功能性子宫出血。

五、功能性子宫出血乌鸡食疗方

乌鸡性味、功用见前文介绍。以下功能性子宫出血乌鸡食疗方,供酌情选用。

1. 乌鸡汤 300 克(含乌鸡块 100 克),生地黄汁、鲜藕汁各 30 克,粟米、大米各 60 克,饴糖适量。粟米、大米入锅,加水煮至粥将成,加其余各味和匀煮成粥即可。每日 1 剂,分 2 次食用,连用 3

～5日。具有养阴清热、除烦止渴、活血止血等作用,适用于阴虚血热型功能性子宫出血。

2. 乌鸡肉丁 100 克,益母草 20 克,桃仁 10 克,料酒、葱、姜、食盐、味精各适量。益母草、桃仁水煎取汁,加其余各味,大火煮沸,撇去浮沫,改小火煮至乌鸡肉丁酥熟入味即可。每日 1 剂,分 2 次佐餐食用,连用数日。具有滋阴清热、活血止血等作用,适用于阴虚血瘀型功能性子宫出血。

3. 乌鸡块 150 克,生地黄、马来卷柏各 15 克,料酒、葱、姜、食盐、味精各适量。生地黄、马来卷柏水煎取汁,加其余各味,大火煮沸,撇去浮沫,改小火煮至乌鸡块酥熟入味即可。每日 1 剂,分 2 次佐餐食用,连用数日。具有滋阴清热、活血止血等作用,适用于阴虚血热型功能性子宫出血。

六、功能性子宫出血茶叶食疗方

茶叶性味、功用见前文介绍。以下功能性子宫出血茶叶食疗方,供酌情选用。

1. 青茶 3～5 克,莲子心 1 克,冰糖适量。各味入杯,冲入沸水,加盖泡 15 分钟即可。每日 1 剂,代茶饮用,冲淡为止,连用数日。具有清热凉血止血等作用,适用于血热实证型功能性子宫出血。

2. 绿茶 2～3 克,益母草 15～20 克,白糖适量。各味入杯,冲入沸水,加盖泡 15 分钟即可。每日 1 剂,代茶饮用,冲淡为止,连用数日。具有活血化瘀、清热止血等作用。适用于血热血瘀型功能性子宫出血。

3. 红茶 1.5～2 克,生地黄 30 克,葡萄干 20 克,蜂蜜适量。前 2 味水煎取汁,入葡萄干煮软,加蜂蜜调味即可。每日 1 剂,代茶饮用,冲淡为止,连用数日。具有滋阴清热、养血止血等作用,适用于阴虚血热型功能性子宫出血。

第五章　围绝经期综合征用药与食疗

围绝经期综合征也称更年期综合征,是指女性绝经前后,随着卵巢功能的逐步衰退,出现性激素波动或减少所致的一系列以自主神经系统功能紊乱为主,并伴有神经精神症状的症候群。主要临床表现为阵发性潮热、出汗、胸闷、心悸、眩晕、精神抑郁、偏执、焦虑、多疑、失眠、健忘、骨质疏松、骨关节疼痛、高血压、高血脂、动脉粥样硬化、冠心病、糖尿病,以及月经失调、阴道炎、尿路感染、肥胖等。约有85%的围绝经期综合征出现症状,但只有约25%的围绝经期综合征症状严重,影响工作、学习和生活而需要治疗。

中医学称围绝经期综合征为绝经前后诸症,按辨证施治将围绝经期综合征分为肾阳虚型、肾阴虚型、阴虚阳亢型、心肾不交型、心脾两虚型、脾肾阳虚型和气血两虚等。

第一节　围绝经期综合征西医用药

一、围绝经期综合征防治原则性措施

1. 加强围绝经期保健,做好心理疏导,注意休息和营养,适当进行户外运动和文娱活动,并多晒太阳。

2. 补充雌激素,具有控制潮热、出汗、阴道干燥和尿路感染等作用。

3. 若症状较重,可用药控制,镇静用地西泮、氯氮卓、多塞平等,调节自主神经功能用谷维素、维生素 E、复合维生素、乳酸钙等。

二、围绝经期综合征雌激素剂用药方

应用雌激素剂能补充雌激素不足,减轻促性腺激素的不适当

升高而引起的阵发性潮热、出汗、失眠等症状,还有利于骨质疏松的防治。

1. 雌二醇。片剂有 1 毫克一种。适用于围绝经期综合征雌激素缺乏症的替代疗法,用药剂量需个体化。一般每次 1 毫克,每日 1～2 次,口服。有恶心、头痛、乳房胀痛等不良反应,禁用于肝肾功能不全、乳腺癌、妊娠期等。

2. 戊酸雌二醇。片剂有 1 毫克一种。适用于围绝经期综合征雌激素缺乏症的替代疗法,用药剂量需个体化。一般每次 1 毫克,每日 1～2 次,口服;连用 3 周,停药 1 周。为长效雌二醇,不良反应和禁忌证见雌二醇。

3. 雌三醇。片剂有 1 毫克一种。适用于围绝经期综合征雌激素缺乏症的替代疗法,用药剂量需个体化。一般每次 1 毫克,每日 1 次,口服;连用 3 周,停药 1 周。为雌二醇的体内代谢物,不良反应和禁忌证见雌二醇。

4. 尼尔雌醇。片剂有 1 毫克、2 毫克、5 毫克三种。适用于围绝经期综合征雌激素缺乏症的替代疗法,用药剂量需个体化。一般每次 5 毫克,每月 1 次,口服;症状控制后,维持量为每次 1～2 毫克,每月 2 次,口服,连用 3 个月为 1 个疗程。为雌三醇的衍生物,作用持续时间长,不良反应和禁忌证见雌二醇。

5. 妊马雌酮。片剂有 0.3 毫克、0.625 毫克二种。适用于围绝经期综合征雌激素缺乏症的替代疗法,用药剂量需个体化。一般每次 0.625 毫克,每日 1～2 次,口服,连用 3 周,停药 1 周。为从妊娠马尿中提取的天然结合雌激素,作用与雌二醇相似,不良反应与雌二醇相同;慎用于肝功能不全,禁用于乳腺癌、雌激素相关肿瘤、妊娠期、血栓栓塞性疾病、原因不明的阴道出血等。

6. 己烯雌酚。片剂有 0.5 毫克、1 毫克、2 毫克三种。适用于围绝经期综合征。一般每次 0.25 毫克,每日 1 次,口服;症状控制后,维持量为每次 0.1 毫克,每日 1 次,口服。为人工合成的雌激素,有胃肠道反应、头痛、子宫出血、子宫肥大、乳房胀痛、白带增多、水钠潴留、血压升高、皮疹等不良反应,禁用于肝肾功能不全、妊娠期等。

三、围绝经期综合征雌激素剂用药禁忌证

雌激素虽然能有效控制围绝经期综合征常见症状,但有以下禁忌证。

1. 雌激素水平过高,如患多发性子宫肌瘤等。

2. 曾患雌激素依赖性肿瘤,如子宫内膜癌、乳腺癌等。

3. 不明原因的阴道出血。

4. 急性肝病、肾病或糖尿病引起水肿等。

四、围绝经期综合征孕激素剂用药方

孕激素联合雌激素应用,有利于抵消雌激素对子宫黏膜的刺激作用,并且能延缓所产生的增殖作用。

1. 甲羟孕酮。片剂有 2 毫克、4 毫克二种。每月应用 21 日雌激素,后 10 日加用甲羟孕酮,每次 4 毫克,每日 2 次,口服。有阴道不规则出血等不良反应,禁用于肝肾功能不全。

2. 甲地孕酮。片剂有 1 毫克、2 毫克、4 毫克三种。开始每次 4 毫克,每 8 小时 1 次,口服;每 3 日递减 1 次,减量不超过原剂量的 1/2,直至维持量每次 4 毫克,每日 1 次,口服,连用 20 日。为高效孕激素,有头晕、恶心、呕吐、阴道不规则出血等不良反应,禁用于肝肾功能不全,慎用于子宫肌瘤、高血压、有血栓病史等。

3. 炔诺酮。片剂有 0.625 毫克、2.5 毫克二种。开始每次 2.5 毫克,每 8 小时 1 次,口服;逐渐减量,直至维持量每次 2.5 毫克,每日 1 次,口服,连用 20 日。具有黄体酮样孕激素作用,还有弱雄激素和雌激素活性。有胃肠道反应、头晕、困倦、泌乳量减少、下腹痛、面部水肿、胸闷、失眠、食欲亢进等不良反应,禁用于哺乳期、肝肾功能不全、子宫和乳房肿瘤等。

4. 黄体酮。注射剂有每毫升 10 毫克、2 毫克二种。每次 10～20 毫克,每日 1 次,肌内注射;连用 5～7 日为 1 个疗程,连用 3～4 个疗程,每个疗程间隔 15～20 日。为天然孕激素,有头痛、恶心、

精神抑郁、乳房胀痛等不良反应。

五、围绝经期综合征雄激素剂用药方

老年围绝经期综合征,可选用以下雄激素剂,即可抑制促性腺激素的分泌,又可增强骨质的修复,还可联合雌激素应用。

1. 甲睾酮。片剂有 5 毫克、10 毫克二种。开始每次 15～50 毫克,每日 2 次,口服;逐渐减量,直至维持量每次10～30 毫克,每日 2 次,口服。适用于围绝经期综合征雄激素缺乏症,有女性男性化表现、水肿、肝功能损害、头晕、痤疮等不良反应,禁用于妊娠期、哺乳期等,慎用于肝功能不全。

2. 丙酸睾酮。注射剂有 1 毫升、10 毫升、25 毫升、50 毫升四种。每次 10～50 毫升,每周 2～3 次,肌内注射。为油溶液注射剂,肌内注射作用持续时间较久。适用于围绝经期综合征雄激素缺乏症,不良反应和禁忌证见甲睾酮。

3. 十一酸睾酮。胶囊剂有 40 毫克一种。开始每次 40～80 毫克,每日 2 次,饭后吞服;连用 2～3 周,逐渐减量,直至维持量每次 20～60 毫克,每日 2 次,饭后吞服。作用同丙酸睾酮,但作用持续时间更久。适用于围绝经期综合征雄激素缺乏症,有性刺激过度症状等不良反应,禁用于乳腺癌、肝肾功能不全等。

4. 美雄酮。片剂有 1 毫克、2.5 毫克二种。开始每次 5～15 毫克,每日 2 次,口服;逐渐减量,直至维持量每次 2.5～5 毫克,每日 2 次,口服;连用 4～8 周为 1 个疗程,间隔 1～2 个月,可重复治疗。为甲睾酮去氢衍生物,雄激素活性较小,蛋白同化作用较强。适用于围绝经期综合征骨质疏松等。

5. 苯丙酸诺龙。注射剂有 1 毫升、10 毫升、25 毫升三种。每次 25 毫升,每 1～2 周 1 次,肌内注射。雄激素活性较小,主要为蛋白同化作用。适用于围绝经期综合征骨质疏松等,有女性男性化表现、肝功能损害、水肿等不良反应,禁用于妊娠期,慎用于肝功能不全。

6. 司坦唑醇。片剂有 2 毫克一种。每次 2 毫克,每日 2～3

次,口服。蛋白同化作用强,雄激素活性很弱。适用于围绝经期综合征骨质疏松等,不良反应和禁忌证见苯丙酸诺龙。

六、围绝经期综合征激素剂替代疗法用药方

激素剂替代疗法,常用雌孕激素联合周期治疗,即每月口服21日雌激素,后10日加服孕激素。

妊马雌酮,每次0.3125~0.625毫克,每日1次,口服,连用21日,后10日加甲羟孕酮,每次4毫克,每日2次,口服。

若已行子宫附件切除术,应用单一雌激素治疗即可;严格掌握适应证和禁忌证,并根据情况选定用药方案;用药期间,要坚持随访观察。

七、围绝经期综合征雌孕激素剂联合用药方

1. 单补充雌激素。尼尔雌醇,每次2毫克,每2周1次,口服,或每次5毫克,每2周1次,口服。偶可出现阴道出血,为内分泌失调所致,可不必介意。

2. 减轻症状。戊酸雌二醇,每次1毫克,每日1次,口服,连用21日;同时加甲羟孕酮,每次2毫克,每日1次,口服;停药7日内,若没有出现撤药性出血,可开始第2个疗程,用药量和方法同上。禁用于妊娠期、严重肝功能不全、肝脏肿瘤、脑卒中、严重糖尿病、脂肪代谢紊乱等。

3. 妊马雌酮,每次0.625毫克,每日1次,口服,连用28日;为减少对子宫黏膜的刺激作用,可同时加甲羟孕酮,每次2毫克,每日1次,口服。禁用于妊娠期、雌激素依赖性肿瘤、不明原因的阴道出血、血栓栓塞性疾病、对本制剂过敏等。

八、围绝经期综合征雌雄激素剂联合用药方

围绝经期综合征雌雄激素剂联合用药,既可抑制促性腺激素分泌,又可增强骨质修复。

1. 己烯雌酚,每次0.25~0.5毫克,每日1次,口服;或炔雌醇,每次25~50微克,每日1次,口服。二药均连用3周,停药1周,以便既控制症状,又不起引阴道出血。

2. 对于老年女性,可加甲睾酮,每次 5 毫克,每日 1 次,舌下含服;或丙酸睾酮,每次 25 毫克,每周 1 次,肌内注射;苯丙酸诺龙,每次 12.5～25 毫克,每周 1 次,肌内注射。

九、围绝经期综合征精神神经症状用药方

1. 谷维素,每次 20 毫克,每日 3 次,口服。

2. 乳酸钙,每次 2 克,每日 3 次,口服。

3. 复合维生素,每次 2 片,每日 3 次,口服。

4. 地西泮,每次 2.5 毫克,每日 3 次,口服。

5. 多塞平,每次 0.4 毫克,每日 2 次,口服。

6. 万拉法新,每次 25 毫克,每日 3 次,口服。

十、围绝经期综合征阴道炎局部用药方

1. 雌三醇,栓剂有 0.5 毫克、1 毫克、2 毫克三种,每次 1 枚,每晚 1 次,纳入阴道深处。

2. 妊马雌酮,软膏(每克含 0.625 毫克),每次 0.5～2 克,每晚 1 次,涂搽外阴。

尤其适用于围绝经期综合征老年女性阴道干燥、瘙痒、疼痛等。

十一、围绝经期综合征无排卵型功能性子宫出血用药方

1. 己烯雌酚,每次 2 毫克,每 8 小时 1 次,口服。

2. 苯甲酸雌二醇,每次 2 毫克,每 8 小时 1 次,肌内注射。

3. 黄体酮,每次 20 毫克,每 8 小时 1 次,肌内注射。

4. 丙酸睾酮,每次 50 毫克,每日 1 次,肌内注射。

5. 妊马雌酮,每次 2.5 毫克,每日 1 次,口服,连用 20 日。

6. 戊酸雌二醇,每次 1～4 毫克,每日 1 次,口服,连用 20 日。

十二、围绝经期综合征功能性子宫出血雌激素剂用药方

1. 苯甲酸雌二醇,每次 2～4 毫克,每日 1～2 次,肌内注射,连用 20 日为 1 个疗程。有乳房增大等不良反应,禁用于垂体肿瘤、高血压、冠心病、肝功能不全等。

2. 妊马雌酮,每次 0.625～2.5 毫克,每日 1～2 次,口服,连用 20 日为 1 个疗程。有乳房触痛、恶心、呕吐、脱发等不良反应,禁用于妊娠期。

3. 戊酸雌二醇,每次 1～4 毫克,每日 1～2 次,口服,连用 20 日为 1 个疗程。饭后服用,完成整个疗程,不能随意停药。禁用于妊娠期、肝功能不全等。

十三、围绝经期综合征功能性子宫出血孕激素剂用药方

围绝经期综合征功能性子宫出血,若用雌激素无效,可用孕激素治疗。

1. 黄体酮,每次 20～40 毫克,每日 1 次,肌内注射,连用 5～7 日。

2. 甲羟孕酮,每次 10～20 毫克,每日 1 次,口服,连用 5～7 日。

3. 甲地孕酮,开始每次 4 毫克,每 8 小时 1 次,口服;每 3 日递减 1 次,减量不超过原剂量的 1/2,直至维持量每次 4 毫克,每日 1 次,口服,连用 20 日。

4. 地屈孕酮,每次 10 毫克,每日 2 次,口服,连用 5～7 日。

5. 孕三烯酮,每次 2.5 毫克,每 6 小时 1 次;逐渐减量至维持量每日 2.5 毫克,口服,连用 20 日。

黄体酮、甲羟孕酮不良反应、禁忌证见前文介绍。甲地孕酮有头晕、恶心、呕吐、阴道不规则出血等不良反应,禁用于肝肾疾病,慎用于子宫肌瘤、有血栓病史、高血压等。地屈孕酮有阴道轻微出血、乳房疼痛、肝功能损害、腹部不适、皮肤过敏、瘙痒等不良反应,禁用于不明原因的阴道出血、肝功能不全等。孕三烯酮有阴道出血、体重增加、脂溢性皮炎、潮热、乳房缩小、头痛、轻度消化不良等不良反应。

十四、围绝经期综合征功能性子宫出血雄激素剂用药方

围绝经期综合征功能性子宫出血,若用雌激素、孕激素无效,可慎用雄激素治疗。

1. 甲睾酮,每次 5～10 毫克,每日 2 次,舌下含服。

2. 丙酸睾酮,每次 25～50 毫克,每日 1～2 次,肌内注射,每个月总量不超过 300 毫克。

有女性男性化表现、水肿、肝功能损害、头晕等不良反应,禁用于妊娠期、哺乳期等,慎用于肝功能不全。

十五、围绝经期综合征骨质疏松用药方

1. 妊马雌酮,每次 0.312～0.625 毫克,每日 1 次,口服,人工月经周期前连用 25 日;人工月经周期前第 14～25 日,加甲羟孕酮,每次 4 毫克,每日 1 次,口服;从第 26 日起,停用上述两药 5 日,再开始第 2 个疗程,用药量和方法同上。加钙剂,每次 1 000～1 500 毫克,每日 1 次,口服。适用于绝经后早期、要求来月经或子宫黏膜厚度超过 5 毫米的围绝经期综合征骨质疏松。禁用于乳腺癌或有其家族史、有静脉血栓病史等。

2. 妊马雌酮,每次 0.312～0.625 毫克,每日 1 次,口服;加甲羟孕酮,每次 4 毫克,每日 1 次,口服;加钙剂,每次 1 000～1 500 毫克,每日 1 次,口服。适用于老年、不要求来月经或子宫黏膜厚度等于或低于 5 毫米的围绝经期综合征骨质疏松。禁用于乳腺癌或有其家族史、有静脉血栓史等,慎用于肝肾功能不全。

3. 7-甲基异炔诺酮,每次 1.25～2.5 毫克,每日 1 次,口服;加钙剂,每次 1 000～1 500 毫克,每日 1 次,口服。适用于任何年龄无明显血脂异常的绝经后围绝经期综合征骨质疏松。禁用于乳腺癌或有其家族史、有静脉血栓病史等。

4. 羟乙磷酸钠,每次 0.4 克,每日早餐前 1 小时 1 次,口服;或氨基二磷酸盐,每次 10 毫克,每日早餐前 1 小时 1 次,口服。加钙剂,每次 1 000～1 500 毫克,每日 1 次,口服。适用于有雌激素禁忌证的绝经后围绝经期综合征骨质疏松。有恶心、呕吐、骨病加重等不良反应;不与牛奶或其他富含钙食品同用;若血清肌酐浓度超过 440 微摩尔/升,立即停药;若应用二磷酸类药物,须保持立位或坐位。

5. 骨化三醇胶丸,每次 0.25 微克,每日 2 次,口服。适用于绝经后围绝经期综合征骨质疏松。用药后分别于第 4 周、第 3 个月、第 6 个月监测血钙和血肌酐,以后每 6 个月监测 1 次;用药后拧紧瓶盖,在开盖有效期内(6 周),可用滴管的盖子代替原始的螺旋盖;偶有食欲不振、呕吐、便秘、口渴、头痛等不良反应;严格遵守医生规定的饮食要求,学会自我识别高血钙的症状;禁用于与高血钙有关的疾病、对本制剂或同类制剂过敏等;避免与噻嗪类利尿剂同用。

十六、围绝经期综合征骨关节疼痛用药方

1. 骨关节无炎症、轻度疼痛。双氯芬酸钠缓释胶囊,每次 50 毫克,每日 2 次,口服。

2. 骨关节局部疼痛明显。双氯芬酸钠缓释胶囊,每次 50 毫克,每日 2 次,口服;交联玻璃酸钠,每次 2 毫升,每周 1 次,关节腔内封闭注射。

3. 骨关节局部封闭治疗。曲安奈德 25 毫克,2％利多卡因注射液 2～4 毫升稀释,疼痛关节腔封闭注射,每周 1 次,连用 3 周。

经上述治疗效果不明显时,可应用泼尼松加普鲁卡因局部封闭;若骨关节疼痛严重,需要限制肢体致伤性动作、纠正肢体不良姿势,以减轻骨关节压力和负荷,并口服消炎止痛药或敷贴伤湿止痛膏;若需要进行糖皮质激素局部封闭治疗,一定要注意无菌操作,选择适当注射部位,避免扎针过深而伤及血管和神经,必要时结合抗生素治疗,以防止感染;若长期应用非甾体抗炎药,要防止诱发消化道症状或出血;还需定期作血常规和肝肾功能检查。

十七、围绝经期综合征高血脂用药方

1. 洛伐他汀,每次 10～80 毫克,每晚 1 次,口服。

2. 辛伐他汀,每次 5～40 毫克,每晚 1 次,口服。

3. 普伐他汀,每次 10～40 毫克,每晚 1 次,口服。

他汀类药物,有肝功能损害等不良反应,应定期复查肝功能;禁用于妊娠期、哺乳期等;避免与氯贝丁酯药联用。

十八、围绝经期综合征冠状动脉粥样硬化用药方

1. 扩张血管。硝酸异山梨酯，每次5～15毫克，每日3次，口服；或戊四硝酯，每次10～30毫克，每日3～4次，口服。

2. 调整血脂。普罗布考，每次0.5克，每日2次，口服；或考来烯胺，每次4～5克，每日2次，口服；或洛伐他汀，每次10～20毫克，每日1次，口服。

3. 中成药剂。月见草胶囊，每次1～2克，每日2次，口服；或绞股蓝总甙片，每次2～3片，每日3次，口服。

十九、围绝经期综合征冠心病用药方

1. 适用于无症状型冠心病。肠溶阿司匹林，每次75毫克，每日1次，口服；加硝酸异山梨酯，每次10毫克，每日3次，口服；或加长效单硝酸异山梨酯，每次50毫克，每日1次，口服。

2. 适用于心绞痛型冠心病急性发作期。硝酸甘油，每次0.5毫克，立即，舌下含服；或速效救心丸，每次5～10粒，立即，舌下含服；或麝香保心丸，每次1～2粒，立即，舌下含服。

3. 适用于心绞痛型冠心病缓解期。肠溶阿司匹林，每次75～100毫克，每日1次，口服；加硝酸异山梨酯，每次10毫克，每日3次，口服。单硝酸异山梨酯，每次50毫克，每日1次，口服；加美托洛尔，每次12.5～25毫克，每日2次，口服。或地尔硫䓬，每次30毫克，每日3次，口服；加卡托普利，每次12.5～25毫克，每日2～3次，口服。或氯沙坦，每次50毫克，每日1次，口服；加辛伐他汀，每次20毫克，每晚1次，口服。

二十、围绝经期综合征高血压用药方

1. 安达血平片。每片含利舍平0.1毫克、双肼屈嗪10毫克。每次1～2片，每日3次，口服。

2. 降压静片。每片含利舍平0.1毫克、双肼屈嗪10毫克、氢氯噻嗪12.5毫克。每次1～2片，每日2～3次，口服。

3. 复方利血平片。每片含利舍平0.125毫克、双肼屈嗪12.5毫克、氢氯噻嗪12.5毫克、氯化钾100毫克。每次1～2片，每日

1～2次，口服。

4. 复方降压片（复降片）。每片含利舍平 0.03125 毫克、双肼屈嗪 3.125 毫克、氢氯噻嗪 3.125 毫克、异丙嗪 2.083 毫克、氯氮卓 2 毫克、维生素 B_1 1 毫克、维生素 B_2 1 毫克、泛酸钙 1 毫克、氯化钾 30 毫克、三硅酸镁 30 毫克。每次 1～2 片，每日 3 次，口服。

5. 北京降压 0 号（复方降压平）。每片含利舍平 0.1 毫克、硫酸双肼屈嗪 12.5 毫克、氢氯噻嗪 12.5 毫克、氨苯蝶啶 12.5 毫克、氯氮卓 3 毫克。每次 1 片，每日 1 次，口服。

二十一、围绝经期综合征高血糖用药方

1. 经饮食和运动不能控制。格列本脲，每次 1.25～10 毫克，每日 1～2 次，餐前半小时口服；或格列奇特，每次 40～160 毫克，每日 1～2 次，餐前半小时口服；或瑞格列奈，每次 0.5～2 毫克，每日 1～2 次，餐中口服。有引起尿蛋白假阳性反应等不良反应，禁用于 I 型糖尿病、肝肾功能不全等，禁止饮酒、定期复查血象和肝肾功能。

2. 经饮食和运动不能控制且超重或肥胖。二甲双胍，每次 0.25～0.5 克，每日 2～3 次，餐前口服；或阿卡波糖，每次 25～100 毫克，每日 1～2 次，餐中口服。二甲双胍禁用于心肝肾功能不全和过敏体质等；阿卡波糖禁用于青春期、妊娠期、哺乳期和有明显消化吸收不良的慢性肠功能紊乱等。

二十二、围绝经期综合征肥胖用药方

1. 适用于减轻体重、减少摄食。西布曲明，每次 5～30 毫克，每日 1 次，口服。有口干、食欲不振、便秘、心率加快、血压轻度升高等不良反应，禁用于冠心病、心力衰竭、心律失常、脑卒中等，慎用于高血压。

2. 适用于减少脂肪吸收。奥利司他，每次 0.12 克，每日 3 次，餐中口服。有脂肪泻等不良反应，故饮食中忌油腻。

3. 适用于肥胖伴 II 型糖尿病。二甲双胍，每次 0.25～0.5

克,每日 3 次,口服。有口苦、厌食、恶心、皮肤过敏等不良反应,禁用于糖尿病并发酮症酸中毒、严重感染、妊娠期等,慎用于心肝肾功能不全。

第二节 围绝经期综合征中医用药

一、围绝经期综合征辨证施治方

根据围绝经期综合征临床表现,中医学按辨证分为以下七型施治。

1. 肾阳虚型围绝经期综合征。月经过多、崩漏或闭经,腰膝酸软、面目肢体水肿(尤以下肢为甚)、形寒肢冷、便溏、尿频、尿失禁,舌质淡、舌苔薄、脉沉细无力。宜采用温肾助阳等治则,方用右归饮加减,药用菟丝子、淫羊藿、肉苁蓉、车前草各 15 克,黄芪、淮山药、芡实各 12 克,附子(先煎)、肉桂(后下)、山茱萸、杜仲、鹿角胶(烊化)、当归各 10 克。每日 1 剂,水煎取汁,分 2～3次服用。

2. 肾阴虚型围绝经期综合征。月经后期、月经过少、月经稀发或闭经、平时白带少、阴道干涩,头晕耳鸣、失眠多梦、皮肤瘙痒或如蚁行、烘蒸汗出、五心烦热、腰膝酸软,舌质红、舌苔少、脉细数。宜采用滋补肝肾、滋阴养血等治则,方用左归饮加减,药用熟地黄、山药、枸杞子、石决明、生牡蛎(先煎)各 15 克,山茱萸、泽泻、龟甲(先煎)、川续断、酸枣仁、制何首乌、郁金各 10 克,炙甘草 6克。每日 1 剂,水煎取汁,分 2～3 次服用。

3. 阴虚阳亢型围绝经期综合征。月经失调,烦躁易怒、胁痛口苦、烘热汗出、面红潮热、情志异常,舌质红、舌苔少、脉细数。宜采用养阴清热、平肝潜阳、镇静安神等治则,方用知柏地黄汤加减,药用知母、黄柏、山药、熟地黄、白芍、牡蛎(先煎)、炙龟甲(先煎)、制鳖甲(先煎)各 15 克,山茱萸、枸杞子各 12 克,牡丹皮、茯苓、五味子、菊花各 10 克。每日 1 剂,水煎取汁,分 2～3 次服用。

4. 心肾不交型围绝经期综合征。月经过少、月经稀发或闭经、头晕耳鸣、心悸怔忡、失眠多梦、健忘,舌质红、舌苔少、脉细数。宜采用滋肾补心、交通心肾等治则,方用交泰丸合补心丹加减,药用生地黄、元参各 12 克,党参、丹参、茯神、桔梗、远志、柏子仁、酸枣仁、天门冬、麦门冬、当归、五味子各 10 克,黄连 6 克,肉桂 2 克(后下)。每日 1 剂,水煎取汁,分 2～3 次服用。

5. 心脾两虚型围绝经期综合征。月经经量渐少或闭经,面色萎黄、乏力、头晕、心烦心悸、失眠,舌尖质稍红、舌苔薄白、脉细稍数。宜采用补气养血、健脾安神等治则,方用归脾汤加减,药用党参 30 克,当归、白术、茯神各 15 克,黄芪、酸枣仁、五味子各 10 克,远志、茜草、木香各 6 克。每日 1 剂,水煎取汁,分 2～3 次服用。

6. 脾肾阳虚型围绝经期综合征。月经失调、月经过少、月经崩中漏下、带下量多且色白质稀,面色晦暗、形寒肢冷、神疲乏力、腰膝酸冷、面肢水肿、纳呆便溏、夜尿多、舌质淡胖有齿痕、舌苔薄白、脉沉细。宜采用温肾健脾等治则,方用右归丸合温中丸加减,药用熟地黄、菟丝子各 15 克,山药、山茱萸、枸杞子各 12 克,牛膝、鹿角胶(烊化)、龟甲胶(烊化)、仙茅、淫羊藿、知母、黄柏、当归、巴戟天各 10 克,炙甘草 6 克。每日 1 剂,水煎取汁,分 2～3 次服用。

7. 气血两虚型围绝经期综合征。月经后期、月经过少或闭经、头昏眼花、心悸气短、失眠多梦,舌质淡、舌苔少、脉沉缓或虚数。宜采用益气养血、健脾和胃等治则,方用八珍汤加减,药用党参、当归、熟地黄、白芍各 15 克,白术、茯苓、西洋参各 10 克,川芎、炙甘草各 6 克。每日 1 剂,水煎取汁,分 2～3 次服用。

二、围绝经期综合征秘验方

以下治疗围绝经期综合征秘验方,供酌情选用。

1. 熟地黄 20 克,焦白术、淫羊藿各 15 克,淮山药、阿胶(烊化)、川续断、茯苓、仙茅各 12 克,茜草 10 克,山茱萸肉、炒酸枣仁各 6 克,升麻 3 克,三七末(冲服)2 克。每日 1 剂,水煎取汁,分 2～3 次服用。具有温肾健脾、安神止血等作用,适用于脾肾两虚型围绝经期综合征。

2. 沙参、熟地黄、山药、枸杞子、菟丝子、夜交藤、茺蔚子各 20 克,五味子、女贞子、桑葚子各 15 克,柏子仁 12,当归 10 克。每日 1 剂,水煎取汁,分 3 次服用。具有益肾补阴、养血安神、滋水浊木、平肝潜阳等作用,适用于肾阴血虚型围绝经期综合征。

3. 龙骨(先煎)15 克,枣仁、麦门冬、白芍、白薇、丹参各 9 克,黄连 3 克。每日 1 剂,水煎取汁,分早晚 2 次温服。具有清心平肝等作用,适用于心肝虚热型围绝经期综合征。

4. 菟丝子、山药、枸杞子各 15 克,杜仲、鹿角胶、当归各 12 克,制附子、山茱萸、熟地黄各 10 克,肉桂 6 克。每日 1 剂,水煎取汁,分 2～3 次服用。具有温肾助阳等作用,适用于肾阳虚型围绝经期综合征。

5. 薏苡仁 24 克,党参 20 克,鹿角霜、巴戟天、淫羊藿、山药各 15 克,补骨脂、白术、茯苓各 12 克,炙附子 10 克,川椒 6 克。每日 1 剂,水煎取汁,分 2～3 次服用。具有温肾助阳等作用,适用于肾阳虚型围绝经期综合征。

6. 菟丝子、熟地黄各 15 克,山茱萸、仙茅各 12 克,肉桂、炙附子、鹿角胶(烊化)、杜仲、当归各 10 克,炙甘草 6 克。每日 1 剂,水煎取汁,分 2～3 次服用。具有温肾助阳等作用,适用于肾阳虚型围绝经期综合征。

7. 山药、枸杞子、菟丝子各 15 克,杜仲、鹿角胶(烊化)、当归各 12 克,熟地黄、山茱萸、制附子各 10 克,肉桂 6 克。每日 1 剂,水煎取汁,分 2～3 次服用。具有温肾助阳等作用,适用于肾阳虚型围绝经期综合征。

8. 肉苁蓉、菟丝子各 15 克,肉桂(后下)、附子(先煎)、山茱萸、杜仲、鹿角胶(烊化)、当归各 10 克。每日 1 剂,水煎取汁,分 2～3 次服用。具有温补肾阳等作用,适用于肾阳虚型围绝经期综合征。

9. 生牡蛎、生龙骨(先煎)各 20 克,龟甲、石决明各 15 克,熟地黄、山药、山茱萸、牡丹皮各 12 克,茯苓、泽泻各 10 克。每日 1 剂,水煎取汁,分 2～3 次服用。具有滋补肝肾、滋阴养血等作用,适用于肾阴虚型围绝经期综合征。

10. 熟地黄、山药、枸杞子各 15 克,鳖甲(先煎)、白芍、女贞子各 12 克,生甘草各 6 克。每日 1 剂,水煎取汁,分 2～3 次服用。具有滋补肝肾、滋阴养血等作用,适用于肾阴虚型围绝经期综合征。

11. 生地黄、熟地黄各 20 克,女贞子、墨旱莲各 15 克,玄参、枸杞子各 12 克,山茱萸、龟甲(先煎)、菊花各 10 克。每日 1 剂,水煎取汁,分 2～3 次服用。具有滋补肝肾、滋阴养血等作用,适用于肾阴虚型围绝经期综合征。

12. 知母、黄柏、熟地黄、山药、白芍、牡蛎(先煎)、炙龟甲(先煎)、鳖甲(先煎)各 15 克,山茱萸、枸杞子各 12 克,牡丹皮、茯苓、泽泻、当归各 10 克。每日 1 剂,水煎取汁,分 2～3 次服用。具有滋阴柔肝、育阴潜阳等作用,适用于肝肾阴虚型围绝经期综合征。

13. 熟地黄、菟丝子各 15 克,山药、山茱萸、枸杞子各 12 克,牛膝、鹿角胶(烊化)、龟甲胶(烊化)、仙茅、知母、黄柏、当归、巴戟天、淫羊藿各 10 克。每日 1 剂,水煎取汁,分 2～3 次服用。具有阴阳双补等作用,适用于肾阴阳两虚型围绝经期综合征。

14. 生龙骨(先煎)、生牡蛎(先煎)各 20 克,生龟甲(先煎)、代赭石(先煎)、怀牛膝、白芍、玄参、麦门冬、生麦芽各 15 克,川楝子、茵陈各 10 克,甘草 6 克。每日 1 剂,水煎取汁,分 2～3 次服用。具有养阴清热、平肝潜阳、镇静安神等作用,适用于阴虚阳亢型围绝经期综合征。

15. 知母、黄柏、熟地黄、生地黄、白芍、牡蛎(先煎)各 15 克,山茱萸、枸杞子各 12 克,桑叶、菊花、牡丹皮、泽泻、当归各 10 克。每日 1 剂,水煎取汁,分 2 次服用。具有养阴清热、平肝潜阳、镇静安神等作用,适用于阴虚阳亢型围绝经期综合征。

16. 百合、浮小麦各 20 克,龙骨(先煎)、牡蛎(先煎)、生地黄、熟地黄、丹参、枸杞子各 15 克,白芍、五味子、炒酸枣仁、炙甘草各 10 克。每日 1 剂,水煎取汁,分 2～3 次服用。具有养阴清热、平肝潜阳、镇静安神等作用,适用于阴虚阳亢型围绝经期综合征。

17. 白芍、山药各 15 克,熟地黄、牡丹皮、茯苓、柴胡各 12 克,山茱萸肉、泽泻、当归、栀子、大枣各 10 克。每日 1 剂,水煎取汁,分 2～3 次服用。具有滋润益阴、疏肝清热等作用,适用于肾虚肝郁型围绝经期综合征。

18. 山药、枸杞子、杜仲、肉苁蓉、茯苓、山茱萸肉各 15 克,熟地黄、牛膝、巴戟天、大枣各 12 克,石菖蒲、小茴香、炙远志、五味子各 10 克。每日 1 剂,水煎取汁,分 2～3 次服用。具有滋肾补心、交通心肾等作用,适用于心肾不交型围绝经期综合征。

19. 生地黄、玄参各 12 克,党参、丹参、茯苓、桔梗、远志、柏子仁、酸枣仁、天门冬、麦门冬、当归、五味子各 10 克,黄连 6 克,肉桂(后下)2 克。每日 1 剂,水煎取汁,分 2～3 次服用。具有滋肾补心、交通心肾等作用,适用于心肾不交型围绝经期综合征。

20. 龙骨(先煎)、牡蛎(先煎)各 20 克,熟地黄、山茱萸、五味子各 15 克,远志、石菖蒲、茯神各 12 克,马尾连 10 克,肉桂(后下)3 克。每日 1 剂,水煎取汁,分 2～3 次服用。具有滋肾补心、交通心肾等作用,适用于心肾不交型围绝经期综合征。

21. 枸杞子、山药、杜仲、肉苁蓉、茯苓、山茱萸肉各 15 克,熟地黄、牛膝、巴戟天、大枣各 12 克,石菖蒲、柏子仁、五味子各 10克。每日 1 剂,水煎取汁,分 2～3 次服用。具有滋肾宁心、交通心肾等作用,适用于心肾不交型围绝经期综合征。

22. 党参、黄芪各 15 克,当归、白术、茯神各 12 克,泽泻、酸枣仁各 10 克,木香、远志、炙甘草各 6 克。每日 1 剂,水煎取汁,分 2～3 次服用。具有补气养血、健脾安神等作用,适用于心脾两虚型围绝经期综合征。

23. 黄芪、白术、茯苓各 12 克,党参、当归、龙眼肉各 10 克,酸枣仁 9 克,木香、远志、炙甘草各 6 克。每日 1 剂,水煎取汁,分 2～3 次服用。具有补气养血、健脾安神等作用,适用于心脾两虚型围绝经期综合征。

24. 党参、黄芪、熟地黄、白芍各 12 克,白术、茯苓、山药、当归各 10 克,陈皮、五味子、远志、炙甘草各 6 克,肉桂心 1.5 克。每日 1 剂,水煎取汁,分 2～3 次服用。具有补气养血、健脾安神等作用,适用于心脾两虚型围绝经期综合征。

25. 薏苡仁 24 克,党参 20 克,巴戟天、仙茅、淫羊藿各 15 克,山药 12 克,制附子 10 克(先煎),干姜 6 克。每日 1 剂,水煎取汁,分 2～3 次服用。具有温肾健脾等作用,适用于脾肾阳虚型围绝经期综合征。

26. 菟丝子、熟地黄、山药各 15 克,人参、肉桂、白术、干姜各 10 克,鹿角胶(烊化)6 克。每日 1 剂,水煎取汁,分 2～3 次服用。具有温肾健脾等作用,适用于脾肾阳虚型围绝经期综合征。

27. 党参、黄芪各 20 克,山药、熟地黄、枸杞子、菟丝子、补骨脂各 15 克,五味子、制附子(先煎)各 10 克。每日 1 剂,水煎取汁,分 2～3 次服用。具有温肾健脾等作用,适用于脾肾阳虚型围绝经期综合征。

28. 黄芪 30 克,丹参、浮小麦、大枣各 20 克,当归、白芍、制何首乌各 12 克,远志、酸枣仁各 10 克。每日 1 剂,水煎取汁,分 2～3 次服用。具有益气养血、健脾和胃、宁心安神等作用,适用于气血两虚型围绝经期综合征。

29. 党参 20 克,白术、茯苓、熟地黄、白芍各 12 克,当归 10 克,川芎、炙甘草各 6 克。每日 1 剂,水煎取汁,分 2～3 次服用。具有益气养血、健脾和胃、宁心安神等作用,适用于气血两虚型围绝经期综合征。

30. 太子参 24 克,丹参 20 克,鸡血藤 15 克,山楂、陈皮各 12 克,柏子仁、石菖蒲各 10 克,炙甘草 6 克。每日 1 剂,水煎取汁,分

2~3次服用。具有益气养血、健脾和胃、宁心安神等作用,适用于气血两虚型围绝经期综合征。

三、围绝经期综合征中成药剂方

以下治疗围绝经期综合征中成药剂方,供酌情选用。

1. 金匮肾气丸。每次1丸,每日2次,掰碎后,温开水送服。由熟地黄、山药、茯苓、牡丹皮、泽泻、肉桂、附子组成,具有补益肾气、温阳利水等作用,适用于肾阳虚型围绝经期综合征。

2. 六味地黄丸。每次1丸,每日2次,掰碎后,温开水送服。由熟地黄、生山药、山茱萸肉、牡丹皮、茯苓、泽泻组成,具有滋补肝肾等作用,适用于肾阴虚型围绝经期综合征。

3. 坤宝丸。每次6克,每日2次,温开水送服。由女贞子、生地黄、白芍、沙参、麦门冬组成,具有滋阴养血、填精益髓等作用,适用于肾阴虚型围绝经期综合征。

4. 更年乐。每次6克,每日2次,温开水送服。由生地黄、何首乌、泽泻、茯苓、五味子、珍珠、元参、浮小麦组成,具有滋阴清热、除烦安神等作用,适用于阴虚内热型围绝经期综合征。

5. 知柏地黄丸。每次1丸,每日2次,掰碎后,温开水送服。由知母、黄柏、熟地黄、山茱萸、山药、牡丹皮、茯苓、泽泻组成,具有滋阴降火等作用,适用于阴虚阳亢型围绝经期综合征。

6. 天王补心丹。每次1丸,每日2次,掰碎后,温开水送服。由元参、茯苓、桔梗、当归、生地黄组成,具有滋阴养血、补心安神等作用,适用于心肾不交型围绝经期综合征。

7. 朱砂安神丸。每次1丸,每日2次,掰碎后,温开水送服。由朱砂、黄连、生地黄、熟地黄、当归组成,具有滋肾养血、清心安神等作用,适用于心肾不交型围绝经期综合征。

8. 全鹿丸。每次1丸,每日2次,掰碎后,温开水送服。由鹿角胶、鹿肾、鹿尾、黄芪、补骨脂组成,具有滋肾助阳、益气固精等作用,适用于脾肾阳虚型围绝经期综合征。

9. 人参鹿茸丸。每次1丸,每日2次,掰碎后,温开水送服。

由人参、鹿角胶、鹿肾、鹿尾、青毛鹿茸组成,具有补肾填精、益气助阳等作用,适用于脾肾阳虚型围绝经期综合征。

四、围绝经期综合征中药汤剂方

以下治疗围绝经期综合征中药汤剂方,供酌情选用。

1. 益肾燮平汤。紫草、糯稻根各 30 克,生地黄、淫羊藿、桑寄生、钩藤、生麦芽各 15 克,枣仁 12 克,制香附、炒当归各 10 克。随症加减用药。每日 1 剂,水煎取汁,分 2～3 次服用。具有益肾平肝、清热安神等作用,适用于阴虚阳亢型围绝经期综合征。

2. 滋阴养肝清心汤。菟丝子 20 克,墨旱莲、女贞子、茯苓、丹参各 15 克,麦门冬 12 克,山茱萸肉、酸枣仁、五味子各 9 克,炙甘草 4 克。每日 1 剂,水煎取汁,分 2～3 次服用。具有滋补肝肾、养血安神等作用,适用于肝肾阴虚型围绝经期综合征。

3. 滋阴养血潜阳汤。百合、浮小麦各 20 克,龙骨(先煎)、牡蛎(先煎)、丹参各 15 克,生地黄、当归、白芍、五味子、炒枣仁、炙甘草各 10 克,大枣 8 个。随症加减用药。①肾阴虚:加服六味地黄丸。②肾阳虚:加服金匮肾气丸。③肝郁脾虚:加服逍遥丸。④心脾两虚:加服人参归脾丸。汤剂,每日 1 剂,水煎取汁,分 2 次服用;丸剂,每次 1 丸,每日 2 次,掰碎后,温开水送服。具有滋补肝肾、平肝潜阳、养血安神等作用,适用于阴虚阳亢型围绝经期综合征。

4. 百合龙牡汤。百合 30～50 克,龙骨(先煎),牡蛎(先煎)、夜交藤各 20～30 克,云苓、当归 15～20 克。随症加减用药。①肝肾阴虚:加白芍、枸杞子、菊花、竹茹、白薇、知母、胡黄连。②脾肾阳虚:加桂枝、肉豆蔻、白术、益智仁、鹿角胶。每日 1 剂,水煎取汁,分 2～3 次服用。具有滋阴清热、镇静安神等作用,适用于阴虚内热型围绝经期综合征。

5. 滋清安神饮。珍珠母 30 克,黄精、茯神、炒枣仁、党参、竹茹、地骨皮、知母各 20 克,菖蒲、郁金、远志、丹皮各 15 克,焦栀子 12 克,白薇、甘草各 10 克。随症加减用药。每日 1 剂,水煎取汁,分 2～3 次服用。具有滋阴清热、镇静安神等作用,适用于阴虚内热型围绝经期综合征。

6. 养阴清热汤。太子参、浮小麦各 30 克,山楂 20 克,生石膏(打碎)、熟地黄、麦门冬、沙参各 15 克,当归、牛膝各 10 克。随症加减用药。每日 1 剂,水煎取汁,分 2～3 次服用;每周停药 2 日,连用 4 周为 1 个疗程。具有养阴清热、益气健脾等作用,适用于气阴两虚型围绝经期综合征。

7. 活血化瘀汤。桃仁、红花、鸡血藤、白芍、生地黄、川芎、枳壳、桔梗、牛膝、甘草。随症加减用药。每日 1 剂,水煎取汁,分 2～3 次服用,连用 12～24 日。具有活血化瘀、养血止痛等作用,适用于血瘀血虚型围绝经期综合征。

8. 逍遥散合甘麦大枣汤。生地黄、丹参、小麦、大枣各 30 克,当归、白芍、茯苓、白术、甘草各 10 克,柴胡 9 克。随症加减用药。每日 1 剂,水煎取汁,分 2～3 次服用;症状控制后,隔日 1 剂。具有疏肝理气、健脾养血等作用,适用于肝郁血虚型围绝经期综合征。

9. 清心平肝汤。龙骨(先煎)15 克,麦门冬、白芍、白薇、丹参、枣仁各 9 克,黄连 3 克。每日 1 剂,水煎取汁,分 2～3 次服用,连用 6 周为 1 个疗程。具有养阴清热、清心安神等作用,适用于心阴血虚型围绝经期综合征。

10. 更年新汤。生地黄 20 克,煅紫贝齿(先煎)15 克,牡丹皮、炒枣仁、朱茯苓、钩藤各 10 克,莲子心 1.5 克。每日 1 剂,水煎取汁,分 2～3 次服用。具有养阴清热、平肝安神等作用,适用于阴虚阳亢型围绝经期综合征。

11. 益气养阴安神汤。磁石(先煎)、沙苑子各 30 克,生龙骨、生牡蛎(先煎)各 20 克,生黄芪、潞党参各 15 克,炒白术、当归、白茯苓、酸枣仁、远志、鹿角胶(烊化)、鹿角霜(烊化)、龟甲胶(烊化)、八月扎、茺蔚子各 10 克,甘草 6 克。每日 1 剂,水煎取汁 3 次,合并药汁,分 3 次服用,连用 1 个月为 1 个疗程。具有益气健脾、养阴安神等作用,适用于气阴两虚型围绝经期综合征。

12. 紫草麦冬汤。紫草 30 克,巴戟天、白芍各 18 克,淫羊藿、麦门冬、五味子各 15 克,当归、知母、淡竹叶各 10 克。每日 1 剂,水煎取汁,分 2～3 次服用,连用 10 日为 1 个疗程。具有双补阴阳等作用,适用于肾阴阳两虚型围绝经期综合征。

13. 甘麦大枣汤。浮小麦、珍珠母各 30 克,红枣、紫草、石决明各 15 克,枸杞子 12 克,当归、淫羊藿各 10 克,炙甘草 5 克。每日 1 剂,水煎取汁,分 2～3 次服用。具有补气养血、润燥缓急等作用,适用于心脾阴虚型围绝经期综合征。

14. 生地丹参汤。生地黄、丹参、小麦、大枣各 30 克,当归、白术、茯苓、白芍各 10 克,柴胡 5 克。随症加减用药。每日 1 剂,水煎取汁,分 2～3 次服用。具有滋补肝肾、养血敛阴等作用,适用于阴血虚型围绝经期综合征。

15. 桃仁四物汤。当归、赤芍、生地黄、桃仁、红花、柴胡、枳壳、牛膝、甘草各 9～12 克,川芎、桔梗各 6～9 克。每日 1 剂,水煎取汁,分 2～3 次服用。具有理气活血养血等作用,适用于气滞血瘀血虚型围绝经期综合征。

16. 坤宝汤。生龙齿(先煎)30 克,生地黄、白芍、女贞子各 12 克,杭菊、黄芩、炒枣仁各 9 克。每日 1 剂,水煎取汁,分 2～3 次服用。具有养阴平肝、安神缓惊等作用,适用于阴虚阳亢型围绝经期综合征。

17. 更年乐汤。浮小麦、珍珠母各 30 克,党参 15 克,仙灵脾 12 克,柴胡、姜半夏、黑栀子各 9 克,炙甘草 6 克。随症加减用药。①高血压:加钩藤 15 克、地龙 9 克。②失眠:加夜交藤 15 克、五味子 5 克。③口渴:加石斛 12 克、玉竹 9 克。每日 1 剂,水煎取汁、分 2～3 次服用。具有补益肝肾、平衡阴阳等作用,适用于阴阳两虚型围绝经期综合征,症见潮热、出汗等。

18. 更年乐组方。方一:煅紫贝齿(先煎)20 克,生地黄、女贞子、墨旱莲、炒枣仁、朱茯苓各 12 克,钩藤、合欢皮各 10 克,紫草 9 克,莲子心 1 克。方二:黄芪、党参各 12 克,淫羊藿、仙茅、炒枣仁、防己、带皮茯苓,川断、合欢皮各 10 克,莲子心 1 克。每日 1 剂,水煎取汁,分 2～3 次服用。具有养阴清热潜阳、补益气阳等作用,适用于阴虚阳亢型、气阳虚型围绝经期综合征等。

19. 更年安汤。生地黄、熟地黄、茯苓、山药、何首乌、仙茅各 12 克,泽泻、山茱萸肉各 9 克,牡丹皮 6 克。每日 1 剂,水煎取汁,分 2～3 次服用。具有滋补肝肾、宁心安神等作用,适用于肾阴虚型、心火偏旺型围绝经期型综合征等。

20. 妇更饮。生地黄、紫草、钩藤、生麦芽、桑寄生各 15 克,当归、制香附、淫羊藿各 10 克。随症加减用药。每日 1 剂,水煎取汁,分 2～3 次服用。具有调补肝肾、平衡阴阳等作用,适用于阴阳失调型围绝经期综合征,症见乍寒乍热、自汗盗汗等。

第三节 围绝经期综合征辨证施治食疗

一、围绝经期综合征饮食宜忌

1. 宜补肾健脾养心。肾气虚衰是围绝经期综合征的根本原因,故饮食调养应以补肾为主;又因围绝经期综合征还易发生心烦、出汗、潮热等自主神经功能不稳定症状,故饮食调养还应注意健脾养心。①补肾阴药食品:有枸杞子、马兰头、黑豆、黑木耳、乌龟、甲鱼、鸭蛋黄等。②补肾阳药食品:有韭菜、核桃仁、栗子、黄牛肉、羊肉、羊肾、狗肉、狗鞭、海参、海虾、淡菜、鳗鱼、麻雀、肉桂、茴香、丁香等。③健脾药食品:有小米、粳米、糯米、薏苡仁、扁豆、黄豆及其制品、刀豆、黑豆、青豆、胡萝卜、蘑菇、平菇、菠萝、蜂王浆、牛肉、兔、鸡、田蛙、鲢鱼等。④养心安神药食品:有蔬菜、豆类、小麦、动物心、瘦肉、鱼、鸽、鸽蛋、鸡蛋、红枣、酸枣、龙眼、桑葚、莲子、葡萄等。

2. 宜食富含蛋白质食品。如瘦肉、鱼、奶、黄豆及其制品等。

3. 宜食富含维生素食品。①富含维生素 A 食品:有动物肝,如鸡肝、鸭肝、猪肝、羊肝、牛肝等。②富含 β 胡萝卜素(或维生素 A 原)食品:有胡萝卜、油菜、太古菜、菠菜、茼蒿、茴香、韭菜、芹菜、荠菜、苋菜、南瓜等。③富含维生素 B₁ 食品:有小米、黄玉米、黄豆、豌豆、绿豆、花生米、猪瘦肉、猪肝、干酵母等。④富含维生素 B₂ 食品:有猪肝、猪肾、猪心、牛肝、牛肾、羊肝、黄鳝、海蜇、河蟹、干口蘑、龙眼等。⑤富含烟酸食品:有粳米、标准面粉、猪肝、猪心、猪肾、牛肝等。⑥富含维生素 C 食品:有刺梨、樱桃、猕猴桃、沙田柚、鲜枣、山楂、柿子椒、辣椒、油菜、太古菜、雪里蕻、芥菜、青蒜、苦瓜、四季豆等。

4. 宜食富含钙食品。如牛奶、干酪、豆浆、黄鱼、银鱼、虾米、虾皮、田螺、海带、发菜、紫菜、芥菜、苋菜、雪里蕻、黄豆及其制品、青豆、黑豆、芸豆、荸荠、西瓜子、银耳等,以防骨质疏松、骨关节疼痛、骨折。

5. 忌过食糖和甜品。每日用 50 克蜂蜜代替含糖食品,一方面可以补充热能,另一方面蜂蜜中的植物雌激素还有改善围绝经期综合征作用;主食宜清淡,以含纤维素多的粗粮为主,以控制体重。

6. 宜低脂肪低胆固醇饮食。脂肪摄入量宜控制在每日总热量的 20%～25%,烹调用含不饱和脂肪酸的植物油;忌食含高胆固醇食品,如蛋黄、黄油、奶油、肥肉、动物油、动物肠杂等;富含饱和脂肪酸食品,如松子仁、椰子、橄榄等,也应慎食或禁食,以防肥胖、高血脂等。

7. 忌食辛辣食品。如青红辣椒、胡椒、咖喱、芥末、葱、蒜、姜、烟、酒、可可、咖啡、巧克力、浓茶等,以防刺激大脑皮质产生兴奋、耗伤肾阴,使围绝经期综合征的烦躁、潮热、失眠等症状加重。

二、肾阳虚型围绝经期综合征食疗方

肾阳虚型围绝经期综合征主症、治则见前文介绍。以下食疗方,供酌情选用。

1. 菟丝子、肉苁蓉、女贞子各 15 克,仙茅 10 克,黄牛肉块 300克,黄酒、葱、姜、花椒、食盐、味精各适量。前 4 味水煎取汁,入黄牛肉块、黄酒、葱、姜、花椒，大火煮沸，撇去浮沫，改小火煮至黄牛肉块酥烂，加食盐、味精调味即可。每日1剂，分2次食用，连用数日。

2. 干姜、山茱萸、补骨脂各10克，核桃仁20克，猪肾（切腰花）1副，黄酒、葱、姜、食盐、味精各适量。前3味水煎取汁，入核桃仁、猪肾、黄酒、葱、姜，大火煮沸，撇去浮沫，改小火煮至猪肾酥熟，加食盐、味精调味即可。每日1剂，分2次佐餐食用，连用5～7日。

3. 附子、肉桂各6克，益智仁10克，鲤鱼（杀白约500克）1条，黄酒、葱、姜、食盐、味精、麻油各适量。前3味共研为粗末，与各味调料和匀，置鲤鱼腹缝合，入砂锅，加水适量，小火煮1小时即可。每日1剂，分2次佐餐食用，食鱼肉饮汤，连用数日。

4. 冬虫夏草、黄芪、核桃仁各15克，虾肉60克，黄酒、葱、姜、食盐、味精、麻油各适量。黄芪水煎取汁，入冬虫夏草、核桃仁煮沸至冬虫夏草、核桃仁软，入虾肉、黄酒、葱、姜煮至虾肉熟，加食盐、味精、麻油调味稍煮即可。每日1剂，分2次佐餐食用，连用5～7日。

5. 仙茅、淫羊藿各15克，麻雀块150克，黄酒、葱、姜、食盐、味精、五香粉、麻油各适量。前2味水煎取汁，加其余各味，大火煮沸，撇去浮沫，改小火煮至麻雀块熟烂即可。每日1剂，分2次佐餐食用，连用数日。

6. 肉桂10克，核桃仁、栗子肉各30克，粳米100克，白糖适量。肉桂水煎取汁，入核桃仁、栗子肉、粳米煮成粥，加白糖调味即可。每日1剂，分2次服用，可常用。

7. 熟附子10克，决明子15克，菊花6克，糯米100克，红糖适量。前3味水煎取汁，入糯米煮成粥，加红糖调味即可。每日1剂，分2次食用，连用数日。

三、肾阴虚型围绝经期综合征食疗方

肾阴虚型围绝经期综合征主症、治则见前文介绍。以下食疗方，供酌情选用。

1. 蛤粉 120 克,龟甲胶粉、阿胶末各 60 克,红糖适量。前 3 味和匀,贮存备用。每次 5 克,每日 3 次,红糖水送服,可常用。

2. 乌龟块 150,生地黄、女贞子各 20 克,黄酒、葱、姜、食盐、味精各适量。生地黄、女贞子水煎取汁,入乌龟块、黄酒、葱、姜,大火煮沸,撇去浮沫,改小火煮至乌龟块酥烂,加食盐、味精调味即可。每日 1 剂,分 2 次佐餐食用,可常用。

3. 墨旱莲、黄精各 20 克,鲜山药 100 克,鸭块 300 克,黄酒、葱、姜、食盐、味精各适量。前 2 味水煎取汁,入鲜山药、鸭块、黄酒、葱、姜,大火煮沸,撇去浮沫,改小火煮至鸭块酥烂,加食盐、味精调味即可。每日 1 剂,分 2 次佐餐食用,连用 5～7 日。

4. 桑葚、炒黑芝麻各 500 克,炒血糯米 300 克,蜂蜜适量。前 3 味共研为细末和匀,贮存备用。每次 50 克,每日 3 次,沸水冲泡,蜂蜜调服,可常用。

5. 制何首乌、黄精各 20 克,粳米 100 克,红糖适量。前 2 味水煎取汁,入粳米煮成粥,加红糖调味即可。每日 1 剂,分 2 次食用,连用 5～7 日。

6. 生地黄、黄精各 20 克,鲜百合 60 克,红枣 15 个,白糖适量。前 2 味水煎取汁,入鲜百合、红枣,大火煮沸,改小火煮至红枣酥软,加白糖调味即可。每日 1 剂,分 2 次食用,连用 5 日为 1 个疗程。

7. 冬虫夏草、燕窝各 10 克,鸭肝 120 克,红糖适量。冬虫夏草、燕窝温开水泡发,与鸭肝入锅,加水适量,大火煮沸,撇去浮沫,改小火煮至冬虫夏草、燕窝酥软,加红糖调味即可。每日 1 剂,分 2 次食用,连用数日。

8. 制何首乌 30 克,益智仁 10 克,红枣 10 个,粳米 100 克,红糖适量。前 2 味水煎取汁,入红枣、粳米煮成粥,加红糖调味即可。每日 1 剂,分 2 次食用,可常用。

9. 生地黄 30 克,鲜百合 100 克,鸡蛋 2 个,冰糖适量。生地黄水煎取汁,入鲜百合、冰糖煮至鲜百合酥软,趁沸打入鸡蛋煮熟

女性常见病用药与食疗

即可。每日1剂,分2次食用,可常用。

10. 麦门冬30克,黑芝麻20克,粟米100克,白糖适量。麦门冬水煎取汁,入黑芝麻、粟米煮成粥,加白糖调味即可。每日1剂,分2次食用,可常用。

四、阴虚阳亢型围绝经期综合征食疗方

阴虚阳亢型围绝经期综合征主症、治则见前文介绍。以下食疗方,供酌情选用。

1. 煅石决明、煅龙骨、煅牡蛎各30克,粟米100克,蜂蜜适量。前3味水煎取汁,入粟米煮成粥,加蜂蜜调味即可。每日1剂,分2次食用,连用5~7日。

2. 决明子30克,鲜百合100克,莲子20克,粟米、粳米各50克,冰糖适量。决明子水煎取汁,入鲜百合、莲子、粟米、粳米煮成粥,加冰糖煮溶即可。每日1剂,分2次食用,连用7日。

3. 天麻10克,菊花、槐花各6克,白糖适量。各味入杯,冲入沸水,加盖泡10分钟即可。每日1剂,代茶饮用,冲淡为止,连用5~7日。

4. 桑叶、石决明各15克,菊花10克,蜂蜜适量。前2味水煎取汁,趁沸冲入放有菊花的杯中,加盖泡10分钟,加蜂蜜调味即可。每日1剂,代茶饮用,冲淡为止,连用5~7日。

5. 牡蛎肉、鲍鱼肉、海蜇头各60克,黄酒、葱、姜、食盐、味精各适量,鸭汤300毫升。各味入砂锅,加水没过,大火煮沸,撇去浮沫,改小火煮20分钟即可。每日1剂,分2次佐餐食用,连用5~7日。

五、心肾不交型围绝经期综合征食疗方

心肾不交型围绝经期综合征主症、治则见前文介绍。以下食疗方,供酌情选用。

1. 生地黄、麦门冬各12克,五味子5克,莲子15克,蜂蜜适量。前3味水煎取汁,入莲子煮至酥熟,加蜂蜜调味即可。每日1剂,分2次食用,连用5~7日。

· 218 ·

2. 小麦 30 克,红枣 10 个,生地黄、柏子仁各 6 克,甘草 5 克,白糖适量。前 5 味水煎取汁,加白糖调味即可。每日 1 剂,分 2 次服用,连用数日。

3. 麦门冬、女贞子各 10 克,酸枣仁 60 克,粟米 100 克,白糖适量。前 3 味水煎取汁,入粟米煮成粥,加白糖调味即可。每日 1 剂,分 2 次食用,连用数日。

4. 柏子仁 10 克,炒黑芝麻 15 克,龙眼肉 30 克,冰糖适量。柏子仁水煎取汁,入龙眼肉、冰糖,大火煮沸,改小火煮至龙眼肉熟烂,加炒黑芝麻和匀即可。每日 1 剂,分 2 次食用,可常用。

5. 鲜百合片 60 克,莲子心 1 克,粳米 100 克,白糖适量。前 3 味入锅,加水适量煮成粥,加白糖调味即可。每日 1 剂,分 2 次食用,可常用。

6. 酸枣仁、海参各 10 克,薏苡仁 100 克,蜂蜜适量。酸枣仁水煎取汁,入海参、薏苡仁煮至酥熟,加蜂蜜调味即可。每日 1 剂,分 2 次食用,连用 5～7 日。

六、心脾两虚型围绝经期综合征食疗

心脾两虚型围绝经期综合征主症、治则见前文介绍。以下食疗方,供酌情选用。

1. 党参 20 克,龙眼肉 30 克,红枣 10 个,粳米 100 克,红糖适量。党参水煎取汁,入龙眼肉、红枣、粳米煮成粥,加红糖调味即可。每日 1 剂,分 2 次食用,可常用。

2. 白术、红枣各 10 克,薏苡仁、粳米各 60 克,红糖适量。白术水煎取汁,入红枣、薏苡仁、粳米煮成粥,加红糖调味即可。每日 1 剂,分 2 次食用,可常用。

3. 白扁豆 50 克,莲子、龙眼肉各 30 克,白糖适量。前 3 味入锅,加水适量,大火煮沸,改小火煮至白扁豆酥烂,加白糖调味即可。每日 1 剂,分 2 次食用,可常用。

4. 茯苓 30 克,肉苁蓉 18 克,核桃仁、龙眼肉各 15 克,鲜山药、粳米各 60 克,白糖适量。前 2 味水煎取汁,入粳米煮化,入核桃仁、龙眼肉、鲜山药和匀煮成粥,加白糖调味即可。每日 1 剂,分 2 次食用,可常用。

5. 淮山药、枸杞子各 15 克,水发黑木耳 60 克,猪瘦肉 100 克,姜丝、葱段、食盐、味精各适量。各味入砂锅,加水没过,大火煮沸,撇去浮沫,改小火煮至猪瘦肉酥软即可。每日 1 剂,分 2 次佐餐食用,可常用。

6. 枸杞子、龙眼肉各 20 克,水发黑木耳 60 克,粳米 100 克,白糖适量。粳米入锅,加水煮化,入前 3 味煮成粥,加白糖调味即可。每日 1 剂,分 2 次食用,可常用。

7. 莲子 20 克,红枣 10 个,鲜山药、糯米各 60 克,白糖适量。莲子、红枣、糯米入锅,加水煮化,入鲜山药煮成粥,加白糖调味即可。每日 1 剂,分 2 次食用,可常用。

8. 鲜山药 60 克,鲜莲子 30 克,葡萄干、红枣各 10 克,白糖适量。前 4 味入锅,加水煮至酥软,加白糖调味即可。每日 1 剂,分 2 次食用,可常用。

9. 白术 15 克,龙眼肉 20 克,水发黑木耳、粳米各 60 克,冰糖适量。白术水煎取汁,入粳米煮化,入水发黑木耳、龙眼肉煮成粥,加冰糖煮溶调味即成。每日 1 剂,分 2 次食用,可常用。

10. 莲子 15 克,薏苡仁、粳米各 60 克,白糖适量。前 3 味入锅,加水煮成粥,加白糖调味即可。每日 1 剂,分 2 次食用,可常用。

11. 白术、酸枣仁各 10 克,莲子心 1 克,粳米 100 克,白糖适量。白术、酸枣仁水煎取汁,入粳米煮化,入莲子心和匀煮成粥,加白糖调味即可。每日 1 剂,分 2 次食用,连用数日。

七、脾肾阳虚型围绝经期综合征食疗方

脾肾阳虚型围绝经期综合征主症、治则见前文介绍。以下食疗方,供酌情选用。

1. 羊肾(切腰花)1 副,杜仲 15 克,五味子 10 克,黄酒、葱、姜、食盐、味精各适量。杜仲、五味子水煎取汁,加其余各味,大火煮沸,撇去浮沫,改小火煮至羊肾熟即可。每日1剂,分2次佐餐食用,连用3~5日。

2. 仙茅、淫羊藿各15克,狗肉块300克,黄酒、葱、姜、食盐、味精、五香粉、麻油各适量。前2味水煎取汁,入狗肉块、黄酒、葱、姜,大火煮沸,撇去浮沫,改小火煮至狗肉块酥烂,加其余各味和匀煮入味即可。每日1剂,分2次佐餐食用,连用数日。

3. 菟丝子100克,五味子50克,低度白酒1 000毫升。各味入盛器,密封浸泡,每日振摇1次,10日后启用。每次取药酒20毫升,每日2次,饮用,可常用。

八、气血两虚型围绝经期综合征食疗方

气血两虚型围绝经期综合征主症、治则见前文介绍。以下食疗方,供酌情选用。

1. 当归、党参各15克,生姜5克,红枣20个,粳米100克,红糖适量。前3味水煎取汁,入红枣、粳米煮成粥,加红糖调味即可。每日1剂,分2次食用,可常用。

2. 黄芪、白术各10克,龙眼肉20克,红枣10个,薏苡仁、粳米各60克,冰糖适量。前2味水煎取汁,入桂圆肉、红枣、薏苡仁、粳米煮成粥,加冰糖煮溶即成。每日1剂,分2次食用,可常用。

3. 西洋参5克,鸡脯肉丁50克,薏苡仁、粳米各60克,葱、姜、黄酒、食盐、味精、麻油各适量。薏苡仁、粳米入锅,加水煮化,加其余各味和匀煮成粥即可。每日1剂,分2次食用,可常用。

4. 灵芝末20克,小麦、粳米各60克,红枣10个,白糖适量。前4味入锅,加水煮成粥,加白糖调味即可。每日1剂,分2次食用,连用5~7日。

5. 太子参、当归各10克,猪瘦肉100克,笋片20克,料酒、葱、姜、食盐、味精各适量。前2味水煎取汁,加其余各味煮至猪瘦肉熟入味即可。每日 1 剂,分 2 次佐餐食用,可常用。

第四节　围绝经期综合征药食兼用品食疗

一、围绝经期综合征人参食疗方

人参性温味甘微苦,具有大补元气、固脱生津、安神养心、益气生血、化痰降浊、活血降脂、强体抗癌等作用。以下围绝经期综合征人参食疗方,供酌情选用。

1. 西洋参片、麦门冬各 10 克,五味子 6 克,猪瘦肉片 50 克,香菇片 30 克,料酒、葱、姜、食盐、味精各适量,高汤 600 毫克。各味入砂锅,加水没过,大火煮沸,撇去浮沫,改小火煮至猪瘦肉片酥熟入味即可。每日 1 剂,分 2 次佐餐食用,连用 10 日为 1 个疗程。具有滋养心肾、去脂通脉等作用,适用于心肾不交型围绝经期综合征,症见冠心病、动脉硬化、高血脂等。

2. 人参末 3 克,天门冬、女贞子各 10 克,鸡块 60 克,水发黑木耳片 30 克,料酒、葱、姜、食盐、味精、高汤各适量。天门冬、女贞子水煎取汁,加其余各味煮至鸡块酥熟入味即可。每日 1 剂,分 2 次佐餐食用,连用 10 日为 1 个疗程。具有滋补心肾、去脂通脉等作用,适用于心肾阴虚型围绝经期综合征,症见高血脂、冠心病等。

3. 生晒人参末 3 克,核桃仁末 50 克,桂枝 10 克,鲜牛奶 200 毫升,蜂蜜适量。桂枝水煎取汁,入生晒人参末、核桃仁末、鲜牛奶煮沸,加蜂蜜调味即可。每日 1 剂,分 2 次食用,连用 10 日为 1 个疗程。具有温肾助阳、益气降脂等作用,适用于脾肾阳虚型围绝经期综合征,症见高血脂、冠心病等。

二、围绝经期综合征山药食疗方

山药性平味甘,具有固肾益精、补中益气、滋润血脉、去脂减肥、降压降糖等作用。以下围绝经期综合征山药食疗方,供酌情选用。

1. 山药 20 克,白参末 3 克,莲子、芡实各 10 克,薏苡仁 30 克,大米 60 克,白糖适量。前 6 味入锅,加水煮成粥,加白糖调味即可。每日1剂,分2次食用,连用7～10日为1个疗程。具有补益心脾、安神宁心等作用,适用于心脾两虚型围绝经期综合征,症见高血脂、冠心病、失眠等。

2. 鲜山药块(去皮)200克,黄精20克,鸡块150克,料酒、葱、姜、食盐、味精各适量。各味入砂锅,加水没过,大火煮沸,撇去浮沫,改小火煮至鸡块酥熟入味即可。每日1剂,分2次佐餐食用,连用数日。具有补脾益精等作用,适用于脾肾两虚型围绝经期综合征,症见高血压、头昏、目眩、耳鸣、心悸、情志异常、潮热、出汗等。

3. 炒山药粉、炒黑芝麻末、炒藕粉、炒粳米粉各250克,白糖适量。前4味和匀,贮存备用。每次30～50克,入锅,加水适量,边搅边煮成熟糊,加白糖调味即可,每日2次,食用,可常用。具有补益气血、乌发、抗骨质疏松等作用,适用于气血两虚型围绝经期综合征,症见高血脂、糖尿病、骨质疏松等。

4. 鲜山药丁(去皮)100克,五味子、荔枝肉、龙眼肉各15克,粳米60克,白糖适量。五味子水煎取汁,入粳米煮化,加其余各味和匀煮成粥即可。每日1剂,分2次食用,可常用。具有补益心肾等作用,适用于心肾两虚型围绝经期综合征,症见高血脂、烦躁不安等。

三、围绝经期综合征山楂食疗方

山楂性味、功用见前文介绍。以下围绝经期综合征山楂食疗方,供酌情选用。

1. 山楂30克,荷叶12克,菊花10克,大米60克,白糖适量。前3味水煎取汁,入大米煮成粥,加白糖调味即可。每日1剂,分2次食用,连用数日。具有平肝潜阳、行气止痛、去脂降压等作用,适用于肝阳上亢型围绝经期综合征,症见高血脂、高血压、头痛等。

2. 山楂15克,青皮10克,茉莉花3克,白糖适量。各味入杯,冲入沸水,加盖泡15分钟即可。每日1剂,代茶饮用,冲淡为止,可常用。具有疏肝理气、活血调经等作用,适用于气滞血瘀型围绝经期综合征,症见冠心病、月经失调等。

3. 山楂、生地黄各 15 克,野菊花 3 克,猪瘦肉 100 克,料酒、葱、姜、食盐、味精各适量。前 3 味水煎取汁,加其余各味煮至猪瘦肉酥熟入味即可。每日 1 剂,分 2 次佐餐食用,连用数日。具有滋阴清热、去脂降压等作用,适用于阴虚阳亢型围绝经期综合征,症见高血脂、高血压等。

4. 山楂 15 克,肉桂、干姜各 6 克,粟米 60 克,红糖适量。前 3 味水煎取汁,入粟米煮成粥,加白糖调味即可。每日 1 剂,分 2 次食用,连用数日。具有祛寒化瘀、温肾助阳等作用,适用于肾阳虚型围绝经期综合征,症见冠心病、月经失调等。

四、围绝经期综合征红枣食疗方

红枣性温味甘,具有益气健脾、养血和胃、补虚安神、延年益寿、去脂降压、抗过敏等作用。以下围绝经期综合征红枣食疗方,供酌情选用。

1. 红枣 30 克,女贞子、柏子仁、酸枣仁各 15 克,白芍 10 克,血糯米 100 克,白糖适量。女贞子、柏子仁、酸枣仁、白芍水煎取汁,入红枣、血糯米煮成粥,加白糖调味即可。每日 1 剂,分 2 次食用,连用数日。具有滋阴补血、养心除烦等作用,适用于阴血虚型围绝经期综合征,症见心烦失眠、心悸怔忡等。

2. 红枣 20 克,莲子肉、丹参各 10 克,绿豆 60 克,白糖适量。丹参水煎取汁,入前 2 味煮化,入绿豆煮酥熟,加白糖调味即可。每日 1 剂,分 2 次食用,连用数日。具有清热养心、通脉降压等作用,适用于气血两虚型围绝经期综合征,症见高血脂、冠心病、高血压、失眠等。

3. 红枣 20 个,熟地黄 15 克,黑豆(打碎)、血米各 60 克,红糖适量。熟地黄水煎取汁,入红枣、黑豆、血米煮成粥,加红糖调味即可。每日 1 剂,分 2 次食用,连用数日。具有滋补肝肾、益气养血、抗骨质疏松等作用,适用于肝肾阴虚型围绝经期综合征,症见高血脂、骨质疏松等。

4. 红枣 20 个,茯苓粉、燕麦片各 30 克,大米 60 克,冰糖适量。红枣、大米入锅,加水煮至粥将成,加其余各味和匀煮成粥即可。每日 1 剂,分 2 次食用,可常用。具有补益心脾、宁心安神、去脂降压等作用,适用于心脾两虚型围绝经期综合征,症见高血脂、高血压、失眠等。

五、围绝经期综合征阿胶食疗方

阿胶性平味甘,具有补血止血、滋阴润燥等作用。以下围绝经期综合征阿胶食疗方,供酌情选用。

1. 阿胶 15 克(烊化),西洋参末 3 克,三七末 2 克,大米 100 克,红糖适量。大米入锅,加水煮至粥将成,加其余各味和匀煮成粥即可。每日 1 剂,分 2 次食用,连用数日。具有益气养阴、养血止血等作用,适用于气阴两虚型围绝经期综合征,症见功能性子宫出血、贫血等。

2. 阿胶 10 克(烊化),红花 6 克,龙眼肉 15 克,粳米 60 克,红糖适量。红花水煎取汁,入粳米煮化,入龙眼肉煮至粥将成,加阿胶、红糖和匀煮成粥即可。每日 1 剂,分 2 次食用,连用数日。具有滋阴补血、养血止血等作用,适用于阴血虚型围绝经期综合征,症见功能性子宫出血、贫血等。

3. 阿胶(烊化)、当归各 10 克,黄芪 15 克,大枣 10 个,大米 100 克,红糖适量。当归、黄芪水煎取汁,入大枣、大米煮至粥将成,加阿胶、红糖和匀煮成粥即可。每日 1 剂,分 2 次食用,连用数日。具有益气养阴、补血止血等作用,适用于气阴两虚型围绝经期综合征,症见功能性子宫出血、贫血等。

4. 阿胶(烊化)15 克,牛奶 250 毫升,红糖适量。牛奶入锅煮沸,加阿胶、红糖和匀再煮沸即可。每日 1 剂,分 2 次食用,连用数日。具有益气养血、滋阴补钙等作用,适用于气血两虚型围绝经期综合征,症见功能性子宫出血、贫血、骨质疏松等。

六、围绝经期综合征何首乌食疗方

何首乌性微温味甘苦涩,具有养血滋阴、润肠通便、乌发解毒、去脂降压、延年益寿等作用。以下围绝经期综合征何首乌食疗方，供酌情选用。

1. 干何首乌粉 60 克，女贞子、生地黄各 15 克，大米、粟米各 50 克，红糖适量。女贞子、生地黄水煎取汁，入大米、粟米煮至粥将成，加干何首乌粉、红糖和匀煮成粥即可。每日 1 剂，分 2 次食用，可常用。具有滋补肝肾、去脂降压等作用，适用于肝肾阴虚型围绝经期综合征，症见高血脂、冠心病、高血压等。

2. 制何首乌、枸杞子各 20 克，槐花、乌龙茶各 3 克，红糖适量。各味入杯，冲入沸水，加盖泡 15 分钟即可。每日 1 剂，代茶饮用，冲淡为止，可常用。具有滋补肝肾、去脂减肥、乌发降压等作用，适用于阴虚阳亢型围绝经期综合征，症见高血脂、冠心病、高血压、肥胖等。

3. 制何首乌末 20 克，茶叶、菊花各 3 克，粳米 100 克，白糖适量。茶叶、菊花水煎取汁，入粳米煮至粥将成，加制何首乌末、白糖和匀煮成粥即可。每日 1 剂，分 2 次食用，可常用。具有滋阴清热、去脂降压等作用，适用于阴虚内热型围绝经期综合征，症见高血脂、高血压等。

4. 生何首乌粉、海带末各 250 克，薏苡仁末、芡实粉各 300 克，白糖适量。前 4 味和匀，贮存备用。每次 30～50 克，入碗，凉开水调成稀糊，置沸水锅内，隔水边搅边煮成熟糊，加白糖调味即可，每日 2 次，食用，连用数日。具有滋阴养血、益气健脾、去脂降压等作用，适用于气阴两虚型围绝经期综合征，症见高血脂、冠心病、高血压等。

七、围绝经期综合征枸杞子食疗方

枸杞子性味、功用见前文介绍。以下围绝经期综合征枸杞子食疗方，供酌情选用。

1. 枸杞子 20 克，麦门冬、五味子各 10 克，栗子肉、兔块各 100 克，料酒、葱、姜、食盐、味精各适量，高汤 500 毫升。麦门冬、五味子水煎取汁，加其余各味，大火煮沸，撇去浮沫，改小火煮至兔块酥熟入味即可。每日 1 剂，分 2 次佐餐食用，连用 5～7 日。具有滋阴补肾、温中健脾、去脂降压、降糖减肥等作用,适用于脾肾两虚型围绝经期综合征,症见高血脂、冠心病、高血压、糖尿病、脂肪肝等。

2.枸杞子、熟地黄各 15 克,龙眼肉 10 克,黑枣 10 个,陈皮 6 克,猪瘦肉片 100 克,料酒、葱、姜、食盐、味精各适量。各味入砂锅,加水没过,大火煮沸,撇去浮沫,改小火煮至瘦猪肉片酥熟入味即可。每日 1 剂,分 2 次佐餐食用,连用数日。具有滋补肝肾、补血调经、去脂降压等作用,适用于阴血虚型围绝经期综合征,症见高血脂、高血压、月经失调等。

3.枸杞子 30 克,核桃仁 20 克,芡实、莲子各 15 克,粳米 100 克,白糖适量。前 5 味入锅,加水适量,大火煮沸,改小火煮至粥成,加白糖调味即可。每日 1 剂,分 2 次食用,连用 5~7 日。具有滋阴补肾、交通心肾、去脂降压等作用,适用于心肾不交型围绝经期综合征,症见高血脂、冠心病、高血压等。

4.枸杞子 20 克,乌龟块 150 克,料酒、葱、姜、食盐、味精各适量。各味入盆和匀,上笼隔水蒸 1 小时至乌龟块酥熟入味即可。每日 1 剂,分 2 次佐餐食用,连用 5~7 日。具有滋补肝肾、去脂降压等作用,适用于肝肾阴虚型围绝经期综合征,症见高血脂、高血压等。

八、围绝经期综合征百合食疗方

百合性寒味甘微苦,具有润肺止咳、安神定胆、益养五脏等作用。以下围绝经期综合征百合食疗方,供酌情选用。

1.百合 30 克,女贞子、熟地黄各 15 克,墨旱莲、酸枣仁各 10 克,粟米 60 克,白糖适量。女贞子、熟地黄、墨旱莲、酸枣仁水煎取汁,入粟米煮化,入百合煮成粥,加白糖调味即可。每日 1 剂,分 2 次食用,连用数日。具有滋补肝肾、宁心安神等作用,适用于肾阴虚型围绝经期综合征,症见烦躁不安、失眠等。

2.百合、莲子肉各 50 克,水发银耳、粳米各 60 克,冰糖适量。粳米、莲子肉入锅,加水煮化,入百合、水发银耳,大火煮沸,改小火煮成粥,加冰糖煮溶即可。每日 1 剂,分 2 次食用,连用数日。具有滋阴润肺、安神健脑等作用,适用于阴虚型围绝经期综合征,症见失眠、健忘等。

3. 鲜百合 50 克,龙眼肉 30 克,鸡蛋 1 个,冰糖适量。前 2 味入锅,加水煮酥烂,加冰糖煮溶,趁沸打入鸡蛋搅匀煮熟即可。每日 1 剂,分 2 次食用,连用 5～7 日。具有补脾益血、养心安神等作用,适用于心脾两虚型围绝经期综合征,症见头昏乏力、心悸气短、失眠多梦、焦虑不安、记忆力减退等。

九、围绝经期综合征银耳食疗方

银耳性平味甘淡,具有滋阴养肾、益气和血、补肾益精、强心健脑、降压通便、防癌抗衰老等作用。以下围绝经期综合征银耳食疗方,供酌情选用。

1. 水发银耳 60 克,黄精、生地黄各 15 克,粳米 100 克,白糖适量。生地黄水煎取汁,入水发银耳、黄精、粳米煮成粥,加白糖调味即可。每日 1 剂,分 2 次食用,连用数日。具有滋补肝肾、润肺降压等作用,适用于肾阴虚型围绝经期综合征,症见高血压等。

2. 水发银耳 50 克,沙参、女贞子各 10 克,大枣 10 个,大米 60 克,白糖适量。沙参、女贞子水煎取汁,入水发银耳、大枣、大米煮成粥,加白糖调味即可。每日 1 剂,分 2 次食用,连用数日。具有滋补肝肾、益气生津、润肺降压等作用,适用于气阴两虚型围绝经期综合征,症见高血压等。

3. 水发银耳 50 克,芡实、薏苡仁各 30 克,粳米 60 克,白糖适量。前 4 味入锅,加水煮成粥,加白糖调味即可。每日 1 剂,分 2 次食用,连用数日。具有滋阴润肺、益气健脾、补脑强心等作用,适用于气阴两虚型围绝经期综合征,症见月经失调、烦躁不安、乏力等。

十、围绝经期综合征冬虫夏草食疗方

冬虫夏草性平味甘,具有补肺益肾、补益精气、止咳化痰、去脂减肥、抗老防癌等作用。以下围绝经期综合征冬虫夏草食疗方,供酌情选用。

1. 冬虫夏草粉 10 克,银杏叶、草决明各 15 克,大米 60 克,白

糖适量。银杏叶、草决明水煎取汁，入大米煮至粥将成，加冬虫夏草粉、白糖和匀煮成粥即可。每日1剂，分2次食用，连用数日。具有滋阴清热、平肝潜阳、去脂降压等作用，适用于阴虚阳亢型围绝经期综合征，症见高血脂、冠心病、高血压等。

2. 冬虫夏草末10克，女贞子、熟地黄各15克，粟米60克，红糖适量。女贞子、熟地黄水煎取汁，入粟米煮至粥将成，加冬虫夏草末、红糖和匀煮成粥即可。每日1剂，分2次食用，连用数日。具有滋补肝肾、化痰降压等作用，适用于肝肾阴虚型围绝经期综合征，症见高血脂等。

3. 冬虫夏草10克，泽泻、枸杞子各15克，鸭块150克，料酒、葱、姜、食盐、味精、高汤各适量。各味入砂锅，加水没过，大火煮沸，撇去浮沫，改小火煮至鸭块酥熟入味即可。每日1剂，分2次佐餐食用，连用数日。具有滋补肝肾、去脂降压等作用，适用于肝肾阴虚型围绝经期综合征，症见高血脂、高血压等。

十一、围绝经期综合征灵芝食疗方

灵芝性微温味甘微苦，具有益气除烦、补肝固肾、养心安神、止咳平喘、强身健体、延年益寿、去脂降压等作用。以下围绝经期综合征灵芝食疗方，供酌情选用。

1. 灵芝粉、枸杞子各20克，水发黑木耳、水发银耳各30克，血米60克，红糖适量。血米入锅，加水煮化，入枸杞子、水发黑木耳、水发银耳煮至粥将成，加灵芝粉、红糖和匀煮成粥即可。每日1剂，分2次食用，可常用。具有滋补肝肾、补血养血、去脂降压等作用，适用于肝肾阴虚型围绝经期综合征，症见高血脂、高血压等。

2. 灵芝粉20克，当归10克，红枣15个，大米100克，红糖适量。当归水煎取汁，入红枣、大米煮至粥将成，加灵芝粉、红糖和匀煮成粥即可。每日1剂，分2次食用，可常用。具有益气养血、去脂降压等作用，适用于气血两虚型围绝经期综合征，症见高血脂、高血压等。

3. 灵芝粉 20 克,丹参 15 克,三七末 3 克,大米 100 克,红糖适量。丹参水煎取汁,入大米煮至粥将成,加灵芝粉、三七末、红糖和匀煮成粥即可。每日 1 剂,分 2 次食用,连用数日。具有益气养血、化瘀去脂等作用,适用于气血瘀滞型围绝经期综合征,症见高血脂、冠心病等。

十二、围绝经期综合征莲子食疗方

莲子性平味甘涩,具有补脾养心、益肾固精、降糖降压、安神定志等作用。以下围绝经期综合征莲子食疗方,供酌情选用。

1. 莲子、山药各 30 克,枸杞子、龙眼肉各 15 克,牛肉块 150 克,料酒、葱、姜、食盐、味精、高汤各适量。各味入砂锅,加水没过面,大火煮沸,撇去浮沫,改小火煮至牛肉块酥熟入味即可。每日 1 剂,分 2 次佐餐食用,连用数日。具有益气健脾、补益精血、养心安神、强筋健脑、去脂降糖等作用,适用于心脾两虚型围绝经期综合征,症见高血脂、糖尿病、心悸健忘、烦躁不安、失眠、乏力等。

2. 莲子(打碎)、黑豆、浮小麦各 30 克,黑枣 10 个,冰糖适量。浮小麦水煎取汁,入莲子、黑豆、黑枣煮酥软,加冰糖煮溶即可。每日 1 剂,分 2 次食用,连用数日。具有补益心肾、固涩除烦、安神宁志等作用,适用于心肾不交型围绝经期综合征,症见烦躁不安、失眠等。

3. 莲子(打碎)50 克,麦门冬、生栀子各 10 克,菊花 6 克,粳米 100 克,白糖适量。麦门冬、生栀子、菊花水煎取汁,入莲子、粳米煮成粥,加白糖调味即可。每日 1 剂,分 2 次食用,连用数日。具有清热平肝、清心除烦、明目降压等作用,适用于阴虚阳亢型围绝经期综合征,症见高血压、烦躁不安、易怒、失眠等。

十三、围绝经期综合征海带食疗方

海带性寒味咸,具有软坚散结、消痰平喘、利水消肿、去脂降压、化浊减肥等作用。以下围绝经期综合征海带食疗方,供酌情选用。

1. 水发海带片 60 克,白芍、酸枣仁、柏子仁各 15 克,五花肉块 150 克,料酒、葱、姜、食盐、味精各适量。白芍、酸枣仁、柏子仁水煎取汁,加其余各味,大火煮沸,撇去浮沫,改小火煮至五花肉块酥熟入味即可。每日 1 剂,分 2 次佐餐食用,连用数日。具有补益气血、去脂减肥、养心除烦等作用,适用于心脾两虚型围绝经期综合征,症见烦躁失眠、高血脂、肥胖等。

2. 水发海带片 60 克,西洋参片 6 克,水发香菇片、洋葱片各30 克,猪瘦肉片 100 克,料酒、葱、姜、食盐、味精各适量。各味入砂锅,加水没过,大火煮沸,撇去浮沫,改小火煮至猪瘦肉片酥熟入味即可。每日 1 剂,分 2 次佐餐食用,可常用。具有补益气血、养心安神、益智健脑等作用,适用于气血两虚型围绝经期综合征,症见无力、健忘、失眠等。

3. 水发海带丝、绿豆、粳米各 60 克,决明子 15 克,白糖适量。决明子水煎取汁,入前 3 味煮成粥,加白糖调味即可。每日 1 剂,分 2 次食用,连用数日。具有清热解毒、去脂降压等作用,适用于肝火炽盛型围绝经期综合征,症见高血脂、高血压等。

十四、围绝经期综合征荷叶食疗方

荷叶性平味苦涩,具有清暑利湿、清理头目、止血除烦、去脂降压、化浊减肥等作用。以下围绝经期综合征荷叶食疗方,供酌情选用。

1. 干荷叶细末 20 克,蒲黄末 10 克,三七末 3 克,粟米、大米各 50 克,红糖适量。粟米、大米入锅,加水煮至粥将成,加其余各味和匀煮成粥即可。每日 1 剂,分 2 次食用,连用数日。具有清热散瘀、去脂降压等作用,适用于痰瘀内阻型围绝经期综合征,症见高血脂、冠心病、高血压等。

2. 干荷叶丝 20 克,菊花、茉莉花各 3 克,白糖适量。各味入杯,冲入沸水,加盖泡 15 分钟即可。每日 1 剂,代茶饮用,冲淡为止,可常用。具有清热解毒、去脂降压等作用,适用于肝火炽盛型围绝经期综合征,症见高血脂、高血压等。

3. 干荷叶丝 30 克,冬瓜仁 60 克,薏苡仁、赤小豆各 50 克,白糖适量。前 2 味水煎取汁，入薏苡仁、赤小豆煮成粥，加白糖调味即可。每日 1 剂，分 2 次食用，可常用。具有健脾利湿、去脂消肿等作用，适用于脾虚湿盛型围绝经期综合征，症见高血脂、肥胖等。

4. 干荷叶丝 20 克，丝瓜络 15 克，乌龙茶 3 克，白糖适量。各味入杯，冲入沸水，加盖泡 15 分钟即可。每日 1 剂，代茶饮用，冲淡为止，可常用。具有清热利湿、去脂活络等作用，适用于湿热闭阻型围绝经期综合征，症见高血脂、冠心病、肥胖等。

十五、围绝经期综合征银杏叶食疗方

银杏叶性平味甘苦涩，具有清肺胃浊气、化痰定喘、补气养心、益肾滋阴、去脂降压等作用。以下围绝经期综合征银杏叶食疗方，供酌情选用。

1. 银杏叶、山楂叶各 10 克，大枣 10 个，大米 100 克，白糖适量。前 2 味水煎取汁，入大枣、大米煮成粥，加白糖调味即可。每日 1 剂，分 2 次食用，可常用。具有益气养心、清浊降脂等作用，适用于脾虚痰浊型围绝经期综合征，症见高血脂、冠心病等。

2. 银杏叶 15 克，熟地黄、绞股蓝各 10 克，粳米 100 克，红糖适量。前 3 味水煎取汁，入粳米煮成粥，加红糖调味即可。每日 1 剂，分 2 次食用，连用数日。具有滋补肝肾、去脂降压等作用，适用于肝肾阴虚型围绝经期综合征，症见高血脂、高血压等。

3. 银杏叶、毛冬青各 10 克，绿茶 3 克，白糖适量。各味入杯、冲入沸水，加盖泡 15 分钟即可。每日 1 剂，代茶饮用，冲淡为止，可常用。具有清热平肝、去脂降压等作用，适用于肝火炽盛型围绝经期综合征，症见高血脂、高血压等。

4. 银杏叶 10 克，菊花、槐花各 3 克，白糖适量。各味入杯，冲入沸水，加盖泡 15 分钟即可。每日 1 剂，代茶饮用，冲淡为止，可常用。具有滋阴平肝、去脂降压等作用，适用于阴虚阳亢型围绝经期综合征，症见高血脂、高血压等。

十六、围绝经期综合征槐花食疗方

槐花性微寒味苦，具有凉血止血、清肝降压、去脂降火等作用。

以下围绝经期综合征槐花食疗方,供酌情选用。

1. 槐花、女贞子各 15 克,枸杞子 12 克,小米、粳米各 50 克,白糖适量。前 2 味水煎取汁,入小米、粳米煮化,入枸杞子煮成粥,加白糖调味即可。每日 1 剂,分 2 次食用,连用数日。具有滋补肝肾、去脂降压等作用,适用于肝肾阴虚型围绝经期综合征,症见高血脂、高血压等。

2. 槐花、菊花各 10 克,鲫鱼 1 条(杀白约 250 克),料酒、葱、姜、食盐、味精、麻油各适量。鲫鱼入盘,其余各味和匀置鲫鱼上,上笼蒸熟即可。每日 1 剂,分 2 次佐餐食用,可常用。具有清泻肝火、去脂降压等作用,适用于肝火炽盛型围绝经期综合征,症见高血脂、高血压等。

3. 槐花 10 克,生地黄 15 克,绿茶 3 克,白糖适量。各味入杯,冲入沸水,加盖泡 15 分钟即可。每日 1 剂,代茶饮用,冲淡为止,可常用。具有凉血止血、平肝去脂等作用,适用于肝火上炎型围绝经期综合征,症见高血脂、高血压等。

4. 槐花、佛手花各 6 克,三七粗末 3 克,红糖适量。各味入杯,冲入沸水,加盖泡 15 分钟即可。每日 1 剂,代茶饮用,冲淡为止,可常用。具有理气活血、去脂降压等作用,适用于气滞血瘀型围绝经期综合征,症见高血脂、冠心病、高血压等。

十七、围绝经期综合征绞股蓝食疗方

绞股蓝性平味微苦,具有益气补脾、化痰降浊、去脂降压、扶正抗癌等作用。以下围绝经期综合征绞股蓝食疗方,供酌情选用。

1. 绞股蓝 15 克,决明子、菊花各 10 克,大米 100 克,白糖适量。前 3 味水煎取汁,入大米煮成粥,加白糖调味即可。每日 1 剂,分 2 次食用,连用数日。具有清热平肝、化痰降浊、去脂降压等作用,适用于痰浊闭阻型围绝经期综合征,症见高血脂、高血压等。

2. 绞股蓝、银杏叶各 15 克,槐花 6 克,粳米 100 米,红糖适量。前 3 味水煎取汁,入粳米煮成粥,加红糖调味即可。每日 1 剂,分 2 次食用,连用数日。具有清热化痰、益气降浊、去脂降压等作用,适用于痰浊闭阻型围绝经期综合征,症见高血脂、高血压等。

3. 绞股蓝15克,山楂、陈皮各10克,大米100克,红糖适量。前3味水煎取汁,入大米煮成粥,加红糖调味即可。每日1剂,分2次食用,连用数日。具有理气活血、去脂降压等作用,适用于气滞血瘀型围绝经期综合征,症见高血脂、冠心病、高血压等。

4. 绞股蓝、女贞子各15克,红枣15个,大米100克,蜂蜜适量。前2味水煎取汁,入红枣、大米煮成粥,加蜂蜜调味即可。每日1剂,分2次食用,连用数日。具有益气养阴、去脂降压等作用,适用于气阴两虚型围绝经期综合征,症见高血脂、冠心病、高血压等。

十八、围绝经期综合征马齿苋食疗方

马齿苋性味、功用见前文介绍。以下围绝经期综合征马齿苋食疗方,供酌情选用。

1. 鲜马齿苋段150克,蒲黄末、青皮末各10克,粟米100克,红糖适量。粟米入锅,加水煮至粥将成,入前3味和匀煮成粥,加红糖调味即可。每日1剂,分2次食用,连用数日。具有清热解毒、理气活血、散瘀降脂等作用,适用于气滞血瘀型围绝经期综合征,症见高血脂、冠心病等。

2. 鲜马齿苋段200克,山楂、茯苓末各10克,赤小豆60克,红糖适量。赤小豆入锅,加水煮化,入山楂煮至粥将成,加其余各味和匀煮成粥即可。每日1剂,分2次食用,连用数日。具有清热解毒、祛痰化浊、降脂通络等作用,适用于痰浊内阻型围绝经期综合征,症见高血脂、冠心病等。

3. 鲜马齿苋段300克,蒲黄末10克,豆浆250毫升,红糖适量。鲜马齿苋段入家用果汁机搅烂,干净纱布取汁待用;豆浆入锅煮沸,加其余各味和匀,再煮沸即可。每日1剂,分早晚2次食用,连用数日。具有活血通脉、解毒去脂等作用,适用于气血瘀滞型围绝经期综合征,症见高血脂、冠心病等。

4. 鲜马齿苋段300克,胡萝卜丝、白豆腐干丝、水发海带丝各

30 克,食盐、味精、红糖、食醋、麻油各适量。鲜马齿苋段入沸水焯透,沥干入盘,待用;胡萝卜丝、白豆腐干丝、水发海带丝分别入沸水焯一下,沥干入盘,加其余各味拌匀即可。每日 1 剂,分 2 次佐餐食用,可常用。具有清热解毒、理气活血、去脂消肿等作用,适用于气滞血瘀型围绝经期综合征,症见高血脂、冠心病等。

第五节　围绝经期综合征食品食疗

一、围绝经期综合征黄豆食疗方

黄豆性平味甘,具有益气养血、健脾宽中、润燥祛湿、去脂降压、防癌、抗骨质疏松等作用。以下围绝经期综合征黄豆食疗方,供酌情选用。

1. 黄豆 500 克,茯苓、山茱萸、当归、熟地黄、补骨脂、肉苁蓉、地骨皮各 10 克,白糖适量。黄豆泡发,待用;茯苓、山茱萸、当归、熟地黄、补骨脂、肉苁蓉、地骨皮水煎取汁 3 次,合并药汁,加黄豆,大火煮沸,改小火煮至黄豆酥熟水干即可。每次 20～30 克,每日 2～3 次,白糖拌匀,嚼服,可常用。具有温补脾肾、补益精血、去脂降压等作用,适用于脾肾阳虚型围绝经期综合征,症见高血脂、高血压、腰膝酸软、乏力等。

2. 黄豆 100 克,白芍 30 克,党参、艾叶各 10 克,米酒 1000 毫升。各味入盛器,密封浸泡,每日振摇 1 次,7 日后启用。每次取药酒 30～50 毫升,每日 2 次,饮用,可常用。具有温经止血等作用,适用于虚寒型围绝经期综合征,症见月经过多、功能性子宫出血等。

3. 黄豆 50 克,花生仁 15 克,酸枣仁 10 克,杏仁(打碎)6 克,红糖适量。前 4 味入锅,加水煮至酥烂,加红糖调味即可。每日 1 剂,分 2 次食用,可常用。具有益气润肺、燥湿养心等作用,适用于气血两虚型围绝经期综合征,症见心悸、失眠、眩晕等。

4. 黄豆、黑豆各 50 克,山楂、枸杞子各 20 克,粟米 100 克,红糖适量。前 2 味入锅,加水煮化,入粟米煮沸,入山楂、枸杞子煮成粥,加红糖调味即可。每日 1 剂,分 2 次食用,可常用。具有补虚健脾、养心益肾、化瘀降脂等作用,适用于心脾两虚型围绝经期综合征,症见高血脂、冠心病等。

二、围绝经期综合征豆制品食疗方

豆腐性凉味甘,具有益气宽中、生津润燥、清热解毒、和脾抗癌等作用;腐竹性平味甘淡,具有清热润燥、生津解毒、化痰降浊、益气和中等作用;豆浆性平味甘,具有补虚润燥、清肺化瘀等作用;豆腐渣性平味甘微苦,具有清热解毒、凉血止血等作用。以下围绝经期综合征豆制品食疗方,供酌情选用。

1. 嫩豆腐块 250 克,苋菜段 300 克,水发海带丝 60 克,水发海米末 20 克,蒜泥 10 克,肉骨头汤 500 毫升,食盐、味精各适量。除苋菜段外,各味入锅,加水煮至水发海带丝酥软,加苋菜段煮熟入味即可。每日 1 剂,分 2 次佐餐食用,可常用。具有清热解毒、补益气血、去脂降压等作用,适用于气血两虚型围绝经期综合征,症见高血脂、高血压、骨质疏松、贫血等。

2. 水发腐竹小段 100 克,女贞子,枸杞子各 10 克,水发黑木耳、大米各 60 克,红糖适量。女贞子水煎取汁,入大米煮化,入水发腐竹小段、枸杞子、水发黑木耳和匀煮成粥,加红糖调味即可。每日 1 剂,分 2 次食用,连用数日。具有滋补肝肾、化痰降浊、去脂降压等作用,适用于肝肾阴虚型围绝经期综合征,症见高血脂、高血压等。

3. 豆腐皮 75 克,莴苣片 110 克,番茄片 50 克,熟笋片、水发黑木耳片各 30 克,葱、姜、食盐、味精、植物油各适量。豆腐皮温水泡发沥干,切长方条,待用;植物油入锅烧至七成熟,入葱、姜煸香,入莴苣片煸炒至半熟,入豆腐皮、番茄片、水发黑木耳片煸炒至熟,加熟笋片、食盐、味精拌匀即可。每日 1 剂,分 2 次佐餐食用,可常用。具有清热祛湿、健脾和胃、去脂降压等作用,适用于脾虚湿热型围绝经期综合征,症见高血脂、高血压等。

4. 豆腐干丝 200 克,胡萝卜丝、笋丝、青椒丝、山楂条各 30

克、葱、姜、食盐、味精、植物油各适量。植物油入锅,烧至7成熟,入葱、姜煸香,入胡萝卜丝、笋丝煸炒片刻,入豆腐干丝、青椒丝、山楂条翻炒至熟,加水少许煮沸,加食盐、味精调味即可。每日1剂,分2次佐餐食用,可常用。具有补益脾胃、活血消积、去脂减肥等作用,适用于气血两虚型围绝经期综合征,症见高血脂、冠心病、肥胖等。

5. 豆浆500毫升,紫菜(切碎)、虾皮各10克,料酒、葱花、姜末、食盐、味精、辣椒油、香油各适量。豆浆入锅煮沸,加其余各味和匀再煮沸即可。每日1剂,分2次食用,可常用。具有调和脾胃、去脂减肥等作用,适用于脾肾两虚型围绝经期综合征,症见高血脂、肥胖等。

6. 豆腐渣、小麦胚芽各50克,豆浆100毫升,大枣10个,大米100克,白糖适量。大枣、大米入锅,加水适量,入豆浆,煮至大枣、大米化,入豆腐渣、小麦胚芽和匀,大火煮沸,改小火煮至粥成,加白糖调味即可。每日1剂,分2次食用,可常用。具有益气健脾、通脉降浊、去脂降压等作用,适用于脾气虚血瘀型围绝经期综合征,症见高血脂、冠心病、高血压等。

三、围绝经期综合征绿豆食疗方

绿豆性凉味甘,具有清热解毒、消暑利水、益气除烦、养心祛风、去脂降压等作用。以下围绝经期综合征绿豆食疗方,供酌情选用。

1. 绿豆、赤小豆、黑豆各60克,生地黄20克,女贞子15克,粟米100克,白糖适量。生地黄、女贞子水煎取汁,入前3味和粟米煮成粥,加白糖调味即可。每日1剂,分2次食用,连用数日。具有滋阴清热、利湿消肿、去脂降压等作用,适用于阴虚内热型围绝经期综合征,症见高血脂、高血压等。

2. 绿豆60克,陈皮末、山楂末各10克,大枣15个,粳米100克,红糖适量。大枣、粳米入锅,加水煮化,入绿豆煮至粥将成,加其余3味和匀煮成粥即可。每日1剂,分2次食用,可常用。具有清热解毒、理气活血、去脂降压等作用,适用于气血瘀滞型围绝经期综合征,症见高血脂、冠心病、高血压等。

3. 绿豆粉 150 克,豆浆 210 毫升,蒲黄末、青皮末各 10 克,红糖、湿淀粉各适量。绿豆粉入锅,凉开水调成稀糊,小火边搅边煮成熟糊,加其余各味和匀煮熟即可。每日 1 剂,分 2 次食用,连用数日。具有理气活血、补虚通脉、去脂降压等作用,适用于气滞血瘀型围绝经期综合征,症见高血脂、冠心病、高血压等。

4. 绿豆粉、炒黑芝麻末各 60 克,女贞子、枸杞子各 15 克,粟米 100 克,白糖适量。女贞子水煎取汁,入粟米煮化,入枸杞子煮至粥将成,加其余 3 味和匀煮成粥即可。每日 1 剂,分 2 次食用,连用数日。具有滋补肝肾、清热除烦、去脂降压等作用,适用于肝肾阴虚型围绝经期综合征,症见高血脂、高血压等。

5. 绿豆 60 克,槐花、荷叶各 10 克,白糖适量。槐花、荷叶水煎取汁,入绿豆煮至酥熟,加白糖调味即可。每日 1 剂,分 2 次食用,连用数日。具有消暑解毒、清热平肝、去脂降压等作用,适用于肝火炽盛型围绝经期综合征,症见夏天高血脂、高血压等。

四、围绝经期综合征豌豆食疗方

豌豆性平味甘,具有益脾和胃、生津止渴、和中下气、通利小便、去脂减肥、降压降糖、止泻痢、调营卫、通乳汁、消肿痛等作用。以下围绝经期综合征豌豆食疗方,供酌情选用。

1. 豌豆粉、绿豆粉、山药粉各 500 克,山楂末、青皮末各 100 克,红糖适量。前 5 味和匀,贮存备用。每次 30～50 克,加红糖和匀入锅,凉开水调成稀糊,小火边搅边煮成熟糊,每日 2 次,食用,可常用。具有补虚健脾、理气活血、去脂降压等作用,适用于气血瘀滞型围绝经期综合征,症见高血脂、动脉粥样硬化、冠心病、高血压等。

2. 嫩豌豆 60 克,水发腐竹段、水发黑木耳片各 50 克,大枣 10 个,大米 100 克,饴糖适量。前 6 味入锅,加水煮成粥,加饴糖调味即可。每日 1 剂,分 2 次食用,可常用。具有益气和中、化痰降浊、去脂消积等作用,适用于脾虚痰浊型围绝经期综合征,症见高血脂、动脉粥样硬化、冠心病、肥胖等。

3. 豌豆苗段 300 克,青椒丝、胡萝卜丝、水发香菇丝各 60 克,蒜片 20 克,葱、姜、食盐、味精、植物油各适量。植物油入锅烧至七成熟,入蒜片、葱、姜煸香,入青椒丝、胡萝卜丝、水发香菇丝煸炒片刻,入豌豆苗段翻炒至熟,加食盐、味精调味即可。每日 1 剂,分 2 次佐餐食用,可常用。具有益气健脾、去脂通脉等作用,适用于脾虚湿滞型围绝经期综合征,症见高血脂、动脉粥样硬化、冠心病等。

4. 嫩豌豆仁、芡实米、粟米各 60 克,女贞子 10 克,菊花 6 克,甜味素适量。女贞子、菊花水煎取汁,入前 3 味煮成粥,加甜味素调味即可。每日 1 剂,分 2 次食用,连用数日。具有滋阴清热、止渴降糖、去脂降压等作用,适用于肾阴虚型围绝经期综合征,症见高血脂、高血压、糖尿病等。

5. 豌豆苗段 300 克,枸杞子 30 克,鸭肉丝、粟米各 60 克,料酒、葱、姜、食盐、味精、色拉油各适量。粟米入锅,加水煮化,入枸杞子、鸭肉丝煮至粥将成,加其余各味煮成粥即可。每日 1 剂,分 2 次食用,可常用。具有滋补肝肾、和胃止渴、去脂降糖等作用,适用于肝肾阴虚型围绝经期综合征,症见高血脂、糖尿病等。

五、围绝经期综合征玉米食疗方

玉米性平味甘淡,具有健脾调中、益肺宁心、除湿利尿、去脂降压、降糖降浊、防癌健脑等作用。以下围绝经期综合征玉米食疗方,供酌情选用。

1. 玉米粉、糯米粉、粟米粉各 30 克,何首乌粉、葛根粉、魔芋粉各 10 克,红糖适量。各味入锅,凉开水调成稀糊,小火边搅边煮成熟糊即可。每日 1 剂,分 2 次食用,可常用。具有滋阴补血、补虚降脂、降糖降压等作用,适用于肝肾阴虚型围绝经期综合征,症见高血脂、高血压、糖尿病等。

2. 玉米粉、小麦粉、黄豆粉各 60 克,生地黄、枸杞子各 20 克,红糖适量。前 3 味入碗,凉开水调成稀糊,待用;生地黄水煎取汁,入枸杞子煮软,入前 3 味稀糊和匀煮成熟糊,加红糖调味即可。每日 1 剂,分 2 次食用,连用数日。具有滋养阴血、补虚降脂等作用,适用于阴血虚型围绝经期综合征,症见高血脂、冠心病、高血压等。

3. 玉米油 30 克,豆腐渣、小麦胚芽各 50 克,豆浆 250 毫升,粟米 100 克,红糖适量。小麦胚芽、粟米入锅,加水煮至粥将成,加其余各味煮成粥即可。每日 1 剂,分 2 次食用,可常用。具有健脾和血、通脉降脂等作用,适用于气血瘀滞型围绝经期综合征,症见高血脂、动脉粥样硬化、冠心病等。

4. 鲜嫩玉米粒、大米各 100 克,玉米须 50 克,草决明 10 克,菊花 6 克,白糖适量。玉米须、草决明、菊花水煎取汁,入前 2 味煮成粥,加白糖调味即可。每日 1 剂,分 2 次食用,连用数日。具有清热利湿、去脂降糖、平肝降压等作用,适用于肝火上炎型围绝经期综合征,症见高血脂、高血压、糖尿病等。

5. 玉米粉、粟米各 60 克,青皮、姜黄各 10 克,红糖适量。青皮、姜黄水煎取汁,入粟米煮至粥将成,加玉米粉、红糖和匀煮成粥即可。每日 1 剂,分 2 次食用,连用数日。具有调中补虚、理气活血、去脂减肥等作用,适用于气滞血瘀型围绝经期综合征,症见高血脂、冠心病、肥胖等。

六、围绝经期综合征燕麦食疗方

燕麦性平味甘,具有健脾和血、益肾养心、补虚止汗、去脂减肥等作用。以下围绝经期综合征燕麦食疗方,供酌情选用。

1. 燕麦片、粟米各 60 克,陈皮、山楂各 10 克,红糖适量。陈皮、山楂水煎取汁,入粟米煮至粥将成,加燕麦片、红糖和匀煮成粥即可。每日 1 剂,分 2 次食用,可常用。具有益气健脾、理气活血、去脂降压等作用,适用于气血瘀滞型围绝经期综合征,症见高血脂、动脉粥样硬化、冠心病、高血压等。

2. 燕麦片、山药粉、血米粉各 60 克,山楂末、炙首乌末各 30 克,粟米 100 克,红糖适量。粟米入锅,加水煮至粥将成,加其余各味和匀煮成粥即可。每日 1 剂,分 2 次食用,连用数日。具有滋补肝肾、益气健脾、理气活血、去脂降压等作用,适用于气阴两虚型围绝经期综合征,症见高血脂、冠心病、高血压等。

3. 燕麦末 60 克,水发黑木耳 30 克,枸杞子 20 克,蒲黄末 10 克,血米 100 克,红糖适量。血米入锅,加水煮化,入前 3 味煮至粥将成,加蒲黄末、红糖和匀煮成粥即可。每日 1 剂,分 2 次食用,连用 3 日。具有滋补肝肾、活血化瘀、去脂降压等作用,适用于肝肾阴虚型围绝经期综合征,症见高血脂、动脉粥样硬化、冠心病、高血压等。

七、围绝经期综合征麦麸食疗方

麦麸性凉味甘,具有养心益肾、健脾和血、清热调中、去脂降压、降糖等作用。以下围绝经期综合征麦麸食疗方,供酌情选用。

1. 麦麸粉、茯苓粉、血米粉各 60 克,山楂末、炙首乌末各 30 克,粟米 100 克,蜂蜜适量。前 5 味入碗,凉开水调成稀糊,待用;粟米入锅,加水煮化,入前 5 味稀糊和匀煮沸至粥成,稍凉,加蜂蜜调味即可。每日 1 剂,分 2 次食用,连用数日。具有滋补肝肾、健脾利湿、理气活血、去脂降压等作用,适用于肝肾阴虚型围绝经综合征,症见高血脂、动脉粥样硬化、冠心病、高血压等。

2. 麦麸末 30 克,丹参、青皮各 10 克,红枣 10 克,血米 100 克,红糖适量。丹参、青皮水煎取汁,入红枣、血米煮至粥将成,加麦麸末、红糖和匀煮成粥即可。每日 1 剂,分 2 次食用,连用数日。具有理气活血、健脾养血、去脂通络等作用,适用于气血瘀滞型围绝经期综合征,症见高血脂、动脉粥样硬化、冠心病等。

3. 麦麸末 30 克,乌龙茶、槐花各 3 克,粟米 100 克,白糖适量。乌龙茶、槐花水煎取汁,入粟米煮至粥将成,加麦麸末、白糖和匀煮成粥即可。每日 1 剂,分 2 次食用,连用数日。具有清热解毒、滋阴平肝、去脂降压等作用,适用于肝火炽盛型围绝经期综合征,症见高血脂、高血压等。

4. 麦麸末 30 克,当归 10 克,大枣 10 个,血米 100 克,红糖适量。当归水煎取汁,入大枣、血米煮至粥将成,加麦麸末、红糖和匀煮成粥即可。每日 1 剂,分 2 次食用,可常用。具有益气健脾、养血活血、散瘀去脂等作用,适用于气血两虚型围绝经期综合征,症见高血脂、冠心病等。

八、围绝经期综合征米糠食疗方

米糠性平味甘,具有通肠开胃、下气消积、去脂降压、启膈抗癌等作用。以下围绝经期综合征米糠食疗方,供酌情选用。

1. 米糠末 30 克,制首乌末、枸杞子各 15 克,粟米、血米各 60 克,蜂蜜适量。粟米、血米入锅,加水煮化,入枸杞子煮至粥将成,入前 2 味和匀煮成粥,稍凉,加蜂蜜调味即可。每日 1 剂,分 2 次食用,连用数日。具有滋补肝肾、去脂降浊等作用,适用于肝肾阴虚型围绝经期综合征,症见高血脂、冠心病等。

2. 米糠油 20 克,丹参 20 克,青皮 10 克,糙大米 100 克,红糖适量。丹参、青皮水煎取汁,入糙大米煮至粥将成,加米糠油、红糖和匀煮成粥即可。每日 1 剂,分 2 次食用,连用数日。具有理气活血、去脂化瘀等作用,适用于气滞血瘀型围绝经期综合征,症见高血脂、冠心病等。

3. 米糠末 30 克,枸杞子、女贞子各 15 克,蒲黄末 10 克,小米 100 克,红糖适量。女贞子水煎取汁,入小米煮化,入枸杞子煮至粥将成,加米糠末、红糖和匀煮成粥即可。每日 1 剂,分 2 次食用,连用数日。具有滋补肝肾、散瘀去脂等作用,适用于肝肾阴虚型围绝经期综合征,症见高血脂、冠心病等。

4. 米糠油 20 克,青皮末、山楂末各 10 克,紫血米 100 克,红糖适量。紫血米入锅,加水煮至粥将成,加其余各味和匀煮成粥即可。每日 1 剂,分 2 次食用,可常用。具有理气活血、去脂通脉等作用,适用于气滞血瘀型围绝经期综合征,症见高血脂、冠心病等。

九、围绝经期综合征核桃仁食疗方

核桃仁性温味甘,具有补肾固精、润肺止咳、益气养血、补脑益脂、润肠通便、去脂降压等作用。以下围绝经期综合征核桃仁食疗方,供酌情选用。

1. 核桃仁末 50 克,陈皮末、山楂末各 10 克,粟米 100 克,红糖适量。粟米入锅,加水煮至粥将成,加其余各味和匀煮成粥即可。每日1剂,分2次食用,连用数日。具有补虚益肾、理气活血、通脉降脂等作用,适用于气血瘀滞型围绝经期综合征,症见高血脂、动脉粥样硬化、冠心病、高血压等。

2. 核桃仁末100克,炒黑芝麻末30克,葛根粉、炙首乌末各15克,红糖适量。各味入锅,凉开水调成稀糊,小火边搅边煮成熟糊即可。每日1剂,分2次食用,可常用。具有滋补肝肾、通脉降脂等作用,适用于肝肾阴虚型围绝经期综合征,症见高血脂、动脉粥样硬化、冠心病等。

3. 核桃仁末50克,红花10克,羊奶210毫升,粳米100克,红糖适量。红花水煎取汁,入粳米煮至粥将成,加其余各味和匀煮成粥即可。每日1剂,分2次食用,连用数日。具有补虚通脉、散瘀降脂等作用,适用于瘀血内阻型围绝经期综合征,症见高血脂、动脉粥样硬化、冠心病等。

4. 核桃仁30克,山楂15克,菊花6克,大米100克,红糖适量。山楂、菊花水煎取汁,入大米煮化,入核桃仁煮成粥,加红糖调味即可。每日1剂,分2次食用,连用数日。具有益肾清热、活血去脂、降压降浊等作用,适用于肝火炎热型围绝经期综合征,症见高血脂、高血压等。

5. 核桃仁末30克,山楂、杏仁(打碎)各20克,牛奶250毫升,红糖适量。山楂、杏仁水煎取汁,加其余各味和匀煮沸即可。每日1剂,分2次食用,连用数日。具有补肾纳气、活血化瘀、去脂降压等作用,适用于气滞血瘀型围绝经期综合征,症见高血脂、高血压等。

十、围绝经期综合征花生仁食疗方

花生仁性平味甘,具有补中益气、润肺和胃、去脂止血等作用。以下围绝经期综合征花生仁食疗方,供酌情选用。

1. 炒花生仁末50克,山楂末、陈皮末各10克,核桃仁末、炒黑芝麻末各20克,红糖适量。各味入锅,凉开水调成稀糊,小火边搅边煮成熟糊即可。每日1剂,分2次食用,可常用。具有补益肝肾、理气活血、去脂通脉等作用,适用于气滞血瘀型围绝经期综合征,症见高血脂、冠心病等。

2. 炒花生仁末 50 克,白术、当归各 10 克,大枣 10 个,血米100 克,红糖适量。白术、当归水煎取汁,入大枣、血米煮至粥将成,加炒花生仁末、红糖和匀煮成粥即可。每日1剂,分2次食用,连用数日。具有补益气血、去脂化浊等作用,适用于气血两虚型围绝经期综合征,症见高血脂、冠心病等。

3. 炒花生仁末 50 克,花生叶、银杏叶各 10 克,槐花 6 克,大米 100 克,白糖适量。花生叶、银杏叶、槐花水煎取汁,入大米煮至粥将成,加炒花生仁末、白糖和匀煮成粥即可。每日1剂,分2次食用,连用数日。具有清热平肝、润肺和胃、去脂降压等作用,适用于肝火炽盛型围绝经期综合征,症见高血脂、高血压等。

4. 花生仁、水发海带丝各 30 克,花生叶、绞股蓝各 20 克,大米 100 克,白糖适量。花生叶、绞股蓝水煎取汁,入花生仁、大米煮至粥将成,加水发海带丝、白糖和匀煮成粥即可。每日1剂,分2次服用,可常用。具有益气补虚、去脂降压等作用,适用于脾虚瘀阻型围绝经期综合征,症见高血脂、高血压等。

5. 连衣花生仁 500 克,香醋 500 毫升,红糖 50 克。各味入盛器,密封浸泡,每日振摇1次,7日后启用。每次取连衣花生仁20粒,每日2次,细嚼慢咽,可常用。具有益气补虚、散瘀解毒、去脂降压等作用,适用于气血瘀滞型围绝经期综合征,症见高血脂、高血压等。

十一、围绝经期综合征芝麻食疗方

芝麻性平味甘,具有补肝益肾、润肺通乳、乌发抗老、活血通脉、去脂降压等作用。以下围绝经期综合征芝麻食疗方,供酌情选用。

1. 炒黑芝麻末 500 克,炒核桃仁末、干桑葚末各 250 克,制首乌末 100 克,蜂蜜适量。前 4 味和匀,贮存备用。每次 30 克,入碗,温开水调成稀糊,置沸水锅内,隔水边搅边煮成熟糊,稍凉,加蜂蜜调味,每日 2 次,食用,可常用。具有滋补肝肾、润肠通便、去脂降压等作用,适用于肝肾阴虚型围绝经期综合征,症见高血脂、高血压等。

2. 芝麻油 15 毫升,枸杞子 15 克,女贞子 30 克,粟米 100 克,红糖适量。女贞子水煎取汁,入粟米煮化,入枸杞子煮至粥将成,加芝麻油、红糖和匀煮成粥即可。每日 1 剂,分 2 次食用,连用数日。具有滋补肝肾、去脂降压等作用,适用于肝肾阴虚型围绝经期综合征,症见高血脂、高血压等。

3. 炒芝麻末 30 克,青皮末 10 克,三七末 3 克,粟米 100 克,红糖适量。粟米入锅,加水煮至粥将成,加其余各味和匀煮至粥成即可。每日 1 剂,分 2 次食用,连用数日。具有理气活血、化痰降脂等作用,适用于气血瘀滞型围绝经期综合征,症见高血脂、动脉粥样硬化、冠心病等。

4. 炒芝麻末 20 克,菊花 10 克,绿茶 3 克,白糖适量。各味入杯,冲入沸水,加盖泡 15 分钟即可。每日 1 剂,代茶饮用,冲淡为止,可常用。具有养阴清热、去脂降压等作用,适用于阴虚阳亢型围绝经期综合征,症见高血脂、高血压等。

十二、围绝经期综合征黑木耳食疗方

黑木耳性味、功用见前文介绍。以下围绝经期综合征黑木耳食疗方,供酌情选用。

1. 水发黑木耳小片、水发白木耳小片各 60 克,女贞子、当归各 15 克,小米 100 克,红糖适量。女贞子、当归水煎取汁,入水发黑木耳小片、水发白木耳小片、小米煮成粥,加红糖调味即可。每日 1 剂,分 2 次食用,连用数日。具有滋补阴血、活血通脉、去脂降压等作用,适用于阴血瘀滞型围绝经期综合征,症见高血脂、冠心病、高血压等。

2. 水发黑木耳小片 60 克,丹参 20 克,青皮 10 克,红枣 15 个,红糖适量。丹参、青皮水煎取汁,入水发黑木耳小片、红枣、大火煮沸,改小火煮至红枣酥软,加红糖调味即可。每日1剂,分2次食用,连用数日。具有理气活血、益气补虚、去脂降压等作用,适用于气血瘀滞型围绝经期综合征,症见高血脂、动脉粥样硬化、冠心病、高血压等。

3. 水发黑木耳小片60克,陈皮10克,山楂15克,嫩豆腐块250克,葱、姜、食盐、味精、五香粉、麻油各适量。陈皮、山楂水煎取汁,加其余各味煮至水发黑木耳小片熟入味即可。每日1剂,分2次佐餐食用,可常用。具有理气活血、益气补血、去脂降压等作用,适用于气血瘀滞型围绝经期综合征,症见高血脂、冠心病、高血压等。

4. 水发黑木耳小片60克,枸杞子、山楂、红枣各10克,鸭块150克,料酒、葱、姜、食盐、味精、五香粉各适量。各味入砂锅,加水没过,大火煮沸,撇去浮沫,改小火煮至鸭块酥熟入味即可。每日1剂,分2次佐餐食用,可常用。具有滋阴润燥、补虚活血、去脂降压等作用,适用于阴虚血瘀型围绝经期综合征,症见高血脂、高血压等。

十三、围绝经期综合征香菇食疗方

香菇性平味甘,具有益气补血、健脾养胃、托发痘疹、去脂降压、减肥抗癌等作用。以下围绝经期综合征香菇食疗方,供酌情选用。

1. 水发香菇丝30克,陈皮、香附各10克,红枣10个,豆浆200毫升,红糖适量。陈皮、香菇水煎取汁,加其余各味煮至大枣酥软即可。每日1剂,分2次食用,可常用。具有理气活血、调和脾胃、去脂降压等作用,适用于气血瘀滞型围绝经期综合征,症见高血脂、冠心病、高血压等。

2. 水发香菇丝60克,水发黑木耳小片30克,枸杞子20克,血米100克,红糖适量。血米入锅,加水煮化,入前3味和匀煮成粥,加红糖调味即可。每日1剂,分2次食用,可常用。具有滋补肝肾、去脂降压等作用,适用于肝肾阴虚型围绝经期综合征,症见高血脂、高血压等。

3. 水发香菇丝 60 克,陈皮、白术各 10 克,红枣 15 个,鲜牛奶 200 毫升,白糖适量。陈皮、白术水煎取汁,加其余各味煮至红枣酥软即可。每日 1 剂,分 2 次食用,可常用。具有益气健脾、去脂降压等作用,适用于脾气虚型围绝经期综合征,症见高血脂、高血压等。

4. 水发香菇丝 60 克,银杏叶、槐花各 10 克,白萝卜丝 100 克,白糖适量。银杏叶、槐花水煎取汁,加其余各味煮至水发香菇丝、白萝卜丝酥熟即可。每日 1 剂,分 2 次食用,可常用。具有清泻肝火、去脂降压等作用,适用于肝火炽盛型围绝经期综合征,症见高血脂、高血压等。

十四、围绝经期综合征蘑菇食疗方

蘑菇性凉味甘,具有补益肠胃、理气化痰、强体抗癌、去脂减肥、降压降糖等作用。以下围绝经期综合征蘑菇食疗方,供酌情选用。

1. 鲜蘑菇片 100 克,水发腐竹段、黄瓜片各 50 克,山楂片、陈皮各 10 克,葱、姜、食盐、味精、五香粉各适量,鸡汤 300 毫升。山楂、陈皮水煎取汁,加其余各味煮沸至鲜蘑菇片熟入味即可。每日 1 剂,分 2 次佐餐食用,可常用。具有理气活血、益气健脾、去脂降压等作用,适用于气血瘀滞型围绝经期综合征,症见高血脂、高血压等。

2. 鲜蘑菇片 100 克,女贞子、枸杞子各 15 克,熟笋片 30 克,嫩豆腐块 300 克,葱、姜、食盐、味精各适量,高汤 300 毫升。女贞子水煎取汁,加其余各味煮沸至鲜蘑菇片熟入味即可。每日 1 剂,分 2 次佐餐食用,连用数日。具有滋补肝肾、益气健脾、去脂降压等作用,适用于气阴两虚型围绝经期综合征,症见高血脂、高血压等。

3. 鲜蘑菇片、青菜心段各 150 克,虎杖、草决明各 10 克,葱、姜、食盐、味精、植物油各适量。虎杖、草决明水煎取汁,待用;植物油入锅,烧至七成熟,入葱、姜煸香,入鲜蘑菇片、青菜心段炒至半熟,加药汁煮至鲜蘑菇片、青菜心段熟,加食盐、味精调味即可。每日1剂,分2次佐餐食用,连用数日。具有清热解毒、平肝活血、去脂降压等作用,适用于肝火炽盛型围绝经期综合征,症见高血脂、高血压等。

4. 鲜蘑菇片60克,山楂20克,猪瘦肉片150克,料酒、葱、姜、食盐、味精各适量。各味入砂锅,加水没过,大火煮沸,撇去浮沫,改小火煮至猪瘦肉片熟入味即可。每日1剂,分2次佐餐食用,可常用。具有补益气血、活血通脉、去脂降压等作用,适用于气血瘀滞型围绝经期综合征,症见高血脂、冠心病、高血压等。

十五、围绝经期综合征洋葱食疗方

洋葱性温味辛辣,具有杀虫除湿、温肺化痰、健胃助消化、提神健体、去脂降压、延年抗癌等作用。以下围绝经期综合征洋葱食疗方,供酌情选用。

1. 洋葱片150克,鲜山药片(去皮)100克,枸杞子10克,牛肉丝60克,料酒、葱、姜、食盐、味精、酱油、红糖、湿淀粉各适量,植物油30克。牛肉丝入碗,入料酒、酱油、红糖拌匀,用湿淀粉抓芡,待用;枸杞子水发沥干,待用;植物油入锅烧至七成熟,入葱、姜煸香,入牛肉丝炒至九成熟,入鲜山药片、洋葱片、枸杞子同炒片刻,加食盐、味精炒熟即可。每日1剂,分2次佐餐食用,可常用。具有益气增力、去脂降压等作用,适用于气阴两虚型围绝经期综合征,症见高血脂、高血压等。

2. 洋葱丁100克,女贞子、墨旱莲各15克,粟米60克,红糖适量。女贞子、墨旱莲水煎取汁,入粟米煮至粥将成,加洋葱丁、红糖和匀煮成粥即可。每日1剂,分2次食用,连用数日。具有滋补肝肾、去脂降压等作用,适用于肝肾阴虚型围绝经期综合征,症见高血脂、高血压等。

3. 洋葱片200克,胡萝卜片50克,五加皮50克,蘑菇片30克,嫩豆腐块300克,葱、姜、食盐、味精、湿淀粉各适量,高汤300

毫升。五加皮水煎取汁,入洋葱片、胡萝卜片、蘑菇片、嫩豆腐块、葱、姜、食盐、味精,煮至洋葱片、胡萝卜片、蘑菇片、嫩豆腐块熟入味,加湿淀粉勾芡即可。每日1剂,分2次佐餐食用,连用数日。具有补虚益肾、强身健体、补钙增力等作用,适用于脾肾两虚型围绝经期综合征,症见高血脂、骨质疏松等。

十六、围绝经期综合征大蒜食疗方

大蒜性温味辛,具有行滞气、暖脾胃、消癥积、利湿散寒、解毒杀菌、去脂降压、抗癌等作用。以下围绝经期综合征大蒜食疗方,供酌情选用。

1. 紫皮大蒜泥30克,青皮、山楂各15克,血米100克,红糖适量。青皮、山楂水煎取汁,入血米煮至粥将成,加紫皮大蒜泥、红糖和匀煮成粥即可。每日1剂,分2次食用,连用数日。具有理气活血、降脂通络等作用,适用于气血瘀滞型围绝经期综合征,症见高血脂、冠心病等。

2. 蒜泥30克,陈皮、薤白各12克,大米100克,红糖适量。陈皮、薤白水煎取汁,入大米煮至粥将成,加蒜泥、红糖和匀煮成粥即可。每日1剂,分2次食用,连用数日。具有理气活血、宽胸降脂等作用,适用于气血瘀滞型围绝经期综合征,症见高血脂、冠心病等。

3. 蒜苗段60克,瓜蒌12克,香橼皮10克,血米100克,红糖适量。瓜蒌、香橼皮水煎取汁,入血米煮至粥将成,加蒜苗段、红糖和匀煮成粥即可。每日1剂,分2次食用,连用数日。具有理气活血、去脂通络等作用,适用于气血瘀滞型围绝经期综合征,症见高血脂、冠心病等。

4. 蒜泥30克,山楂末10克,酸牛奶200毫升,红糖适量。前2味入锅,加水适量煮沸,加后2味和匀即可。每日1剂,分2次服用,可常用。具有理气消积、去脂降压等作用,适用于气血瘀滞型围绝经期综合征,症见高血脂、高压血等。

5. 去皮大蒜头、米醋各500克,红糖100克。各味入盛器,密封浸泡,每日振摇1～2次,10日后启用。每次取去皮大蒜头0.5～1个,每日1～2次,嚼食,可常用。具有化积降浊、去脂降压等作用,适用于气滞血瘀型围绝经期综合征,症见高血脂、高血压等。

十七、围绝经期综合征芦笋食疗方

芦笋性凉味甘,具有补虚、防癌抗癌、去脂减肥、降压通便、养颜美容等作用。以下围绝经期综合征芦笋食疗方,供酌情选用。

1. 芦笋细条100克,水发黑木耳片、胡萝卜丝各60克,香干丝50克,食盐、味精、食醋、白糖、麻油各适量。前4味分别入沸水焯透,沥干入盆,加各味调料拌匀即可。每日1剂,分2次佐餐食用,可常用。具有补虚健脾、去脂减肥等作用,适用于脾气虚型围绝经期综合征,症见高血脂、肥胖等。

2. 鲜芦笋片100克,生地黄、枸杞子各15克,大枣15个,粳米、紫米、粟米各30克,红糖适量。生地黄水煎取汁,入大枣、粳米、紫米、粟米煮化,入枸杞子煮至粥将成,加鲜芦笋片、红糖和匀煮成粥即可。每日1剂,分2次食用,可常用。具有滋阴清热、平肝降压等作用,适用于阴虚阳亢型围绝经期综合征,症见高血脂、高血压等。

3. 鲜芦笋丁100克,白菊花、制大黄各10克,绿豆、大米各60克,白糖适量。白菊花、制大黄水煎取汁,入绿豆、大米煮至粥将成,加鲜芦笋丁、白糖和匀煮成粥即可。每日1剂,分2次食用,连用数日。具有清热解毒、润肠通便、去脂减肥等作用,适用于热毒浊阻型围绝经期综合征,症见高血脂、肥胖、便秘等。

4. 鲜芦笋丁100克,绿茶3克,蜂蜜适量。前2味入锅,加水500毫升,煮沸10分钟,加蜂蜜调味即可。每日1剂,代茶饮用,冲淡为止,可常用。具有清热平肝、软化血管、去脂降压等作用,适用于肝火上炎型围绝经期综合征,症见高血脂、动脉粥样硬化、高血压等。

十八、围绝经期综合征芹菜食疗方

芹菜性凉味甘苦,具有平肝清热、祛风除湿、凉血利尿、去脂降压等作用。以下围绝经期综合征芹菜食疗方,供酌情选用。

1. 鲜芹菜粗末 150 克,泽泻、陈皮、山楂各 15 克,大枣 10 个,大米 100 克,食盐、味精、色拉油各适量。泽泻、陈皮、山楂水煎取汁,入大枣、大米煮至粥将成,加其余各味和匀煮成粥即可。每日 1 剂,分 2 次食用,连用数日。具有清热平肝、理气活血、去脂降压等作用,适用于气血瘀滞型围绝经期综合征,症见高血脂、冠心病、高血压等。

2. 鲜芹菜粗末 150 克,何首乌末、枸杞子各 15 克,粳米 100 克,食盐、味精、色拉油各适量。枸杞子、粳米入锅,加水煮至粥将成,加其余各味和匀煮成粥即可。每日 1 剂,分 2 次食用,连用数日。具有滋阴清热、平肝降压、去脂润肠等作用,适用于阴虚阳亢型围绝经期综合征,症见高血脂、高血压、便秘等。

3. 芹菜段 150 克,槐花 10 克,荷叶片 50 克,鸭块 250 克,料酒、葱、姜、食盐、味精各适量。槐花、荷叶水煎取汁,入鸭块、料酒,大火煮沸,撇去浮沫,改小火煮至鸭块酥熟,加其余各味和匀,再大火煮沸至鸭块入味即可。每日 1 剂,分 2 次佐餐食用,连用数日。具有滋阴清热、平肝补虚、利尿消肿、去脂降压等作用,适用于阴虚阳亢型围绝经期综合征,症见高血脂、高血压、肥胖等。

4. 鲜芹菜段 300 克,菊花、佛手花各 6 克,蜂蜜适量。菊花、佛手花水煎取汁,待用;鲜芹菜段入家用果汁机搅烂,干净纱布取汁,与药汁一起煮沸,稍凉,加蜂蜜调味即可。每日 1 剂,分 2 次服用,连用数日。具有清泻肝火、理气止痛、去脂通脉等作用,适用于肝火气滞型围绝经期综合征,症见高血脂、冠心病等。

十九、围绝经期综合征荠菜食疗方

荠菜性味、功用见前文介绍。以下围绝经期综合征荠菜食疗方,供酌情选用。

1. 荠菜末 150 克,蒲黄末、陈皮末各 10 克,粟米 100 克,红糖适量。粟米入锅,加水煮至粥将成,加其余各味和匀煮成粥即可。每日 1 剂,分 2 次食用,连用数日。具有补虚理气、活血化瘀、去脂

通脉等作用,适用于气滞血瘀型围绝经期综合征,症见高血脂、冠心病等。

2. 荠菜粗末 200 克,鲜马齿苋粗末 50 克,山楂末 30 克,大米 100 克,红糖适量。大米入锅,加水煮至粥将成,加其余各味和匀煮成粥即可。每日 1 剂,分 2 次食用,连用数日。具有清热利湿、活血化瘀、去脂降压等作用,适用于湿瘀阻滞型围绝经期综合征,症见高血脂、高血压、冠心病等。

3. 干荠菜全草粗末 30 克,茶叶末 3 克,白糖适量。各味入杯,冲入沸水,加盖泡 15 分钟即可。每日 1 剂,代茶饮用,冲淡为止,可常用。具有清理头目、清理肝气、降脂除烦等作用,适用于肝火上炎型围绝经期综合征,症见高血脂、冠心病、高血压等。

4. 荠菜粗末 300 克,马兰头粗末 100 克,虎杖 15 克,大米 60 克,白糖适量。虎杖水煎取汁,入大米煮至粥将成,加其余各味和匀煮成粥即可。每日 1 剂,分 2 次食用,连用数日。具有清热泻火、活血散瘀、去脂降压等作用,适用于肝火炽盛型围绝经期综合征,症见高血脂、高血压等。

5. 荠菜花 0.5 克,绿茶、槐花各 3 克,白糖适量。各味入杯,冲入沸水,加盖泡 15 分钟即可。每日 1 剂,代茶饮用,冲淡为止,可常用。具有清热泻肝、除烦明目、去脂降压等作用,适用于肝火炽盛型围绝经期综合征,症见高血脂、高血压等。

二十、围绝经期综合征韭菜食疗方

韭菜性味、功用见前文介绍。以下围绝经期综合征韭菜食疗方,供酌情选用。

1. 韭菜粗末 100 克,制附子、肉桂、人参须末各 3 克,大米、紫米各 60 克,红糖适量。制附子、肉桂水煎取汁,入大米、紫米煮至粥将成,加其余各味和匀煮成粥即可。每日 1 剂,分 2 次食用,连用数日。具有益气温阳、活血通络、去脂降压等作用,适用于阳气虚型围绝经期综合征,症见高血脂、冠心病、高血压等。

2. 韭菜粗末 150 克,瓜蒌、薤白、白芥子、桂枝各 10 克,粳米

100 克,红糖适量。瓜蒌、薤白、白芥子、桂枝水煎取汁,入粳米煮至粥将成,加韭菜粗末、红糖和匀煮成粥即可。每日 1 剂,分 2 次食用,连用数日。具有辛温通阳、开痹化浊、去脂减肥等作用,适用于阳气虚型围绝经期综合征,症见高血脂、冠心病、肥胖等。

3. 韭菜小段 100 克,柴胡、香附各 10 克,焦山楂 20 克,大米、粟米各 60 克,红糖适量。柴胡、香附、焦山楂水煎取汁,入大米、粟米煮至粥将成,加韭菜小段、红糖和匀煮成粥即可。每日 1 剂,分 2 次食用,连用数日。具有疏肝理气、去脂通脉等作用,适用于围绝经期综合征,症见高血脂、动脉粥样硬化、冠心病、高血压等。

4. 韭菜子、苜蓿子各 10 克,银杏叶、山楂各 15 克,血米 100 克,红糖适量。前 4 味水煎取汁,入血米煮成粥,加红糖调味即可。每日 1 剂,分 2 次食用,连用数日。具有理气活血、去脂降压等作用,适用于气血瘀滞型围绝经期综合征,症见高血脂、冠心病、高血压等。

5. 韭菜花、茉莉花各 3 克,姜黄、陈皮各 10 克,红糖适量。各味入杯,冲入沸水,加盖泡 15 分钟即可。每日 1 剂,代茶饮用,冲淡为止,可常用。具有理气活血、去脂通络等作用,适用于气血瘀滞型围绝经期综合征,症见高血脂、冠心病等。

二十一、围绝经期综合征黄瓜食疗方

黄瓜性凉味甘,具有清热消暑、生津止渴、利尿消肿、去脂减肥等作用。以下围绝经期综合征黄瓜食疗方,供酌情选用。

1. 黄瓜片 250 克,芹菜段 50 克,胡萝卜丝 30 克,虾米丁(水发)25 克,食盐、味精、蒜泥、酱油、食醋、麻油各适量。前 3 味分别入沸水焯透,沥干入盆,加其余各味拌匀即可。每日 1 剂,分 2 次佐餐食用,可常用。具有清热解毒、补虚利水、去脂减肥等作用,适用于肝火炽盛型围绝经期综合征,症见高血脂、肥胖等。

2. 黄瓜丝 150 克,荠菜段 50 克,水发黑木耳 30 克,鲜山药丁(去皮)、大米各 60 克,白糖适量。大米入锅,加水煮化,入水发黑木耳、鲜山药丁煮至粥将成,加其余各味和匀煮成粥即可。每日 1

剂,分 2 次食用,可常用。具有清热解毒、健脾消肿、去脂减肥等作用,适用于脾气虚型围绝经期综合征,症见高血脂、肥胖等。

3. 嫩黄瓜条 300 克,陈皮、山楂各 10 克,白糖适量。陈皮、山楂水煎取汁,入嫩黄瓜条煮沸至熟,加白糖调味即可。每日 1 剂,分 2 次食用,连用数日。具有清热解毒、理气活血、去脂减肥等作用,适用于气血瘀滞型围绝经期综合征,症见高血脂、肥胖等。

4. 黄瓜片 200 克,冬菇片、胡萝卜片各 10 克,猪瘦肉片 60 克,料酒、葱、姜、食盐、味精、色拉油各适量。色拉油入锅烧热,入葱、姜煸香,入猪瘦肉片、料酒煸炒至半熟,入黄瓜片、冬菇片、胡萝卜片翻炒至熟,加食盐、味精调味即可。每日 1 剂,分 2 次佐餐食用,可常用。具有补虚强身、清热利湿、去脂减肥等作用,适用于脾气虚型围绝经期综合征,症见高血脂、肥胖等。

二十二、围绝经期综合征冬瓜食疗方

冬瓜性寒味甘淡,具有清热解毒、消痰利水、降压减肥等作用。以下围绝经期综合征冬瓜食疗方,供酌情选用。

1. 冬瓜片(去皮)500 克,鲜山药块(去皮)、赤小豆各 50 克,红糖、湿淀粉各适量。前 2 味入家用果汁机搅烂,待用;赤小豆入锅,加水煮至酥烂,入搅烂的冬瓜片和鲜山药块、红糖和匀煮沸,加湿淀粉勾芡即可。每日 1 剂,分 2 次食用,可常用。具有清热利水、补虚解毒、减肥降压等作用,适用于痰浊内阻型围绝经期综合征,症见高血压、肥胖等。

2. 冬瓜块(去皮)500 克,苦瓜片 50 克,大米 100 克,葱、姜、食盐、味精、色拉油各适量。前 2 味入家用果汁机搅烂,待用;大米入锅,加水煮至粥将成,加其余各味和匀煮成粥即可。每日 1 剂,分 2 次食用,可常用。具有清热解毒、降压降糖、去脂减肥等作用,适用于肝火上炎型围绝经期综合征,症见高血脂、高血压、糖尿病、肥胖等。

3. 冬瓜汁,鲜牛奶各 250 克,枸杞子 15 克,红糖适量。各味入锅,加水适量,煮至枸杞子酥软即可。每日1剂,分早晚2次食用,可常用。具有滋阴清热、去脂减肥、降糖降压等作用,适用于阴虚内热型围绝经期综合征,症见高血脂、高血压、糖尿病、肥胖等。

二十三、围绝经期综合征苦瓜食疗方

苦瓜性寒味苦,具有清心明目、补肾壮腰、降压降糖等作用。以下围绝经期综合征苦瓜食疗方,供酌情选用。

1. 鲜苦瓜片250克,白菊花、决明子各10克,白糖适量。各味入锅,加水适量,大火煮沸,改小火煮15分钟即可。每日1剂,分2次食苦瓜饮汤,可常用。具有清热解毒、平肝降压等作用,适用于肝火上炎型围绝经期综合征,症见高血压、糖尿病等。

2. 苦瓜片100克,鲜山药丁(去皮)60克,鲜牛奶200毫升,白糖适量。前2味入家用果汁机搅烂入锅,加后2味煮沸即可。每日1剂,分2次食用,可常用。具有清热清心、益气降压等作用,适用于心脾两虚型围绝经期综合征,症见高血压、糖尿病等。

3. 苦瓜片100克,枸杞子15克,绿茶1克,白糖适量。前2味入锅,加水煮至枸杞子酥软,加后2味煮沸即可。每日1剂,分2次食用,连用数日。具有养阴清热、除烦降糖等作用,适用于阴虚内热型围绝经期综合征,症见高血压、糖尿病等。

二十四、围绝经期综合征胡萝卜食疗方

胡萝卜性平味甘,具有补中行气、消食导滞、健脾益胃、补血安五脏、降压降糖、去脂抗动脉硬化等作用。以下围绝经期综合征胡萝卜食疗方,供酌情选用。

1. 胡萝卜丁100克,党参、淮山药各15克,草决明12克,乌鱼片150克,料酒、葱、姜、食盐、味精、高汤各适量。党参、淮山药、草决明水煎取汁,加其余各味煮至乌鱼片、胡萝卜丁酥熟入味即可。每日1剂,分2次佐餐食用,连用数日。具有益气健脾、利尿降压、去脂通络等作用,适用于脾气虚型围绝经期综合征,症见高血脂、冠心病、高血压等。

2. 胡萝卜丁100克,西洋参末、蒲黄末各10克,山楂片15

克,大米 100 克,红糖适量。山楂片、大米入锅,加水煮至大米化,入胡萝卜丁煮至粥将成,加其余各味和匀煮成粥即可。每日 1 剂,分 2 次食用,连用数日。具有益气活血、去脂降压、化瘀通脉等作用,适用于气虚血瘀型围绝经期综合征,症见高血脂、冠心病、高血压等。

3. 胡萝卜丁 100 克,鸡血藤 30 克,当归 20 克,川芎、白芍各10 克,猪血块 150 克,料酒、葱、姜、食盐、味精各适量,高汤 300 毫升。鸡血藤、当归、川芎、白芍水煎取汁,入胡萝卜丁、高汤煮至胡萝卜丁熟,加其余各味煮至猪血块熟入味即可。每日 1 剂,分 2 次佐餐食用,连用数日。具有补血养阴、去脂降压、通阳宣痹等作用,适用于气虚血瘀型围绝经期综合征,症见高血脂、冠心病、高血压等。

4. 胡萝卜丁 60 克,生地黄、酸枣仁各 15 克,马尾连 10 克,大米 100 克,木糖醇适量。生地黄、酸枣仁、马尾连水煎取汁,入大米煮化,入胡萝卜丁煮成粥,加木糖醇调味即可。每日 1 剂,分 2 次食用,连用数日。具有滋阴清热、清心安神、去脂降糖等作用,适用于阴虚内热型围绝经期综合征,症见高血脂、冠心病、糖尿病等。

5. 胡萝卜丁 100 克,玉竹、麦门冬各 20 克,绿豆、大米各 60克,木糖醇适量。玉竹、麦门冬水煎取汁,入大米煮化,入胡萝卜丁、绿豆煮成粥,加木糖醇调味即可。每日 1 剂,分 2 次食用,连用数日。具有养阴清热、去脂降糖、生津止渴、泄热通便等作用,适用于肠胃结热型围绝经期综合征,症见高血脂、糖尿病、便秘等。

二十五、围绝经期综合征南瓜食疗方

南瓜性温味甘,具有补中益气、消炎止痛、润肠通便、解毒杀虫、去脂降压、化湿降糖等作用。以下围绝经期综合征南瓜食疗方,供酌情选用。

1. 老南瓜丁(去皮)120 克,黄芪、丹参各 30 克,桃仁(打碎)10克,大米 100 克,红糖适量。黄芪、丹参、桃仁水煎取汁,入老南瓜丁、大米煮成粥,加红糖调味即可。每日 1 剂,分 2 次食用,连用数日。具有益气活血、化瘀通脉、去脂降糖等作用,适用于气虚血瘀型围绝经期综合征,症见高血脂、动脉粥样硬化、冠心病、糖尿病等。

2. 老南瓜丁(去皮)120克,鸡血藤30克,当归20克,桂枝10克,血米100克,红糖适量。鸡血藤、当归、桂枝水煎取汁,入老南瓜丁、血米煮成粥,加红糖调味即可。每日1剂,分2次食用,连用数日。具有补血祛寒、去脂降糖、通阳宣痹等作用,适用于血虚寒闭型围绝经期综合征,症见高血脂、动脉粥样硬化、冠心病、糖尿病等。

3. 嫩南瓜片150克,黄精20克,女贞子、丹参各15克,粟米100克,红糖适量。黄精、女贞子、丹参水煎取汁,入粟米煮化,入嫩南瓜片煮成粥,加红糖调味即可。每日1剂,分2次食用,连用数日。具有滋养心肾、去脂降糖、活血通脉等作用,适用于心肾阴虚型围绝经期综合征,症见高血脂、冠心病、糖尿病等。

4. 嫩南瓜片200克,生地黄、山茱萸各15克,鲜山药片(去皮)、猪胰片各100克,料酒、葱、姜、食盐、味精各适量,高汤300毫升。生地黄、山茱萸水煎取汁,加其余各味煮至猪胰片熟入味即可。每日1剂,分2次佐餐食用,连用数日。具有健脾补肾、去脂降糖等作用,适用于脾肾两虚型围绝经期综合征,症见高血脂、糖尿病等。

5. 老南瓜丁120克,青皮10克,山楂20克,鲜荸荠丁、大米各100克,红糖适量。青皮、山楂水煎取汁,加其余各味煮成粥即可。每日1剂,分2次食用,连用数日。具有理气活血、化瘀去脂等作用,适用于气血瘀滞型围绝经期综合征,症见高血脂、冠心病等。

二十六、围绝经期综合征苹果食疗方

苹果性平味甘酸,具有补心益气、生津止渴、和血润肤、解毒除烦、健脑降压、去脂减肥等作用。以下围绝经期综合征苹果食疗方,供酌情选用。

1. 苹果 150 克,生地黄、女贞子各 15 克,熟牛奶 150 毫升,蜂蜜适量。生地黄、女贞子水煎取汁,待用;苹果切小块,入家用果汁机搅烂,入药汁和熟牛奶中,加蜂蜜调味即可。每日 1 剂,分 2 次食用,连用数日。具有滋阴补虚、清热除烦、去脂降压等作用,适用于肝肾阴虚型围绝经期综合征,症见高血脂、高血压、烦躁不安等。

2. 苹果 100 克(去皮切小块),丹参 15 克,黑枣 10 个,粳米 60 克,红糖适量。丹参水煎取汁,入黑枣、粳米煮至粥将成,加苹果、红糖和匀煮成粥即可。每日 1 剂,分 2 次食用,连用数日。具有活血养血、去脂降压、补虚安神等作用,适用于血虚血瘀型围绝经期综合征,症见高血脂、高血压、烦躁不安等。

3. 苹果汁 100 毫升,藕粉 100 克,牡蛎粉 15 克,白糖适量。藕粉、牡蛎粉入锅,温开水调成稀糊,小火边搅边煮成熟糊,加苹果汁、白糖和匀即可。每日 1 剂,分 2 次食用,可常用。具有滋补强身、补钙降脂等作用,适用于肾虚浊型围绝经期综合征,症见高血脂、骨质疏松等。

二十七、围绝经期综合征香蕉食疗方

香蕉性寒味甘,具有清热润肠、解毒除烦、去脂降压、抗癌等作用。以下围绝经期综合征香蕉食疗方,供酌情选用。

1. 香蕉肉 100 克,五加皮 15 克,玉竹 10 克,牛奶 150 毫升,蜂蜜适量。五加皮、玉竹水煎取汁,入香蕉肉、牛奶和匀煮沸,稍凉,加蜂蜜调味即可。每日 1 剂,分 2 次食用,连用数日。具有养阴和胃、健脑除烦、去脂降压、润肠通便等作用,适用于阴虚血燥型围绝经期综合征,症见高血脂、高血压、乏力、便秘等。

2. 香蕉肉泥、枣泥各 100 克,女贞子 15 克,粳米 60 克,白糖适量。女贞子水煎取汁,入粳米煮至粥将成,加其余各味和匀煮成粥即可。每日 1 剂,分 2 次食用,连用数日。具有滋补阴血、去脂降压、消除疲劳等作用,适用于肝肾阴虚型围绝经期综合征,症见高血脂、高血压、乏力、便秘等。

3. 香蕉皮(切碎)、白菜根片各 50 克,黑枣 15 个,大米 60 克,白糖适量。前 2 味水煎取汁,入黑枣、大米煮成粥,加白糖调味即可。每日 1 剂,分 2 次食用,连用数日。具有清热通便、去脂降压等作用,适用于肠燥型围绝经期综合征,症见高血脂、高血压、便秘等。

二十八、围绝经期综合征西瓜食疗方

西瓜性寒味甘,具有清热消暑、除烦止渴、宽中下气、利尿消肿、去脂降压等作用。以下围绝经期综合征西瓜食疗方,供酌情选用。

1. 西瓜瓤 50 克,麦门冬、女贞子各 10 克,黑枣 15 个,血米 60 克,红糖适量。麦门冬、女贞子水煎取汁,入黑枣、血米煮至粥将成,加其余 2 味和匀煮成粥即可。每日 1 剂,分 2 次食用,连用数日。具有滋阴补虚、养血安神、去脂降压等作用,适用于肾阴虚型围绝经期综合征,症见高血脂、高血压、失眠等。

2. 西瓜皮(切碎)150 克,荠菜(切碎)60 克,生地黄、牡丹皮各 10 克,粳米 100 克,白糖适量。西瓜皮、生地黄、牡丹皮水煎取汁,入粳米煮至粥将成,加荠菜、白糖和匀煮成粥即可。每日 1 剂,分 2 次食用,连用数日。具有滋阴清热、去脂降压等作用,适用于阴虚内热型围绝经期综合征,症见高血脂、高血压等。

3. 西瓜皮 300 克,青椒丝、胡萝卜丝、豆腐干丝各 30 克,食盐、味精、香醋、白糖、麻油各适量。西瓜皮去硬皮切丝入盆,食盐腌 10 分钟,待用;青椒丝、胡萝卜丝、豆腐干丝分别入沸水焯一下沥干,入西瓜皮盆,加其余各味拌匀即可。每日 1 剂,分 2 次佐餐食用,可常用。具有清热消暑、去脂降压、宁心安神等作用,适用于心脾两虚型围绝经期综合征,症见高血脂、高血压、失眠等。

4. 西瓜 1 个(约 2 500 克),葡萄干 100 克。从西瓜蒂处切下一块当盖子用,切面上挖一个小洞,塞入葡萄干,立即盖好,周边用竹签插紧,用塑料布将西瓜包严,放入冰箱冷藏 2 日后启用。此时,瓜内满似蜜水,略带葡萄酒醇香。每次 50～100 毫升,每日 2

次,饮用,连用数日。具有除烦利水、去脂降压等作用,适用于暑热型围绝经期综合征,症见高血脂、高血压等。

二十九、围绝经期综合征鱼食疗方

因鱼的种类不同,其性味也不同,一般具有降胆固醇、甘油三酯、低密度脂蛋白等作用。以下围绝经期综合征鱼食疗方,供酌情选用。

1. 鲈鱼1条(杀白约500克),水发黑木耳片、春笋片各60克,青椒片30克,料酒、葱、姜、食盐、味精、色拉油各适量。鲈鱼入盆,其余各味和匀置鲈鱼上,上笼蒸熟即可。每日1剂,分2次佐餐食用,可常用。具有滋补肝肾、益脾醒脑、化痰利水、去脂减肥等作用,适用于肝肾阴虚型围绝经期综合征,症见高血脂、肥胖、记忆力减退等。

2. 小黄鱼2条(杀白约300克),青椒片、水发玉兰片、水发香菇片各30克,料酒、蒜泥、姜、食盐、味精、湿淀粉、植物油各适量。小黄鱼入盆,加料酒、蒜泥、姜、食盐、味精、湿淀粉拌匀,待用;植物油入锅,烧至七成熟,入小黄鱼煎黄两面,加其余各味、适量水,大火煮沸,撇去浮沫,改小火煮至小黄鱼熟入味即可。每日1剂,分2次佐餐食用,可常用。具有补虚强壮、利水消肿、去脂降压等作用,适用于脾肾两虚型围绝经期综合征,症见高血脂、高血压等。

3. 带鱼段300克,白萝卜丝150克,料酒、葱、姜、食盐、味精、红糖、酱油、花生油各适量。花生油入锅,烧至七成熟,入葱、姜煸香,入带鱼段煸香两面,入盆,待用;锅留余油烧热,入白萝卜丝煸炒一会儿,加带鱼段、料酒、食盐、味精、红糖、酱油和匀煮沸,煮至带鱼段熟入味即可。每日1剂,分2次佐餐食用,可常用。具有补虚通络、理气活血、去脂减肥等作用,适用于气血瘀滞型围绝经期综合征,症见高血脂、动脉粥样硬化、冠心病、肥胖等。

4. 鲫鱼1条(杀白约250克),三七末、青皮丝各10克,红枣15克,料酒、葱、姜、食盐、味精、植物油各适量。鲫鱼入盆,其余各味和匀置鲫鱼上,上笼蒸熟即可。每日1剂,分2次佐餐食用,可常用。具有理气活血、养心去脂等作用,适用于气血瘀滞型围绝经期综合征,症见高血脂、冠心病、心悸怔忡等。

5. 乌鱼块 200 克,冬虫夏草、红花各 10 克,水发香菇片 30 克,料酒、葱、姜、食盐、味精、五香粉、麻油各适量。各味入盆拌匀,上笼蒸至乌鱼块熟即可。每日 1 剂,分 2 次佐餐食用,连用数日。具有补虚健脾、化痰降浊、去脂降压等作用,适用于脾气虚痰浊内阻型围绝经期综合征,症见高血脂、高血压等。

6. 胖头鱼头 1 个(杀白约 500 克),嫩豆腐块 300 克,水发黑木耳片、水发玉兰片各 30 克,香菜末 10 克,料酒、葱、姜、食盐、味精、五香粉、植物油各适量,鸡汤 300 毫升。植物油入锅烧至七成熟,入胖头鱼头煸黄,入料酒、葱、姜、鸡汤,适量水没过面,大火煮沸,撇去浮沫,入嫩豆腐块、水发黑木耳片、水发玉兰片、香菜末和匀煮沸,改小火煮至胖头鱼头酥熟,加食盐、味精、五香粉和匀煮沸即可。每日 1 剂,分 2 次佐餐食用,可常用。具有滋阴补虚、通脉下气、去脂降压等作用,适用于阴虚血瘀型围绝经期综合征,症见高血脂、动脉粥样硬化、冠心病等。

三十、围绝经期综合征鸡(乌鸡)食疗方

鸡(乌鸡)性味、功用见前文介绍。以下围绝经期综合征鸡(乌鸡)食疗方,供酌情选用。

1. 鸡块 300 克,大枣、龙眼肉各 20 克,料酒、葱、姜、食盐、味精各适量。各味入锅,加水适量,大火煮沸,撇去浮沫,改小火煮至鸡块酥熟入味即可。每日 1 剂,分 2 次佐餐食用,可常用。具有益气补血、健脾和胃等作用,适用于气血两虚型围绝经期综合征,症见功能性子宫出血、贫血等。

2. 母鸡肉丁 100 克,当归、党参各 15 克,血米、大米各 60 克,红糖适量。当归、党参水煎取汁,入血米、大米煮化,入母鸡肉丁和匀煮成粥,加红糖调味即可。每日 1 剂,分 2 次食用,连用数日。具有补气养血、健脾和胃等作用,适用于气血两虚型围绝经期综合征,症见功能性子宫出血、贫血等。

3. 乌鸡汤 300 毫升(含乌鸡块 100 克),生地黄汁、鲜藕汁各 30 毫升,粟米 100 克,白糖适量。粟米入锅,加水煮化,加其余各味和匀煮成粥即可。每日 1 剂,分 2 次食用,可常用。具有滋阴清热、除烦止渴、活血止血等作用,适用于阴虚内热型围绝经期综合征,症见功能性子宫出血、烦躁不安、口渴等。

4. 乌鸡肉丁 150 克,益母草 30 克,桃仁 10 克,料酒、葱、姜、食盐、味精各适量。益母草、桃仁水煎取汁,加其余各味,大火煮沸,撇去浮沫,改小火煮至乌鸡肉丁酥熟入味即可。每日 1 剂,分 2 次佐餐食用,可常用。具有滋阴清热、活血止血等作用,适用于阴虚内热型围绝经期综合征,症见功能性子宫出血等。

三十一、围绝经期综合征鸭食疗方

鸭性味、功用见前文介绍。以下围绝经期综合征鸭食疗方,供酌情选用。

1. 鸭肉丁 100 克,生地黄、酸枣仁各 20 克,莲子心 1 克,芡实米、大米各 60 克,料酒、葱、姜、食盐、味精各适量。生地黄、酸枣仁、莲子心水煎取汁,入芡实米、大米煮至粥将成,加其余各味和匀煮成粥即可。每日 1 剂,分 2 次食用,连用数日。具有滋阴清热、养心安神、去脂降压等作用,适用于心肾不交型围绝经期综合征,症见高血脂、高血压、烦躁不安等。

2. 鸭肉片 150 克,天麻、麦门冬、何首乌各 10 克,料酒、葱、姜、食盐、味精各适量。天麻、麦门冬、何首乌水煎取汁,入其余各味煮至鸭肉片酥熟入味即可。每日 1 剂,分 2 次佐餐食用,连用数日。具有育阴潜阳、去脂降压等作用,适用于阴虚阳亢型围绝经期综合征,症见高血脂、高血压等。

3. 鸭肉丁 100 克,玉竹、天花粉各 15 克,绿豆、粳米各 60 克,料酒、葱、姜、食盐、味精各适量。玉竹、天花粉水煎取汁,加其余各味煮成粥即可。每日 1 剂,分 2 次食用,连用数日。具有养阴清胃、去脂降糖、解毒通便等作用,适用于肠胃积热型围绝经期综合征,症见高血脂、糖尿病、便秘等。

4. 鸭块、乌龟块各 100 克,玉米须 60 克,墨旱莲 30 克,料酒、葱、姜、食盐、味精各适量。玉米须、墨旱莲水煎取汁,加其余各味煮至鸭块、乌龟块酥熟入味即可。每日 1 剂,分 2 次佐餐食用,连用数日。具有滋补肝肾、清热降糖、去脂降压等作用,适用于阴虚阳亢型围绝经期综合征,症见高血脂、高血压、糖尿病等。

三十二、围绝经期综合征茶叶食疗方

茶叶性味、功用见前文介绍。以下围绝经期综合征茶叶食疗方,供酌情选用。

1. 茶叶 3 克,刺五加 15 克,黑枣 10 个,红糖适量。前 3 味水煎 30 分钟,加红糖调味即可。每日 1 剂,代茶饮用,冲淡为止,连用数日。具有补益脾胃、益气增力、去脂降压等作用,适用于脾肾两虚型围绝经期综合征,症见高血脂、高血压、乏力等。

2. 茶叶 2 克,石决明、桑叶各 20 克,白糖适量。石决明、桑叶水煎取汁,趁沸冲入放有茶叶、白糖的杯中,加盖泡 15 分钟即可。每日 1 剂,代茶饮用,冲淡为止,连用数日。具有平肝潜阳、清热降压等作用,适用于阴虚阳亢型围绝经期综合征,症见高血脂、高血压等。

3. 绿茶 2 克,生地黄 20 克,莲子 30 克,白糖适量。生地黄水煎取汁,入莲子煮酥熟,趁沸冲入放有茶叶、白糖的杯中,加盖泡 15 分钟即可。每日 1 剂,代茶饮用,冲淡为止,连用数日。具有滋阴清热、交通心肾、去脂降压等作用,适用于心肾不交型围绝经期综合征,症见高血脂、高血压、烦躁不安、口渴等。

4. 苦丁茶 3 克,槐花、菊花各 6 克,白糖适量。各味入杯,冲入沸水,加盖泡 15 分钟即可。每日 1 剂,代茶饮用,冲淡为止,连用数日。具有育阴潜阳、去脂降压等作用,适用于肝阳上亢型围绝经期综合征,症见高血脂、高血压等。

第六章　急性乳腺炎用药与食疗

急性乳腺炎是指乳腺管和周围结缔组织急性化脓性感染。多为葡萄球菌或链球菌引起，多发于哺乳期女性，尤以初产女性为多见，约占 50％。临床表现以乳房结块，局部红、肿、热、痛，并伴恶寒发热等全身症状为特点。

中医学称急性乳腺炎为乳痈、乳吹，发于哺乳期称为外吹乳痈，发于妊娠期称为内吹乳痈，若与妊娠和哺乳无关称为不乳儿乳痈。按辨证施治将急性乳腺炎分为肝郁胃热型（瘀乳期）、热毒内盛型（酿脓期）和气血两虚型（溃脓期）等。

第一节　急性乳腺炎西医用药

一、急性乳腺炎治疗原则性措施

1. 抗生素治疗。通常应用青霉素，若对青霉素过敏或有耐药性，可应用一、二代头孢菌素。避免应用可以通过乳汁而影响婴儿的抗生素，如四环素、甲硝唑、氨基糖苷类、磺胺类等。

2. 暂停哺乳。用吸乳器排空乳汁。

3. 局部热敷。使感染局限化，若皮肤破损勿用。

4. 脓肿引流。若局限性脓肿形成，可穿刺抽脓，也可切开引流。若需切开引流时，注意取压痛明显处或较低部位做切口，按轮辐方向作辐射状切开，尽力避开乳腺管，并防止形成乳瘘；待切开以后，可用手指轻探脓腔，缓慢彻底地拨离开多房脓腔间隔，进行充分引流。若感染严重或脓肿引流而合并乳瘘，也可终止乳汁分泌和停止母乳喂养。

二、急性乳腺炎脓肿形成前用药方

1. 青霉素钠，每次 80 万单位，每日 3 次，肌内注射，用药前皮试应为阴性。

2.苯唑西林钠,每次 1 克,每日 3 次,肌内注射,用药前皮试
应为阴性。

3.25%硫酸镁,每次 30 毫升,每日 3 次,局部外敷。

三、青霉素不敏感急性乳腺炎脓肿形成前用药方

1.头孢噻肟钠。每次 1 克,每日 2 次,肌内注射或静脉滴注;
若严重感染,每次 2～3 克,每日 1 次,5%葡萄糖注射液 500 毫升
稀释,静脉滴注。

2.头孢哌酮钠。每次 1～2 克,每 12 小时 1 次,肌内注射或
静脉滴注;若严重感染,每次 3 克,每日 1 次,5%葡萄糖注射液
500 毫升稀释,静脉滴注。

青霉素过敏禁用,用药前皮试应为阴性,肾功能不全减量应
用,静脉滴注应现配现用。

四、青霉素过敏急性乳腺炎脓肿形成前用药方

1.红霉素,每次 250 毫克,每 6 小时 1 次,口服。

2.红霉素,每次 1 克,每日 3～4 次,5%葡萄糖注射液 500 毫
升稀释,静脉滴注。

红霉素静脉滴注可发生血栓性静脉炎,大剂量口服可发生胃
肠道反应;有红霉素过敏史禁用,慎用于肝功能不全;静脉滴注时,
需用注射用水溶解(不可用氯化钠注射液)后,以 5%葡萄糖注射
液稀释为浓度不超过 0.1%的溶液。

五、急性乳腺炎回乳用药方

1.己烯雌酚,每次 1～2 毫克,每日 3 次,口服,连用 3 日。

2.苯甲酸雌二醇,每次 2 毫克,每日 1 次,肌内注射,用至回
乳为止。

以上为雌激素类药物,若长期大量使用,有引起阴道出血、水
钠潴留、高血压、水肿、加重心力衰竭等不良反应,慎用于肝功能
不全。

六、急性乳腺炎脓肿形成后用药方

1. 头孢唑林，每次 2 克，每日 3 次，注射用水 20 毫升稀释，静脉推注，连用 7 日，用药前皮试应为阴性。

2. 头孢哌酮钠，每次 3 克，每日 3 次，注射用水 20 毫升稀释，静脉推注，连用 7 日，用药前皮试应为阴性。

第二节　急性乳腺炎中医用药

一、急性乳腺炎辨证施治方

根据急性乳腺炎临床表现，中医学按辨证分为以下三型施治。

1. 肝郁胃热型（瘀乳期）急性乳腺炎。乳房肿胀疼痛、有肿块可及，局部皮肤微红或不红、皮温不高或微高，乳汁分泌不畅，恶寒发热、头痛、口苦咽干、胸闷不舒、烦躁易怒、食欲缺乏，舌质淡红或红、舌苔薄白或薄黄、脉弦或弦数。宜采用疏肝解郁、消肿通络等治则，方用瓜蒌牛蒡汤加减，药用瓜蒌仁、漏芦根、天花粉各 20 克，牛蒡子、金银花各 15 克，栀子、连翘、柴胡、路路通各 12 克，皂角刺、青皮各 10 克。随症加减用药。每日 1 剂，水煎取汁，分 2～3 次服用。

2. 热毒内盛型（酿脓期）急性乳腺炎。乳房肿块逐渐增大、疼痛加重或肿块处持续跳痛，或肿块中央变软、按之有波动感、穿刺可抽出脓液，局部皮肤微红，高热或低热不退、口干喜饮、烦躁不安、小便黄赤、大便干燥，舌质红或绛红、舌苔黄腻或黄燥、脉洪数或滑数。宜采用清热解毒、托里透脓等治则，方用托里透脓汤加减，药用蒲公英、黄芪各 20 克，野菊花、金银花、黄芩、白芷各 15 克，当归、川芎、桔梗各 12 克，人参、皂角刺各 10 克，白芍 2 克。随症加减用药。每日 1 剂，水煎取汁，分 2～3 次服用。

3. 气血两虚型（溃脓期）急性乳腺炎。乳房肿块溃脓或切开引流后，肿消痛减、热退身凉，疮口逐渐愈合。若乳房脓出不畅、仍肿痛发热，或脓腔与乳腺管相通形成乳瘘、可见乳汁从疮口溢出、或脓出清稀，舌质淡红或红、舌苔黄腻或白腻、脉弦数或细数。宜采用调理气血、清除余热等治则,方用十全大补汤加减,药用黄芪30克,人参30克,白术、茯苓、熟地黄、鹿角霜各15克,白芍12克,当归、川芎各10克,制乳香、制没药、炙甘草各6克。随症加减用药。每日1剂,水煎取汁,分2～3次服用。

二、急性乳腺炎秘验方

以下治疗急性乳腺炎秘验方,供酌情选用。

1. 蒲公英20克,全瓜蒌、丝瓜络、赤芍、鹿角霜各15克,柴胡、牛蒡子各12克,橘叶、青皮各10克。随症加减用药。每日1剂,水煎取汁,分2～3次服用。具有疏肝解郁、消肿通络等作用,适用于肝郁胃热型(瘀乳期)急性乳腺炎。

2. 全瓜蒌33克,金银花15克,牛蒡子、青皮、桔梗各12克,王不留行、连翘各10克,柴胡、白芷各9克,穿山甲8克,黄芪、通草、生甘草各6克。随症加减用药。每日1剂,水煎取汁,分2～3次服用。具有疏肝解郁、消肿通络等作用,适用于肝郁胃热型(瘀乳期)急性乳腺炎。

3. 蒲公英45克,赤芍30克,柴胡、牛蒡子各15克,全瓜蒌、夏枯草各12克,橘叶、青皮、制香附、王不留行各10克,穿山甲9克,生甘草6克。每日1剂,水煎取汁,分2～3次服用。具有疏肝解郁、消肿通络等作用,适用于肝郁胃热型(瘀乳期)急性乳腺炎。

4. 牡蛎30克,金银花、赤芍、芒硝各15克,连翘、当归、皂角刺、穿山甲各12克,大黄10克。随症加减用药。每日1剂,水煎取汁,分2～3次服用。具有清热解毒、托里透脓等作用,适用于热毒内盛型(酿脓期)急性乳腺炎。

5. 金银花、蒲公英各30克,紫花地丁、赤芍、穿山甲各15克,漏芦、王不留行、乳香、木通各10克,生甘草6克。每日1剂,水煎取汁,分2～3次服用。具有清热解毒、托里透脓等作用,适用于热毒内盛型(酿脓期)急性乳腺炎。

6. 金银花、连翘、蒲公英各30克,漏芦、皂角刺、穿山甲、牡丹皮、赤芍各12克,生甘草6克。每日1剂,水煎取汁,分2～3次服用。具有清热解毒、托里透脓等作用,适用于热毒内盛型(酿脓期)急性乳腺炎。

7. 黄芪 30 克,党参、皂角刺各 20 克,蒲公英 15 克,白术、茯苓、穿山甲各 12 克,当归、川芎、白芷各 10 克,甘草 6 克。随症加减用药。每日 1 剂,水煎取汁,分 2～3 次服用。具有调理气血、清除余邪等作用,适用于气血两虚型(溃脓期)急性乳腺炎。

8. 黄芪、薏苡仁、苇茎、冬瓜子各 30 克,当归、桃仁各 10 克。每日 1 剂,水煎取汁,分 2～3 次服用。具有调理气血、清除余邪等作用,适用于气血两虚型(溃脓期)急性乳腺炎。

9. 党参 30 克,白术、当归、白芍各 15 克,金银花、连翘、穿山甲各 12 克,甘草 6 克。每日 1 剂,水煎取汁,分 2～3 次服用。具有调理气血、清除余邪等作用,适用于气血两虚型(溃脓期)急性乳腺炎。

10. 蒲公英、紫花地丁各 15～30 克,荆芥、防风、牛蒡子、黄芩、金银花、天花粉、连翘、香附、柴胡、皂角刺各 10 克,甘草 6 克。每日 1 剂,水煎取汁,分 2～3 次服用。具有发散表邪、疏肝清胃等作用,适用于毒邪外袭型急性乳腺炎。

11. 柴胡、当归、白芍、白术、青皮、全瓜蒌、郁金、川楝子、丹参、茯苓各 10 克,薄荷(后下)6 克,煨姜、甘草各 3 克。每日 1 剂,水煎取汁,分 2～3 次服用。具有疏肝解郁、行气活血等作用,适用于肝气郁积型急性乳腺炎。

12. 生地黄、当归、白芍、川芎、柴胡、桔梗、青皮、天花粉、白芷、王不留行、木通、漏芦、炮山甲(先煎)各 10 克,通草、甘草各 3 克。每日 1 剂,水煎取汁,分 2～3 次服用。具有行气通乳、散结消肿等作用,适用于乳汁蓄积型急性乳腺炎。

13. 蒲公英、紫花地丁各 30 克,野菊花、天葵子各 10 克,龙胆草、泽泻、木通、车前子、(布包)、柴胡、生地黄、当归、栀子、黄芩、甘草各 10 克。每日 1 剂,水煎取汁,分 2～3 次服用。具有清热泻火、凉血解毒等作用,适用于肝郁胃热型(瘀乳期)急性乳腺炎。

14. 炙黄芪、当归、白芍、熟地黄各 15 克,人参、茯苓、白术、制没药、陈皮、生姜各 10 克,大枣 10 个,五味子、远志各 6 克,桂心(后下)、甘草各 5 克。每日 1 剂,水煎取汁,分 2～3 次服用。具有大补气血等作用,适用于气血两虚型(溃脓期)急性乳腺炎。

15. 炙黄芪、金银花、当归各 15 克,炙甘草 10 克。每日 1 剂,水煎取汁,分 2～3 次服用。具有调理气血、清除余邪等作用,适用于气血两虚型(溃脓期)急性乳腺炎。

三、急性乳腺炎中成药剂方

以下治疗急性乳腺炎中成药剂方,供酌情选用。

1. 乳癖清片。每次 5～6 片,每日 3 次,温开水送服,连用 1 个月为 1 个疗程。由鹿角、蒲公英、鸡血藤、三七、海藻、红花、玄参组成,具有软坚散结、活血止痛、清热解毒等作用,适用于肝郁胃热型(瘀乳期)急性乳腺炎。

2. 乳块消片。每次 4～6 片,每日 3 次,温开水送服。由橘叶、丹参、皂角刺、王不留行、川楝子、地龙组成,具有疏肝理气、活血化瘀、消散肿块等作用,适用于肝气郁结型急性乳腺炎。

3. 活血解毒丸。每次 3 克,每日 2 次,温开水送服。由乳香、没药、蜈蚣、黄米、石菖蒲、雄黄粉组成,具有解毒消肿、活血止痛等作用,适用于气血瘀结型急性乳腺炎。

4. 消炎解毒丸。每次 10 粒,每日 3 次,温开水送服。由牛黄、蟾酥、青黛、朱砂、雄黄、冰片组成,具有清热解毒、消炎止痛等作用,适用于热毒内盛型(酿脓期)急性乳腺炎。

5. 七味新消丸。每次 3 克,每日 2 次,温开水送服。由人工牛黄、雄黄、公丁香、生乳香、生没药、活化蟾酥、麝香酮组成,具有清热解毒、消肿止痛等作用,适用于热毒瘀血型急性乳腺炎。

6. 十全大补丸。每日 1 丸,每日 2～3 次,掰碎后,温开水送服。由人参、当归、黄芪、熟地组成,具有温补气血等作用,适用于气血两虚型(溃脓期)急性乳腺炎。

四、急性乳腺炎中药汤剂方

以下治疗急性乳腺炎中药汤剂方,供酌情选用。

1. 疏肝通乳汤。金银花、蒲公英各 20 克,姜半夏、天花粉、贝母、鹿角片、漏芦、王不留行、连翘各 10 克,青皮、甘草各 6 克。每日 1 剂,水煎取汁,分 2～3 次服用。具有疏肝理气、通瘀散结等作用,适用于肝郁胃热型(瘀乳期)急性乳腺炎。

2. 橘叶瓜蒌汤。瓜蒌、金银花、浙贝母、香附各 15 克,丝瓜络、蒲公英、夏枯草各 10 克,乳香、穿山甲各 6 克,鲜橘叶 7 片。每日 1 剂,水煎取汁,分 2～3 次服用。具有疏肝理气、通络下乳等作用,适用于肝郁胃热型(瘀乳期)急性乳腺炎。

3. 乳痈汤。蒲公英 30 克,漏芦、橘核(或荔枝核)各 20 克,金银花、白芷、瓜蒌、连翘各 15 克,青皮、当归、柴胡各 12 克,甘草 6 克。随症加减用药。每日 1 剂,水煎取汁,分 2～3 次服用。具有疏肝解郁、消肿通络等作用,适用于肝郁胃热型(瘀乳期)急性乳腺炎。

4. 公英苦楝汤。蒲公英 12 克,炒当归尾、浙贝母、苦楝子各 9 克,炙穿山甲片、炒延胡索、赤芍、炙乳香、炙没药、制香附、酒炒怀牛膝、桃仁各 6 克,广木香、橘络、柴胡各 2 克,橘皮 4.5 克。每日 1 剂,水煎取汁,分 2～3 次服用。具有疏肝解郁、消肿通络等作用,适用于肝郁胃热型(瘀乳期)急性乳腺炎。

5. 消痈汤。蒲公英 30 克,紫花地丁、连翘、皂角刺、王不留行各 15 克,白芷、陈皮、桔梗、柴胡、漏芦各 12 克,穿山甲、通草、甘草各 10 克。每日 1 剂,水煎取汁,分早晚 2 次服用,连用 6 日为 1 个疗程。具有疏肝解郁、消肿通络等作用,适用于肝郁胃热型(瘀乳期)急性乳腺炎。

6. 柴赤汤。柴胡、当归、川芎各 20 克,赤芍 60 克,蒲公英、金银花各 30 克,甘草 15 克,杏仁(打碎)10 克。每日 1 剂,水煎取汁,分 2～3 次服用。具有疏肝解郁、消炎活血止痛等作用,适用于肝郁胃热型(瘀乳期)急性乳腺炎。

7. 通腑康乳汤。蒲公英 20 克,大黄 10～25 克,枳实、连翘、青皮、王不留行各 10 克,牡丹皮 6 克,芒硝(烊化)5 克,荆芥 4 克。每日 1 剂,水煎取汁,分 2～3 次服用。具有疏肝解郁、解毒通便消肿等作用,适用于肝郁胃热型(瘀乳期)急性乳腺炎。

8. 银青消痈汤。金银花 30 克,青皮、白芷、柴胡、天花粉、生地黄各 12 克,连翘、浙贝、当归、甘草各 9 克。随症加减用药。每日 1 剂,水煎取汁,分 2～3 次服用。具有疏肝解郁、清热解毒、消肿通络等作用,适用于肝郁胃热型(瘀乳期)急性乳腺炎。

9. 仙方活命饮。金银花、醋柴胡、贝母各 20 克,醋香附 12 克,防风、白芷、花粉、炒乳香、炒没药、黄芩、王不留行各 10 克。随症加减用药。每日 1 剂,水煎取汁,分 2～3 次服用。具有疏肝解郁、活血通络等作用,适用于肝郁胃热型(瘀乳期)急性乳腺炎。

10. 陈皮甘草汤加味。陈皮 60～120 克,甘草 30～60 克,金银花、蒲公英、天门冬各 30 克,连翘 15 克,大黄 6～9 克。随症加减用药。每日 1 剂,水煎取汁,分 2～3 次服用,连用 5 日为 1 个疗程。具有理气止痛、清热消肿等作用,适用于肝郁胃热型(瘀乳期)急性乳腺炎初期。

11. 蒲公英芍药汤。蒲公英、赤芍各 30 克,青皮、王不留行各 10 克,甘草 6 克。每日 1 剂,水煎取汁,分 2～3 次服用。具有消肿止痛、理气通络等作用,适用于肝郁胃热型(瘀乳期)急性乳腺炎初期。

12. 公英柴胡汤。蒲公英 30 克,柴胡、丹参各 15 克,枳实、全瓜蒌、青皮各 12 克,甘草 6 克。随症加减用药。每日 1 剂,水煎取汁,分 2～3 次服用。具有疏肝理气、活血化瘀、消积止痛等作用,适用于肝郁胃热型(瘀乳期)急性乳腺炎初期。

13. 瓜蒌芍药汤。全瓜蒌、赤芍、甘草各 30 克,丝瓜络 15 克。每日 1 剂,水煎取汁,分 2～3 次,趁热红糖调服,取微汗。具有活血止痛、消痈通络等作用,适用于肝郁胃热型(瘀乳期)急性乳腺炎初期。

14. 赤芍甘草汤。赤芍 100 克,甘草 50 克。每日 1 剂,水煎取汁,分 2～3 次服用。具有活血止痛等作用,适用于肝郁胃热型(瘀乳期)急性乳腺炎初期。

15. 乳痈消汤。蒲公英、瓜蒌各 30 克,黄芩、连翘各 15 克,柴胡、赤芍、青皮、牛蒡子、天花粉、皂角刺各 10 克,生甘草 6 克。随症加减用药。每日 1 剂,水煎取汁,分 2～3 次服用。具有清热解毒、通乳消痈等作用,适用于热毒内盛型(酿脓期)急性乳腺炎。

16. 公英瓜蒌汤。蒲公英 30 克,瓜蒌、金银花、连翘各 15 克,赤芍、黄芩、青皮、王不留行、夏枯草各 10 克,柴胡 9 克,甘草 6 克。随症加减用药。每日 1 剂,水煎取汁,分 2～3 次服用。具有清热解毒、通乳消肿等作用,适用于热毒内盛型(酿脓期)急性乳腺炎。

17. 瓜蒌银花汤。蒲公英 30～60 克,皂角刺 30～50 克,金银花 20～30 克,瓜蒌壳 15～20 克,当归尾 9～15 克,浙贝母 9～12 克,青皮 9 克,乳香、没药、生甘草各 6～10 克。随症加减用药。每日 1 剂,水煎取汁,分 2～3 次服用。具有清热解毒、消肿散结、疏肝理气、活血化瘀等作用,适用于热毒内盛型(酿脓期)急性乳腺炎。

18. 瓜蒌汤。全瓜蒌、蒲公英各 30 克,金银花 20 克,当归 10 克,乳香、没药、白芷、穿山甲、青皮、生甘草各 6 克。随症加减用药。每日 1 剂,水煎取汁,分 2～3 次服用。具有清热解毒、消肿通络等作用,适用于热毒内盛型(酿脓期)急性乳腺炎。

19. 土茯苓公英汤。忍冬藤 30 克,土茯苓 15 克,蒲公英、败酱草、紫花地丁、半枝莲、王不留行各 12 克,连翘、广郁金、牛蒡子各 9 克,生栀子、川楝子各 6 克。每日 1 剂,水煎取汁,分 2～3 次服用。具有清热解毒、消肿散结、疏通乳络等作用,适用于热毒内盛型(酿脓期)急性乳腺炎。

第三节 急性乳腺炎辨证施治食疗

一、急性乳腺炎饮食宜忌

1. 肝郁胃热型(瘀乳期)急性乳腺炎。饮食宜清淡且富含营养,若全身症状明显,以流质半流质饮食为主,并多食蔬菜和水果。

2. 热毒内盛型(酿脓期)急性乳腺炎。宜食清热解毒食品,如萝卜、西红柿、黄瓜、丝瓜、苦瓜、苋菜、马齿苋、蕨菜、马兰头、菊花脑、小蓟、绿豆、赤小豆等。

3. 气血两虚型(溃脓期)急性乳腺炎。因易耗伤阴津,故宜食甘凉滋阴食品,如杏仁、枇杷、雪梨、莲藕、香蕉、橄榄、乌梅、鸭、甲鱼、乌龟等。

4. 急性乳腺炎溃脓后体质虚弱。宜食补气养血食品,如桂圆、荔枝、枸杞子、大枣、鲜山药、薏苡仁、猪瘦肉、猪肝、鸡肉、鸡肝、兔、鸽、乌鱼、带鱼等。

5. 忌食辛辣食品,如大葱、大蒜、辣椒、辣酱、芥末、咖喱、酒等,以防助火生热,不利于急性乳腺炎治疗和康复。

6. 忌食辛温、煎炒、肥腻、荤腥、陈腐发霉等食品,以防助火生痰、有碍脾运,不利于急性乳腺炎康复。

二、肝郁胃热型(瘀乳期)急性乳腺炎柴胡食疗方

柴胡性微寒味苦,具有升阳散热、疏肝解郁、和解退热、消肿止痛等作用。以下肝郁胃热型(瘀乳期)急性乳腺炎柴胡食疗方,供酌情选用。

1. 柴胡、青皮各 10 克,蒲公英、连翘各 15 克,丝瓜肉块 300 克,食盐、味精、植物油各适量。前 4 味水煎取汁,加其余各味煮至丝瓜肉块酥熟入味即可。每日 1 剂,分 2 次佐餐食用。具有疏肝解郁、消肿通络等作用。

2. 柴胡、王不留行各 12 克,金银花 20 克,穿山甲 10 克,通草 9 克,白萝卜片 150 克,食盐、味精、色拉油各适量。前 5 味水煎取汁,加其余各味煮至白萝卜片酥熟入味即可。每日 1 剂,分 2 次佐餐食用。具有疏肝解郁、消肿止痛等作用。

3. 柴胡、橘叶各 12 克,紫花地丁、夏枯草各 15 克,生甘草 10 克,佛手瓜片 200 克,食盐、味精、麻油各适量。前 5 味水煎取汁,加其余各味煮至佛手瓜片酥熟入味即可。每日 1 剂,分 2 次佐餐食用。具有疏肝解郁、散结止痛等作用。

三、肝郁胃热型(瘀乳期)急性乳腺炎香附食疗方

香附性微温味微甘辛,具有行气解郁、调经止痛等作用。以下肝郁胃热型(瘀乳期)急性乳腺炎香附食疗方,供酌情选用。

1. 香附、柴胡各 12 克,蒲公英、牛蒡子各 15 克,丝瓜丁(去皮)150 克,大米 100 克,白糖适量。前 4 味水煎取汁,入大米煮化,入丝瓜丁和匀煮成粥,加白糖调味即可。每日 1 剂,分 2 次食用。具有疏肝解郁、消肿通络等作用。

2. 香附、青皮、通草各 10 克,银花、穿山甲各 15 克,白萝卜丝、粳米各 100 克,白糖适量。前 5 味水煎取汁,入粳米煮化,入白萝卜丝煮成粥,加白糖调味即可。每日 1 剂,分 2 次食用。具有疏肝解郁、消肿通络等作用。

3. 香附、川楝子各 12 克,紫花地丁、牛蒡子各 15 克,佛手瓜丁、大米各 100 克,白糖适量。前 4 味水煎取汁,入大米煮化,入佛手瓜丁煮成粥,加白糖调味即可。每日 1 剂,分 2 次食用。具有疏肝解郁、散结通络等作用。

四、肝郁胃热型(瘀乳期)急性乳腺炎青皮食疗方

青皮性温味苦辛,具有解郁散结、行气止痛等作用。以下肝郁胃热型(瘀乳期)急性乳腺炎青皮食疗方,供酌情选用。

1. 青皮、陈皮、香橼皮各 10 克,全瓜蒌 15 克,蒲公英 20 克,丝瓜肉丁、大米各 100 克,白糖适量。前 5 味水煎取汁,入大米煮化,入丝瓜肉丁煮成粥,加白糖调味即可。每日 1 剂,分 2 次食用。具有疏肝解郁、消肿通络等作用。

2. 青皮、枳实各 10 克,金银花、瓜蒌各 15 克,通草 12 克,粳米 100 克,白糖适量。前 5 味水煎取汁,入粳米煮成粥,加白糖调味即可。每日 1 剂,分 2 次食用。具有疏肝解郁、散结止痛等作用。

3. 青皮、制香附各 10 克,夏枯草、瓜蒌各 15 克,大米 100 克,白糖适量。前 4 味水煎取汁,入大米煮成粥,加白糖调味即可。每日 1 剂,分 2 次食用。具有疏肝散结、化痰消肿等作用。

五、肝郁胃热型(瘀乳期)急性乳腺炎香橼食疗方

香橼性温味辛苦酸,具有行气解郁、祛痰消滞等作用。以下肝郁胃热型(瘀乳期)急性乳腺炎香橼食疗方,供酌情选用。

1. 香橼皮、柴胡各 12 克,瓜蒌、马齿苋各 15 克,大米 100 克,白糖适量。前 4 味水煎取汁,入大米煮成粥,加白糖调味即可。每日 1 剂,分 2 次食用。具有疏肝解郁、消肿止痛等作用。

2. 香橼、香附各 10 克,金银花、桔梗各 15 克,粳米 100 克,白糖适量。前 4 味水煎取汁,入粳米煮成粥,加白糖调味即可。每日 1 剂,分 2 次食用。具有疏肝解郁、消肿止痛等作用。

3. 香橼、青皮各 10 克,紫花地丁 20 克,白萝卜丝、大米各 100 克,白糖适量。前 3 味水煎取汁,入大米煮化,入白萝卜丝煮成粥,加白糖调味即可。每日 1 剂,分 2 次食用。具有疏肝解郁、消肿止痛等作用。

六、肝郁胃热型(瘀乳期)急性乳腺炎橘核食疗方

橘核性微温味苦,具有理气、散结、止痛等作用。以下肝郁胃热型(瘀乳期)急性乳腺炎橘核食疗方,供酌情选用。

1. 橘核、柴胡各 12 克,金银花 20 克,通草 10 克,大米 100 克,白糖适量。前 4 味水煎取汁,入大米煮成粥,加白糖调味即可。每日 1 剂,分 2 次食用。具有疏肝解郁、消肿通络等作用。

2. 橘核、青皮各 12 克,蒲公英、连翘各 15 克,粳米 100 克,白糖适量。前 4 味水煎取汁,入粳米煮成粥,加白糖调味即可。每日 1 剂,分 2 次食用。具有理气散结、宽中止痛等作用。

3. 橘核、陈皮各 10 克,紫花地丁 20 克,白萝卜丝、大米各 100 克,白糖适量。前 3 味水煎取汁,入大米煮化,入白萝卜丝煮成粥,加白糖调味即可。每日1剂,分2次食用。具有疏肝解郁、消肿止痛等作用。

七、肝郁胃热型(瘀乳期)急性乳腺炎金橘食疗方

金橘性温味甘辛,具有理气解郁、化痰消食等作用。以下肝郁胃热型(瘀乳期)急性乳腺炎金橘食疗方,供酌情选用。

1. 鲜金橘丁30克,青皮10克,金银花15克,鲜丝瓜丁(去皮)、大米各100克,白糖适量。青皮、金银花水煎取汁,入大米煮化,入鲜丝瓜丁煮至粥将成,加鲜金橘丁、白糖和匀煮成粥即可。每日1剂,分2次食用。具有疏肝解郁、消结通络等作用。

2. 金橘饼丁30克,柴胡12克,蒲公英15克,白萝卜丝、粳米各100克,白糖适量。前3味水煎取汁,入粳米煮化,入白萝卜丝煮成粥,加白糖调味即可。每日1剂,分2次食用。具有疏肝解郁、消肿止痛等作用。

3. 鲜金橘丁30克,香附10克,全瓜蒌15克,佛手丁、大米各100克,白糖适量。香附、全瓜蒌水煎取汁,入大米煮化,入佛手丁煮至粥将成,加鲜金橘丁、白糖和匀煮成粥即可。每日1剂,分2次食用。具有疏肝解郁、化痰消积等作用。

八、热毒内盛型(酿脓期)急性乳腺炎金银花食疗方

金银花性寒味甘,具有清热解毒、凉血散风等作用。以下热毒内盛型(酿脓期)急性乳腺炎金银花食疗方,供酌情选用。

1. 金银花、连翘各30克,芒硝、赤芍各15克,大米100克,白糖适量。前4味水煎取汁,入大米煮成粥,加白糖调味即可。每日1剂,分2次食用。具有清热解毒、托里透脓等作用。

2. 金银花、蒲公英各30克,穿山甲、漏芦各15克,粳米、绿豆各60克,白糖适量。煎4味水煎取汗,入粳米煮化,入绿豆煮成粥,加白糖调味即可。每日1剂,分2次食用。具有清热解毒、托里透脓等作用。

3. 金银花、马齿苋各30克,皂角刺、赤芍各15克,粳米、赤小豆各60克,白糖适量。前4味水煎取汁,入赤小豆煮化,入粳米煮

成粥,加白糖调味即可。每日1剂,分2次食用。具有清热解毒、托里透脓等作用。

九、热毒内盛型(酿脓期)急性乳腺炎蒲公英食疗方

蒲公英性寒味苦甘,具有清热解毒、消肿止痛等作用。以下热毒内盛型(酿脓期)急性乳腺炎蒲公英食疗方,供酌情选用。

1. 蒲公英、鱼腥草各30克,皂角刺、漏芦各15克,生甘草10克,大米100克,白糖适量。前5味水煎取汁,入大米煮成粥,加白糖调味即可。每日1剂,分2次食用。具有清热解毒、托里透脓等作用。

2. 蒲公英、紫花地丁各30克,赤芍、穿山甲各15克,大米100克,白糖适量。前4味水煎取汁,入大米煮成粥,加白糖调味即可。每日1剂,分2次食用。具有清热解毒、托里透脓等作用。

3. 蒲公英、连翘各30克,芒硝、当归各15克,大米、绿豆各60克,白糖适量。前4味水煎取汁,入大米煮化,入绿豆煮成粥,加白糖调味即可。每日1剂,分2次食用。具有清热解毒、托里透脓等作用。

十、热毒内盛型(酿脓期)急性乳腺炎紫花地丁食疗方

紫花地丁性寒味辛苦,具有清热解毒、凉血消肿等作用。以下热毒内盛型(酿脓期)急性乳腺炎紫花地丁食疗方,供酌情选用。

1. 紫花地丁、金银花各30克,芒硝12克,大黄6克,大米100克,白糖适量。前4味水煎取汁,入大米煮成粥,加白糖调味即可。每日1剂,分2次食用。具有清热解毒、托里透脓等作用。

2. 紫花地丁、蒲公英各30克,赤芍、穿山甲各15克,大米、绿豆各60克,白糖适量。前4味水煎取汁,入大米煮化,入绿豆煮成粥,加白糖调味即可。每日1剂,分2次食用。具有清热解毒、托里透脓等作用。

3. 紫花地丁、连翘各20克,漏芦、皂角刺各12克,粳米、赤小豆各60克,白糖适量。前4味水煎取汁,入赤小豆煮化,入粳米煮成粥,加白糖调味即可。每日1剂,分2次食用。具有清热解毒、托里透脓等作用。

十一、热毒内盛型(酿脓期)急性乳腺炎鱼腥草食疗方

鱼腥草性寒味甘辛,具有清热解毒、排脓消痈等作用。以下热毒内盛型(酿脓期)急性乳腺炎鱼腥草食疗方,供酌情选用。

1. 鱼腥草、金银花各30克,芒硝、穿山甲各12克,大米100克,白糖适量。前4味水煎取汁,入大米煮成粥,加白糖调味即可。每日1剂,分2次食用。具有清热解毒、托里透脓等作用。

2. 鱼腥草、蒲公英各30克,露蜂房、漏芦各15克,粳米、赤小豆各60克,白糖适量。前4味水煎取汁,入赤小豆煮化,入粳米煮成粥,加白糖调味即可。每日1剂,分2次食用。具有清热解毒、托里透脓等作用。

3. 鱼腥草、紫花地丁各30克,皂角刺、穿山甲各15克,大米、绿豆各60克,白糖适量。前4味水煎取汁,入大米煮化,入绿豆煮成粥,加白糖调味即可。每日1剂,分2次食用。具有清热解毒、托里透脓等作用。

十二、热毒内盛型(酿脓期)急性乳腺炎马齿苋食疗方

马齿苋性味、功用见前文介绍。具有清热解毒、凉血消肿等作用。以下热毒内盛型(酿脓期)急性乳腺炎马齿苋食疗方,供酌情选用。

1. 马齿苋、蒲公英各30克,瓜蒌、赤芍各15克,大米、绿豆各60克,白糖适量。前4味水煎取汁,入大米煮化,入绿豆煮成粥,加白糖调味即可。每日1剂,分2次食用。具有清热解毒、消痈通乳等作用。

2. 马齿苋、金银花各30克,夏枯草、赤芍各15克,粳米、赤小豆各60克,白糖适量。前4味水煎取汁,入赤小豆煮化,入粳米煮成粥,加白糖调味即可。每日1剂,分2次食用。具有清热解毒、通乳消肿等作用。

3. 马齿苋、紫花地丁、露蜂房、穿山甲各 15 克,大米 100 克,白糖适量。前 4 味水煎取汁,入大米煮成粥,加白糖调味即可。每日 1 剂,分 2 次食用。具有清热解毒、托里透脓等作用。

十三、热毒内盛型(酿脓期)急性乳腺炎绿豆食疗方

绿豆性味、功用见前文介绍。以下热毒内盛型(酿脓期)急性乳腺炎绿豆食疗方,供酌情选用。

1. 绿豆 100 克,金银花、芒硝各 15 克,皂角刺 12 克,白糖适量。金银花、芒硝、皂角刺水煎取汁,入绿豆煮酥熟,加白糖调味即可。每日 1 剂,分 2 次食用。具有清热解毒、托里透脓等作用。

2. 绿豆、粳米各 60 克,蒲公英、赤芍、穿山甲各 15 克,白糖适量。蒲公英、赤芍、穿山甲水煎取汁,入粳米煮化,入绿豆煮成粥,加白糖调味即可。每日 1 剂,分 2 次食用。具有清热解毒、托里透脓等作用。

3. 绿豆、赤小豆、大米各 30 克,紫花地丁、连翘各 15 克、赤芍、漏芦各 15 克,白糖适量。紫花地丁、连翘、赤芍、漏芦水煎取汁,入赤小豆、大米煮化,入绿豆煮成粥,加白糖调味即可。每日 1 剂,分 2 次食用。具有清热解毒、托里透脓等作用。

十四、气血两虚型(溃脓期)急性乳腺炎人参食疗方

人参性味、功用见前文介绍。以下气血两虚型(溃脓期)急性乳腺炎人参食疗方,供酌情选用。

1. 人参末、当归各 10 克,皂角刺、蒲公英各 15 克,大米 100 克,红糖适量。当归、皂角刺、蒲公英水煎取汁,入大米煮至粥将成,加人参末、红糖和匀煮成粥即可。每日 1 剂,分 2 次食用。具有调理气血、清除余邪等作用。

2. 生晒参末、白芍各 10 克,金银花、穿山甲各 15 克,粳米 100 克,红糖适量。白芍、金银花、穿山甲水煎取汁,入生晒参末、粳米煮成粥,加红糖调味即可。每日 1 剂,分 2 次食用。具有调理气血、清除余邪等作用。

3. 人参叶、丹参粗末各 10 克,紫花地丁 15 克,红糖适量。各味入杯,冲入沸水,加盖泡 15 分钟即可。每日 1 剂,代茶饮用,冲淡为止。具有调理气血、清除余邪等作用。

十五、气血两虚型(溃脓期)急性乳腺炎黄芪食疗方

黄芪性微温味甘,具有补气升阳、固表止汗、托疮排脓、消肿生肌、利水降压等作用。以下气血两虚型(溃脓期)急性乳腺炎黄芪食疗方,供酌情选用。

1. 黄芪 30 克,当归、蒲公英各 15 克,穿山甲 12 克,大米 100 克,红糖适量。前 4 味水煎取汁,入大米煮成粥,加红糖调味即可。每日 1 剂,分 2 次食用。具有补益气血、清除余邪等作用。

2. 黄芪、党参各 15 克,金银花、皂角刺、丹参各 12 克,粳米 100 克,红糖适量。前 5 味水煎取汁,入粳米煮成粥,加红糖调味即可。每日 1 剂,分 2 次食用。具有补益气血、清除余邪等作用。

3. 黄芪、白芍各 20 克,紫花地丁、冬瓜籽仁各 15 克,粳米 100 克,红糖适量。前 4 味水煎取汁,入粳米煮成粥,加红糖调味即可。每日 1 剂,分 2 次食用。具有调理气血、清除余邪等作用。

十六、气血两虚型(溃脓期)急性乳腺炎当归食疗方

当归性味、功用见前文介绍。以下气血两虚型(溃脓期)急性乳腺炎当归食疗方,供酌情选用。

1. 当归、党参各 15 克,金银花、皂角刺各 20 克,大米 100 克,红糖适量。前 4 味水煎取汁,入大米煮成粥,加红糖调味即可。每日 1 剂,分 2 次食用。具有调理气血、清除余热等作用。

2. 当归、黄芪各 15 克,蒲公英、穿山甲各 20 克,粳米 100 克,红糖适量。前 4 味水煎取汁,入粳米煮成粥,加红糖调味即可。每日 1 剂,分 2 次食用。具有补益气血、清除余邪等作用。

3. 当归、太子参各 15 克,紫花地丁、连翘各 20 克,大米 100 克,红糖适量。前 4 味水煎取汁,入大米煮成粥,加红糖调味即可。每日 1 剂,分 2 次食用。具有调理气血、清除余热等作用。

十七、气血两虚型(溃脓期)急性乳腺炎鸡(乌鸡)食疗方

鸡(乌鸡)性味、功用见前文介绍。以下气血两虚型(溃脓期)

急性乳腺炎鸡(乌鸡)食疗方,供酌情选用。

1. 母鸡汤 300 克(含母鸡肉 100 克),黄芪、当归各 15 克,金银花、穿山甲各 10 克,葱、姜、食盐、味精各适量。黄芪、当归、金银花、穿山甲水煎取汁,加其余各味和匀煮沸至母鸡肉入味即可。每日 1 剂,分 2 次佐餐食用。具有补益气血、清除余邪等作用。

2. 鸡肉丁、粳米各 100 克,丹参、黄芪、紫花地丁、赤芍各 15 克,红糖适量。丹参、黄芪、紫花地丁、赤芍水煎取汁,入粳米煮化,入鸡肉丁煮成粥,加红糖调味即可。每日 1 剂,分 2 次食用。具有补益气血、清除余邪等作用。

3. 乌鸡肉丁、大米各 100 克,鸡血藤、党参各 15 克,蒲公英、皂角刺各 20 克,葱、姜、食盐、味精各适量。鸡血藤、党参、蒲公英、皂角刺水煎取汁,入大米煮化,入乌鸡肉丁煮至粥将成,加其余各味和匀煮成粥即可。每日 1 剂,分 2 次食用。具有调理气血、清除余邪等作用。

十八、气血两虚型(溃脓期)急性乳腺炎鸽食疗方

鸽性平味咸,具有补肾、益气、养血等作用。以下气血两虚型(溃脓期)急性乳腺炎鸽食疗方,供酌情选用。

1. 鸽肉丁、大米各 100 克、黄芪、当归各 15 克,金银花、皂角刺各 20 克,红糖适量。黄芪、当归、金银花、皂角刺水煎取汁,入大米煮化,入鸽肉丁煮成粥,加红糖调味即可。每日 1 剂,分 2 次食用。具有调理气血、清除余邪等作用。

2. 鸽块 150 克,党参、白芍各 15 克,蒲公英 20 克,料酒、葱、姜、食盐、味精各适量。党参、白芍、蒲公英水煎取汁,加其余各味煮至鸽块酥熟入味即可。每日 1 剂,分 2 次佐餐食用。具有补益气血、清除余邪等作用。

3. 鸽肉丁、粳米各 100 克,西洋参、丹参各 10 克,紫花地丁 20 克,红糖适量。西洋参、丹参、紫花地丁水煎取汁,入粳米煮化,入鸽肉丁煮成粥,加红糖调味即可。每日 1 剂,分 2 次食用。具有调理气血、清除余邪等作用。

第七章 乳腺增生病用药与食疗

乳腺增生病是指乳腺小叶腺型增生或囊性增生为主要特征的乳房疾病。多发于 30～45 岁中青年女性,以单侧或双侧乳房疼痛、乳房肿块、乳头溢液,并与月经周期密切相关为临床特点。乳房肿块分为四型:①片块型,肿块呈厚薄不等的片块状、圆盘状或椭圆状,有韧性,边界清楚,质地中等。②结节型,肿块呈扁平状或串珠结节状,形态不规则,边界欠清楚。③混合型,肿块呈结节、条索、片块、砂粒等多种形状。④弥散型,肿块呈颗粒状,分布超过乳房 3 个象限以上。根据乳腺增生病病理改变不同,分为单纯乳腺增生症、乳腺小叶腺型增生症、乳腺小叶囊性增生症等。

中医学称乳腺增生病为乳癖、乳疬、乳粟,按辨证施治将乳腺增生病分为肝气郁滞型、痰浊凝结型、肝郁肾虚型和冲任失调型等。

第一节 乳腺增生病西医用药

一、乳腺增生病治疗原则性措施

1. 轻度乳腺增生病。仅有轻微经前期乳房胀痛,乳房内有散在性砂粒状结节,不影响工作、学习和生活,一般不用药治疗,可用乳罩托起乳房缓解乳房胀痛;并每 6～12 个月 1 次,接受专科医生检查,以观察病情变化。

2. 中重度乳腺增生病。影响工作、学习和生活,可根据情况用药治疗。

3. 乳腺增生病用药不能控制症状。可行手术治疗,如乳房肿块切除术或乳房单纯切除术等。

二、乳腺增生病雄激素剂用药方

传统的乳腺增生病西医用药治疗,主要用雄激素来对抗雌激素。

1. 甲睾酮,每次 5～15 毫克,每日 1 次,口服;从月经前 10 日开始,用至月经来潮为止,每个月经周期用药总量不超过 100 毫克。

2. 丙酸睾酮,每次 25 毫克,每日 1 次,肌内注射;从月经前 7 日开始,连用 3～5 日。

有女性男性化表现(如多毛、嗓音变粗、痤疮等)、不同程度肝功能损害,以及头晕、恶心等不良反应。

可加乳癖消,每次 5 片,每日 3 次,口服,连用 3 个月。

三、乳腺增生病黄体酮剂用药方

乳腺增生病并非单纯雌激素分泌增加,也与雌、孕激素失衡有关,特别是月经周期中黄体期孕激素分泌不足,用黄体酮纠正雌、孕激素失衡。

1. 黄体酮,每次 5～10 毫克,每日 1 次,口服;从月经前 14 日开始,连用 7～8 日。

2. 黄体酮,每次 5 毫克,每周 2 次,肌内注射,每个月经周期用药总量为 20～40 毫克。

四、乳腺增生病雌激素剂用药方

雌激素,每次 1 毫克,每日 1 次,口服;先用 3 个月经周期,以后每个月经周期逐渐递减用药量和用药次数,连用 6 个月经周期。

有恶心、呕吐、头痛、加重病情等不良反应。

五、乳腺增生病雌激素受体拮抗剂用药方

雌激素受体拮抗剂,竞争性地与雌激素争夺雌激素受体,使雌激素无法发挥生物学效应。

三苯氧胺,每次 10 毫克,每日 2～3 次,口服。

有闭经、潮热、恶心等不良反应。

六、乳腺增生病催乳素抑制剂用药方

1. 溴隐亭,每次 1.25～5 毫克,每日 1 次,口服。可抑制催乳素分泌,有恶心、呕吐、眩晕、直立性低血压等不良反应。

2. 炔睾酮,每次 100 毫克,每日 3 次,口服,连用 1~6 个月为 1 个疗程。可抑制促性腺激素和卵巢激素分泌,有闭经、月经淋漓不净、体重增加、痤疮等不良反应。

第二节 乳腺增生病中医用药

一、乳腺增生病辨证施治方

根据乳腺增生病临床表现,中医学按辨证分为以下四型施治。

1. 肝气郁滞型乳腺增生病。乳房胀痛、乳房肿块,烦躁易怒、头晕胸闷、失眠多梦、小腹胀痛、经行不畅,舌苔薄白、脉弦。宜采用疏肝解郁、行气活血、消肿止痛等治则,方用柴胡疏肝散加减,药用生牡蛎 30 克,全瓜蒌 20~30 克,夏枯草 20 克,柴胡 12 克,制香附、当归、白芍、醋延胡索、王不留行各 15 克,川楝子、川芎、浙贝母、莪术各 10 克。每日 1 剂,水煎取汁,分早晚 2 次服用;从月经前 7 日开始,连用 7~10 日。

2. 痰浊凝结型乳腺增生病。乳房疼痛、乳房肿块,眩晕、恶心、胸闷、胃部胀满、食欲缺乏、大便稀、咳吐痰涎、身体有重压感,舌苔白腻、脉滑。宜采用健脾利湿、祛痰消肿等治则,药用党参 20 克,茯苓、车前草、薏苡仁、益母草各 15 克,白术、半夏、陈皮、三棱、延胡索、昆布各 10 克。每日 1 剂,水煎取汁,分 2 次服用;从月经前 7 日开始,连用 7~10 日。

3. 肝郁肾虚型乳腺增生病。乳房胀痛、乳房肿块,月经先后不(无)定期、月经过少,眼眶暗黑、腰酸膝软,舌质暗淡或暗红、舌苔白、脉弦细弱。宜采用疏肝补肾、活血化瘀、化痰消肿等治则,药用淫羊藿、仙茅、鳖甲、夏枯草、当归、赤芍各 15 克,柴胡、炒麦芽、橘核、莪术、三棱各 10 克。每日 1 剂,水煎取汁,分 2 次服用;从月经前 7 日开始,连用 7~10 日。

4. 冲任失调型乳腺增生病。多见于中年女性,乳房疼痛、乳房肿块,月经前加重、月经后缓解,腰酸乏力、神疲倦怠、月经失调(月经过少、月经色淡或闭经),舌质淡、舌苔白、脉沉细。宜采用温肾助阳、调理冲任、化瘀消肿等治则,药用仙茅、淫羊藿、巴戟天各15 克,当归、赤芍、茯苓各 12 克,三棱、桃仁、炙全蝎各 10 克。每日 1 剂,水煎取汁,分 2 次服用;从月经前 7 日开始,连用 7～10 日。

二、乳腺增生病秘验方

以下治疗乳腺增生病秘验方,供酌情选用。

1. 生牡蛎(先煎)30 克,当归、白芍、白术、皂角刺、茯苓、浙贝母各 15 克,柴胡、陈皮、乌药、郁金、橘核、荔枝核各 10 克。每日 1 剂,水煎取汁,分 2 次服用。具有疏肝解郁、行气活血、消肿止痛等作用,适用于肝气郁滞型乳腺增生病。

2. 昆布、海藻、八月扎各 20 克,夏枯草、王不留行、当归、丹参各 15 克,柴胡、香附、川楝子、延胡索各 10 克。每日 1 剂,水煎取汁,分 2 次服用。具有疏肝解郁、活血化瘀、消肿止痛等作用,适用于肝气郁滞型乳腺增生病。

3. 牡蛎(先煎)30 克,川楝子 12 克,柴胡、赤芍、香附、郁金、佛手、川芎、昆布、青皮各 10 克。每日 1 剂,水煎取汁,分 2 次服用。具有疏肝解郁、行气活血、消肿止痛等作用,适用于肝气郁滞型乳腺增生病。

4. 牡蛎(先煎)30 克,丹参 15 克,柴胡、香附、海藻、乳香、没药各 10 克,木香、红花各 6 克。每日 1 剂,水煎取汁,分 2 次服用。具有疏肝解郁、行气活血、消肿止痛等作用,适用于肝气郁滞型乳腺增生病。

5. 夏枯草、生牡蛎(先煎)20～30 克,牡丹皮、栀子、赤芍、白芍、元参各 15 克,当归、白术、柴胡、茯苓、浙贝母各 10 克,薄荷(后下)6 克,甘草 5 克。每日 1 剂,水煎取汁,分 2 次服用。具有疏肝解郁、理气活血、滋阴清热等作用,适用于肝郁化火型乳腺增生病。

6. 当归、生地黄、白芍、川芎、香附各 15 克,青皮、陈皮、半夏、浙贝母、茯神、桔梗、栀子各 10 克,木通、苏叶、甘草各 6 克,生姜 3 克。每日 1 剂,水煎取汁,分 2 次服用。具有疏肝解郁、滋阴清热、化痰消肿等作用,适用于肝郁化火型乳腺增生病。

7. 党参、牡蛎、穿山甲、丝瓜络、荔枝核、败酱草、绞股蓝、茯苓、泽泻、陈皮、半夏各12克,白芥子、莪术、白术各10克。每日1剂,水煎取汁,分2次服用。具有健脾利湿、祛痰消肿等作用,适用于痰浊凝结型乳腺增生病。

8. 黄芪20克,泽泻、薏苡仁、车前草各15克,半夏、陈皮、三棱、昆布各10克。每日1剂,水煎取汁,分2次服用。具有健脾利湿、祛痰消肿等作用,适用于痰浊凝结型乳腺增生病。

9. 昆布、海藻各20克,川芎15克,半夏、陈皮、青皮、当归、浙贝母、连翘各10克,独活、甘草各5克。每日1剂,水煎取汁,分2次服用。具有疏肝理脾、化痰消肿等作用,适用于肝郁痰结型乳腺增生病。

10. 海藻、昆布、淫羊藿各25克,夏枯草、香附、菟丝子各15克,郁金、当归各12克,浙贝母、制半夏、白术、三棱各10克。每日1剂,水煎取汁,分2次服用。具有活血化瘀、化痰散结等作用,适用于痰浊凝结型乳腺增生病。

11. 鹿角霜20克,瓜蒌皮15克,淫羊藿、仙茅、炮山甲、制香附、广郁金、炒白芍、夏枯草各12克,柴胡、橘核、当归、延胡索各10克。每日1剂,水煎取汁,分2次服用。具有疏肝补肾、活血化瘀、化痰消肿等作用,适用于肝郁肾虚型乳腺增生病。

12. 淫羊藿、仙茅各20克,夏枯草、当归、赤芍各15克,柴胡、青皮、莪术、乳香各10克,炙香附6克。每日1剂,水煎取汁,分2次服用。具有疏肝补肾、活血化瘀、祛痰消肿等作用,适用于肝郁肾虚型乳腺增生病。

13. 鹿角片、肉苁蓉各15克,淫羊藿、赤芍、巴戟天各12克,白芥子、仙茅、王不留行各10克,香附、泽泻各9克。每日1剂,水煎取汁,分2次服用。具有疏肝补肾、活血化瘀、祛痰消肿等作用,适用于肝郁肾虚型乳腺增生病。

14. 淫羊藿、菟丝子各30克,仙茅、巴戟天、炙首乌、王不留行各 15 克,柴胡、香附、炮山甲各 12 克,法半夏、陈皮、甘草各 10 克。每日 1 剂,水煎取汁,分 2 次服用。具有疏肝补肾、祛痰消肿等作用,适用于肝郁肾虚型乳腺增生病。

15. 鹿角片(先煎)、仙茅、淫羊藿、巴戟天各 12 克,当归、白芍、熟地黄、柴胡、山茱萸各 10 克,炙甘草 6 克。每日 1 剂,水煎取汁,分 2 次服用。具有温肾助阳、调理冲任、疏肝消肿等作用,适用于冲任失调型乳腺增生病。

16. 淫羊藿、菟丝子、补骨脂、鹿角片、王不留行、山楂、海藻各 15 克,巴戟天、吴茱萸、制香附各 10 克,炮山甲、肉桂各 9 克。每日 1 剂,水煎取汁,分 2 次服用。具有温肾助阳、调理冲任、祛痰消肿等作用,适用于冲任失调型乳腺增生病。

三、乳腺增生病中成药剂方

以下治疗乳腺增生病中成药剂方,供酌情选用。

1. 逍遥丸。每次 10 粒,每日 3 次,温开水送服。由白芍、当归、柴胡、白术、煨姜、茯苓、薄荷、甘草组成,具有疏肝和胃、理血调经等作用,适用于肝气郁滞型乳腺增生病。

2. 乳肿消片。每次 4～6 片,每日 3 次,温开水送服。由橘叶、丹参、皂角刺、王不留行、川楝子、地龙组成,具有疏肝理气、活血化瘀、消散肿块等作用,适用于肝郁血瘀型乳腺增生病。

3. 乳癖消片。每次 5～6 片,每日 3 次,温开水送服。由鹿角、蒲公英、鸡血藤、三七、海藻、玄参、红花组成,具有软坚散结、活血消痈、清热解毒、消炎止痛等作用,适用于痰浊凝结型乳腺囊性增生病。

4. 乳康片。每次 5～8 片,每日 2 次,温开水送服。由黄芪、夏枯草、丹参、乳香、没药、浙贝母组成,具有疏肝解郁、行气止痛、活血化瘀、软坚散结、消积化痰、益气健脾等作用,适用于肝郁痰结型乳腺增生病。

5. 知柏地黄丸。每次 1 丸,每日 2～3 次,掰碎后,温开水送服。由知母、黄柏、熟地黄、山茱萸、山药、牡丹皮、茯苓、泽泻组成,具有滋阴降火等作用,适用于肝郁化火型乳腺增生病。

6. 血府逐瘀胶囊。每次 1 粒,每日 2 次,掰碎后,温开水送服。由桃仁、红花、当归、赤芍、生地黄、川芎、枳壳、桔梗、牛膝、甘草组成,具有活血化瘀、理气止痛、消肿散结等作用,适用于痰浊凝结型乳腺增生病。

四、乳腺增生病中药汤剂方

以下治疗乳腺增生病中药汤剂方,供酌情选用。

1. 疏肝散结汤。丹参,牡蛎各 30 克,穿山甲、郁金各 15 克,莪术、夏枯草、橘核、鹿角霜各 10 克,白芥子 8 克,柴胡、香附、三棱各 6 克。随症加减用药。每日 1 剂,水煎取汁,分 2 次服用;从月经后第 5 日开始,月经期停用,连用 15 日为 1 个疗程,连用 3 个疗程。具有疏肝解郁、活血化瘀、散结消肿等作用,适用于肝气郁滞型乳腺增生病。

2. 柴瓜消结汤。白花蛇舌草、郁金、瓜蒌、通草、昆布各 12 克,柴胡、香附各 10 克,薤白、海藻各 9 克,三棱、莪术、猫爪草各 9 克。每日 1 剂,加水 600 毫升,煎至 200 毫升取汁,分 2 次服用;药渣热敷于乳房肿块处 20 分钟,以不灼伤皮肤为宜,每日 1 次;月经期停用,连用 15 日为 1 个疗程,连用 3 个疗程。具有疏肝解郁、通脉化痰、消瘀散结等作用,适用于肝气郁滞型乳腺增生病。

3. 加味逍遥散。柴胡 30 克,当归、茯苓、王不留行、鹿角霜各 25 克,白术、白芍、路路通各 20 克,甘草、薄荷各 15 克,生姜 10 克。每日 1 剂,水煎取汁,分 2 次服用;从月经后第 7 日开始,月经期停用,连用 15 日为 1 个疗程(加维生素 B_6,每次 20 毫克,每日 3 次,口服;维生素 E,每次 10 毫克,每日 3 次,口服)。具有疏肝理气、通经活络等作用,适用于肝气郁滞型乳腺增生病。

4. 乳核饮。生牡蛎(先煎)30 克,柴胡、香附、白芍、郁金各 12 克,青皮、丹参、三棱、莪术各 9 克。随症加减用药。每日 1 剂,水煎取汁,分 2 次服用,连用 15 日为 1 个疗程。具有疏肝解郁、活血化瘀、消肿止痛等作用,适用于肝气郁滞型乳腺增生病。

5. 消癖汤。半夏 20 克,海藻 15 克,当归、丹参、谷芽、郁金、柴胡、川芎、香附、蒲黄、五灵脂各 10 克,生甘草 5 克。每日 1 剂,水煎取汁,分 2 次服用,连用 14 日为 1 个疗程。具有疏肝解郁、活血化瘀、消肿止痛等作用,适用于肝气郁滞型乳腺增生病。

6. 逍遥散加减。丹参、王不留行各 30 克,柴胡、白芍、瓜蒌各 15 克,当归 12 克,香附、茯苓、路路通各 10 克,甘草 9 克。随症加减用药。每日 1 剂,水煎取汁,分 2 次服用;从月经来潮第 5 日开始,连用 20 日为 1 个疗程。具有疏肝解郁、行气活血、消肿止痛等作用,适用于肝气郁滞型乳腺增生病。

7. 疏肝解癖汤。橘核、土贝母各 20 克,当归、郁金各 15 克,赤芍、白芍、瓜蒌皮、香附、枳壳、王不留行各 12 克,柴胡、橘叶各 10 克。每日 1 剂,水煎取汁,分 2 次服用;从月经前 15 日开始,用至月经来潮为止,连用 3 个月经周期为 1 个疗程。具有疏肝解郁、理气活血、消肿止痛等作用,适用于肝气郁滞型乳腺增生病。

8. 疏肝消癖汤。丹参 30 克,柴胡、青皮、木香、厚朴、三棱、莪术各 10 克,贝母、瓜蒌各 9 克,牵牛子、皂角、槟榔、海藻、淡昆布各 6 克。每日 1 剂,水煎取汁,分 2 次服用;从月经前 7 日始,月经期停用,连用 7 日为 1 个疗程。具有疏肝解郁、活血化瘀、消肿止痛等作用,适用于肝郁血瘀型乳腺增生病。

9. 加减越鞠饮。香附、瓜蒌各 15 克,川芎、栀子、郁金、龙胆草、夏枯草各 12 克,苍术、制半夏、胆南星、山慈姑、浙贝母、皂角刺、青皮、橘核、漏芦各 10 克,穿山甲 6 克。随症加减用药。每日 1 剂,水煎取汁,分 2 次服用;月经期停用,连用 20 日为 1 个疗程,连用 1～2 个疗程。具有行气化痰、健脾消肿等作用,适用于痰浊凝结型乳腺增生病。

10. 疏肝健脾化痰汤。生牡蛎(先煎)30 克,柴胡、郁金、鹿角霜、橘核、玫瑰花、昆布、浙贝母、路路通各 12 克,党参、莪术、青皮各 10 克。随症加减用药。每日 1 剂,水煎取汁,分早晚 2 次服用;从月经后第 3 日开始,连用 4～7 日,1 个月经周期为 1 个疗程。

具有疏肝健脾、化痰散结等作用,适用于痰浊凝结型乳腺增生病。

11. 抗增汤。薏苡仁30克,茯苓、车前草、延胡索、益母草各15克,香附、当归、白芍各12克,柴胡10克,橘叶、白术、三棱、莪术各9克,甘草6克。随症加减用药。每日1剂,水煎取汁,分2次服用;月经期停用,连用1个月经周期为1个疗程,连用3个疗程。具有疏肝健脾、利湿活血、化痰消肿等作用,适用于痰浊凝结型乳腺增生病。

12. 疏肝补肾汤。炒麦芽50~100克,生牡蛎(先煎)30克,淫羊藿、仙茅、鳖甲、枳壳、蚤休、鹿角霜、浙贝母、夏枯草、当归、赤芍各15克,橘核、莪术各10克,柴胡6克。随症加减用药。每日1剂,水煎取汁,分2次服用,连用30日为1个疗程。具有疏肝补肾、化痰散结等作用,适用于肝郁肾虚型乳腺增生病。

13. 补肾橘核汤。橘核、牡蛎各30克,天门冬、麦门冬各20克,白芥子、王不留行、天葵子、夏枯草、丹参、续断、女贞子、穿山甲、蒲公英、川楝子各10克,枳壳8克,橘叶7克。随症加减用药。每日1剂,水煎取汁,分2次服用,连用30日为1个疗程。具有疏肝补肾、解郁调冲、化痰散结等作用,适用于肝郁肾虚型乳腺增生病。

14. 瓜蒌散结汤。全瓜蒌30克,青皮、昆布、生山楂各15克,延胡索、淫羊藿、菟丝子、王不留行、桃仁、赤芍各12克。随症加减用药。①排卵期:加柴胡、郁金、浙贝母。②月经后:加肉苁蓉、锁阳。每日1剂,水煎取汁,分2次服用;从月经来潮第5日开始,用至下次月经来潮为止,为1个疗程。具有化痰活血、补肾助阳等作用,适用于肾虚痰结型乳腺增生病。

15. 疏肝散结汤。浙贝母、蒲公英、海藻、鹿角霜各15克,柴胡、茯苓、当归、炒白术、赤芍、制香附各10克。随症加减用药。每日1剂,水煎取汁,分早晚2次服用;月经期停用,连用28日为1个疗程。具有疏肝健脾、行气活血、化痰散结、调摄冲任等作用,适用于冲任失调型乳腺增生病。

16. 消乳核汤。仙茅、菟丝子、墨旱莲各15克,柴胡、郁金各

12克,川芎、当归、白芍、香附、女贞子各10克。随症加减用药。每日1剂,水煎取汁,分2次服用;从月经后第3日开始,月经期停用,连用10日为1个疗程,连用1～3个疗程。具有疏肝理气、活血散结、调补冲任等作用,适用于冲任失调型乳腺增生病。

17. 补肾调冲汤。淫羊藿、菟丝子各30克,仙茅、巴戟天、制首乌、王不留行各15克,柴胡、香附、炮山甲各12克,甘草6克。随症加减用药。每日1剂,水煎取汁,分3次服用;从月经来潮第5日开始,连用14日;从月经来潮第15日起,加山楂、丹参各30克,生麦芽50～100克。具有温肾助阳、调理冲任、疏肝消肿等作用,适用于冲任失调型乳腺增生病。

18. 乳癖汤。杭芍药、夏枯草各30克,昆布、海藻、牡蛎各20克,半夏18克,鹿角霜15克,柴胡12克,当归、茯苓、生姜、薄荷各10克。每日1剂,水煎取汁,分2次服用,连用10日为1个疗程。具有通经活络、散结止痛等作用,适用于各型乳腺增生病。

19. 活血化瘀汤。丹参、莪术、川牛膝、柴胡各15克,当归、赤芍各12克,穿山甲、王不留行、鹿角霜、红花、川芎各10克,三七粉(冲服)3克。每日1剂,水煎取汁,分2次服用;从月经来潮第7日开始,连用21日为1个疗程,连用3个月经周期。具有活血化瘀、散结止痛等作用,适用于各型乳腺增生病。

20. 柴海汤。生牡蛎30克,全瓜蒌20克,海藻、赤芍各15克,夏枯草、延胡索各12克,柴胡、郁金、半夏、浙贝母、地鳖虫、川楝子各10克。随症加减用药。每日1剂,水煎取汁,分2次服用,连用14日为1个疗程。具有疏肝理气、活血化瘀、化痰散结等作用,适用于各型乳腺增生病。

21. 疏肝益肾消癖汤。鹿角霜20克,瓜蒌皮15克,制香附、广郁金、炒白芍、炮山甲、淫羊藿、仙茅、浙贝母、夏枯草各12克,炙甘草6克。每日1剂,水煎取汁,分2次服用;若月经过多则月经期停用,连用20日为1个疗程。具有疏肝益肾消癖等作用,适用于肝郁肾虚型乳腺增生病。

22. 鹿枯柴胡汤。煅灶蛎(先煎)30～60克,橘核、荔枝核、赤芍各30克,夏枯草、山慈姑、僵蚕、王不留行、三棱、莪术各15～30克,鹿角霜15克,醋炒柴胡9～15克,甘草6克。随症加减用药。每日1剂,水煎取汁,分2次服用。具有疏肝理气、化痰软坚等作用,适用于肝郁痰结型乳腺增生病。

23. 归芍散结汤。牡蛎30克,枳壳、瓜蒌壳、丹参、郁金各12克,当归、白芍、柴胡、茯苓、白术、香附各10克,薄荷、甘草各6克。随症加减用药。每日1剂,水煎取汁,分2次服用。具有理气解郁、和营消肿、软坚散结等作用,适用于肝气郁滞型乳腺增生病。

24. 麦楂汤。麦芽30～60克,鸡血藤、生牡蛎、鳖甲各30克,山楂、夏枯草各20克,赤芍、丹参各15克,陈皮、通草各10克。随症加减用药。每日1剂,水煎取汁,分2次服用;连用21日为1个疗程,间隔3～4日开始第2个疗程。具有疏肝解郁、活血化瘀、理气止痛等作用,适用于肝郁痰结型乳腺囊性增生病。

25. 解毒内消汤。蒲公英30克,知母、花粉各20克,半夏、陈皮、穿山甲、皂刺、三棱、莪术、香附各15克,乳香10克。随症加减用药。每日1剂,水煎取汁,分2次服用;月经期停用,连用20日为1个疗程。具有活血化瘀、行气解郁、化痰散结等作用,适用于肝郁痰结型乳腺囊性增生病。

26. 阳和汤。鹿角胶(烊化)15克,熟地黄、炮干姜、炒白芥子各10克,肉桂、甘草各4克,麻黄2克。随症加减用药。每日1剂,水煎取汁,分3次服用,连用10日为1个疗程。具有温肾助阳、化痰消肿等作用,适用于肾虚痰结型乳腺囊性增生病。

27. 乳癖汤。柴胡20克,瓜蒌、橘核、海藻、昆布、王不留行各15克,穿山甲12克,莪术、茜草根、夏枯草、桃仁、淫羊藿各10克,生甘草6克。随症加减用药。每日1剂,水煎取汁,分2次服用,连用30日为1个疗程。具有疏肝解郁、化痰散结等作用,适用于肝郁痰结型乳腺囊性增生病。

28. 消灌汤。半枝莲、白花蛇舌草、夏枯草各30克,牡蛎、海藻、莪术各 12 克,昆布、枳壳、橘核、山慈姑、牡丹皮各 9 克,赤芍 6 克。随症加减用药。每日 1 剂,水煎取汁,分 2 次服用,连用 20 日为 1 个疗程;症状改善后,从月经前 7 日开始,连用 7 日,辅以鹿角粉 4 克口服。具有清热解毒、活血化瘀、化痰消结等作用,适用于热毒痰结型乳腺囊性增生病。

29. 乳康煎汤。天门冬、生麦芽各 30 克,昆布 20 克,鹿角片 12 克,蜂房、僵蚕、穿山甲片、莪术、八月扎各 10 克。每日 1 剂,水煎取汁,分 2 次服用;月经期停用,连用 60 日为 1 个疗程。具有补肾、祛痰、散结等作用,适用于肾虚痰结型乳腺囊性增生病。

30. 双赤煎汤。双花、连翘、蒲公英各 9～30 克,炒枣仁 9～15 克,陈皮 6～12 克,赤芍、桃仁、川楝子各 3～9 克,延胡索、木香、生甘草各 3～6 克。随症加减用药。每日 1 剂,水煎取汁,分 2 次服用。具有清热解毒、活血化瘀、理气止痛等作用,适用于肝郁血瘀型乳腺囊性增生病。

第三节　乳腺增生病辨证施治食疗

一、乳腺增生病饮食宜忌

1. 保持饮食平衡。包括主食粗细搭配,摄入适量蛋白质、无机盐;宜食富含维生素 A、维生素 C、维生素 E、维生素 K、叶酸等易消化吸收食品,如玉米、糙米、全麦面、植物油、蜂蜜、蜂王浆、瘦肉、动物肝肾、鱼、蛋、鲜奶、豆制品、菌菇、胡萝卜、南瓜、黄瓜、西红柿、黄花菜、菜花、菠菜、空心菜、包菜、芹菜、海带、紫菜、人参、山药、大枣、薏苡仁、枸杞子等。

2. 改善饮食结构。宜低脂、低盐、低糖饮食,慎食油炸熏制食品、动物油、甜食、补品等;宜食蔬菜、水果、粗粮,如核桃、佛手、大枣、白扁豆、黑白芝麻、黑木耳、蘑菇等。

3. 防止发生癌变。宜食豆制品、大蒜、海带、花生油、玉米油、菜油等,以防乳腺增生病发生癌变。

4. 忌食辛辣食品。如辣椒、辣酱、咖喱、芥末、葱、酒等。

5. 忌食辛温食品。如母猪肉、狗肉、羊肉等。

6. 忌食煎炒、油腻、荤腥厚味、陈腐发霉等助火生痰、有碍脾运食品。

二、肝气郁滞型乳腺增生病食疗方

肝气郁滞型乳腺增生病主症、治则见前文介绍。以下食疗方，供酌情选用。

1. 柴胡、香附、青皮各 9 克，当归、赤芍、川芎、茯苓、全瓜蒌各 10 克，夏枯草 12 克，白萝卜片 150 克，紫菜 30 克，葱、姜、食盐、味精各适量，高汤 500 毫升。前 9 味水煎取汁，加其余各味煮至白萝卜片酥熟入味即可。每日 1 剂，分 2 次佐餐食用。

2. 柴胡、郁金、川楝子、陈皮各 10 克，当归、赤芍、白术各 12 克，海藻 20 克，大米、粟米各 60 克，白糖适量。前 8 味水煎取汁，入大米、粟米煮成粥，加白糖调味即可。每日 1 剂，分 2 次食用。

3. 柴胡、香附、青皮、瓜蒌各 10 克，丹参、赤芍、贝母、桔梗各 12 克，鲜牡蛎肉片 100 克，料酒、葱、姜、食盐、味精各适量。前 8 味水煎取汁，加其余各味，大火煮沸，撇去浮沫，改小火煮至鲜牡蛎肉片酥熟入味即可。每日 1 剂，分 2 次佐餐食用。

三、痰浊凝结型乳腺增生病食疗方

痰浊凝结型乳腺增生病主症、治则见前文介绍。以下食疗方，供酌情选用。

1. 黄芪、白术各 15 克，陈皮、法半夏、白芥子各 10 克，水发海带丝、粳米各 60 克，葱、姜、食盐、味精、鸡汤各适量。前 5 味水煎取汁，入水发海带丝、粳米、鸡汤煮至粥将成，加各味调料和匀煮成粥即可。每日 1 剂，分 2 次食用。

2. 党参、瓜蒌各 20 克，冬瓜皮 60 克，海参丁、大米各 60 克，料酒、葱、姜、食盐、味精各适量，高汤 500 毫升。前 3 味水煎取汁，入大米、高汤煮至大米化，加其余各味和匀煮成粥即可。每日 1 剂，分 2 次食用。

3. 益母草 20 克，冬瓜皮 60 克，鲜山药丁（去皮）100 克，薏苡仁、海带丝各 60 克,葱、姜、食盐、味精、植物油各适量。前 2 味水煎取汁,入薏苡仁煮化,加其余各味和匀煮成粥即可。每日 1 剂,分 2 次食用。

四、肝郁肾虚型乳腺增生病食疗方

肝郁肾虚型乳腺增生病主症、治则见前文介绍。以下食疗方,供酌情选用。

1. 柴胡、当归、赤芍、瓜蒌各 12 克,仙茅、淫羊藿各 10 克,菜豆、粟米各 60 克,白糖适量。前 6 味水煎取汁,入菜豆、粟米煮成粥,加白糖调味即可。每日 1 剂,分 2 次食用。

2. 淫羊藿、肉苁蓉各 10 克,柴胡、郁金、丹参、橘核、白芥子各 9 克,芦笋片 60 克,猪瘦肉片 100 克,料酒、葱、姜、食盐、味精各适量。前 7 味水煎取汁,加其余各味和匀煮至猪瘦肉片酥熟入味即可。每日 1 剂,分 2 次佐餐食用。

3. 巴戟天、菟丝子各 15 克,柴胡、佛手、丹参、瓜蒌各 10 克,羊肉丁、大米各 60 克,料酒、葱、姜、食盐、味精各适量。前 6 味水煎取汁,入大米煮化,加其余各味和匀煮成粥即可。每日 1 剂,分 2 次食用。

五、冲任失调型乳腺增生病食疗方

冲任失调型乳腺增生病主症、治则见前文介绍。以下食疗方,供酌情选用。

1. 锁阳、菟丝子各 12 克,当归、吴茱萸、白芥子各 10 克,鲜牡蛎肉片 100 克,料酒、葱、姜、食盐、味精、高汤各适量。前 5 味水煎取汁,加其余各味煮至鲜牡蛎肉片熟入味即可。每日 1 剂,分 2 次佐餐食用。

2. 肉苁蓉、黄芪各 15 克,穿山甲、丹参、五味子各 10 克,大米、粟米各 60 克,红糖适量。前 5 味水煎取汁,入大米、粟米煮成粥,加红糖调味即可。每日 1 剂,分 2 次食用。

3. 淫羊藿、续断各 20 克,党参、昆布各 15 克,核桃仁、黑米、大米各 30 克,白糖适量。前 4 味水煎取汁,入核桃仁、黑米、大米煮成粥,加白糖调味即可。每日1剂,分2次食用。

第四节　乳腺增生病药食兼用品食疗

一、乳腺增生病山楂食疗方

山楂性味、功用见前文介绍。以下乳腺增生病山楂食疗方,供酌情选用。

1. 山楂、柴胡、香附各12克,瓜蒌、赤芍各10克,大米100克,红糖适量。前5味水煎取汁,入大米煮成粥,加红糖调味即可。每日1剂,分2次食用。具有疏肝解郁、活血消肿等作用,适用于肝气郁滞型乳腺增生病。

2. 山楂、香附、郁金各12克,当归、皂角刺各10克,粳米100克,红糖适量。前5味水煎取汁,入粳米煮成粥,加红糖调味即可。每日1剂,分2次食用。具有疏肝解郁、活血消肿等作用,适用于肝气郁滞型乳腺增生病。

3. 山楂、川楝子、青皮各12克,丹参、贝母各10克,鲜牡蛎肉片100克,料酒、葱、姜、食盐、味精、植物油各适量。前5味水煎取汁,加其余各味煮至鲜牡蛎肉片酥熟入味即可。每日1剂,分2次佐餐食用。具有疏肝解郁、活血消肿等作用,适用于肝气郁滞型乳腺增生病。

二、乳腺增生病海带食疗方

海带性味、功用见前文介绍。以下乳腺增生病海带食疗方,供酌情选用。

1. 水发海带丝60克,蒲黄、柴胡、陈皮各10克,大米100克,红糖适量。蒲黄、柴胡、陈皮水煎取汁,入大米煮化,入水发海带丝煮成粥,加红糖调味即可。每日1剂,分2次食用。具有疏肝理气、活血消肿等作用,适用于肝郁血瘀型乳腺增生病。

2. 海带末、山楂末各500克,丹参末200克,青皮末50克,红糖适量。前4味和匀,贮存备用。每次30克,每日2次,红糖水送服。具有理气化痰、活血散结等作用,适用于肝郁血瘀或痰结血瘀交阻型乳腺增生病等。

3.海带丝 50 克,柴胡、香附、当归各 10 克,粟米 100 克,红糖适量。柴胡、香附、当归水煎取汁,入粟米煮化,入海带丝煮成粥,加红糖调味即可。每日 1 剂,分 2 次食用。具有疏肝解郁、活血消肿等作用,适用于肝气郁滞型乳腺增生病。

三、乳腺增生病海藻食疗方

海藻性寒味苦咸,具有清热化痰、软坚散结、去脂降压等作用。以下乳腺增生病海藻食疗方,供酌情选用。

1.海藻、柴胡、香附各 10 克,当归、赤芍各 9 克,白萝卜丝 150 克,葱、姜、食盐、味精、高汤各适量。前 5 味水煎取汁,加其余各味煮至白萝卜丝酥软入味即可。每日 1 剂,分 2 次佐餐食用。具有疏肝解郁、活血消肿等作用,适用于肝气郁滞型乳腺增生病。

2.海藻、法半夏、茯苓各 10 克,皂角刺 9 克,薏苡仁、大米各 60 克,饴糖适量。前 4 味水煎取汁,入薏苡仁煮化,入大米煮成粥,加饴糖调味即可。每日 1 剂,分 2 次食用。具有健脾利湿、祛痰消肿等作用,适用于痰浊凝结型乳腺增生病。

3.海藻、仙茅、巴戟天各 12 克,柴胡、丹参、瓜蒌各 10 克,大米、粟米各 60 克,红糖适量。前 6 味水煎取汁,入大米、粟米煮成粥,加红糖调味即可。每日 1 剂,分 2 次食用。具有疏肝补肾、活血化瘀、化痰消肿等作用,适用于肝郁肾虚型乳腺增生病。

四、乳腺增生病紫菜食疗方

紫菜性寒味甘咸,具有清热化痰、软坚散结、降脂降压等作用。以下乳腺增生病紫菜食疗方,供酌情选用。

1.紫菜 30 克,柴胡、香附、当归、瓜蒌各 10 克,白萝卜丝 150 克,葱花、姜丝、食盐、味精、植物油各适量。柴胡、香附、当归、瓜蒌水煎取汁,入白萝卜丝煮熟,加其余各味煮入味即可。每日 1 剂,分 2 次佐餐食用。具有疏肝解郁、活血消肿等作用,适用于肝气郁滞型乳腺增生病。

2.紫菜 30 克,党参、瓜蒌各 20 克,冬瓜块(去皮)250 克,料酒、葱、姜、食盐、味精各适量,鸡汤 100 毫升。党参、瓜蒌水煎取汁,入冬瓜块、鸡汤煮至冬瓜块酥熟,加其余各味和匀煮入味即可。每日 1 剂,分 2 次佐餐食用。具有健脾利湿、祛痰消肿等作用,适用于痰浊凝结型乳腺增生病。

3. 紫菜小片 30 克,淫羊藿、柴胡、当归、茯苓各 10 克,大米、粟米各 60 克,红糖适量。淫羊藿、柴胡、当归、茯苓水煎取汁,入大米、粟米煮至粥将成,加紫菜小片、红糖和匀煮成粥即可。每日 1 剂,分 2 次食用。具有疏肝补肾、活血化瘀、化痰消肿等作用,适用于肝郁肾虚型乳腺增生病。

第八章　子宫肌瘤用药与食疗

　　子宫肌瘤是指由增生的子宫平滑肌组织和少量纤维结缔组织形成的良性肿瘤,又称为子宫平滑肌瘤。多见于 30～50 岁女性,20 岁以下女性少见。根据子宫肌瘤所在部位,分为子宫体肌瘤(占 92%)和子宫颈肌瘤(占 8%);根据子宫肌瘤与子宫壁的关系,分为子宫肌壁间肌瘤(占 60%～70%)、子宫浆膜下肌瘤(占 20%～30%)和子宫黏膜下肌瘤(占 10%～15%)。子宫肌瘤可无临床症状,或仅有不规则阴道出血。若阴道出血量多或时间过长,常伴有不同程度的贫血表现,如头昏、乏力、面色苍白、气短、心悸等;若子宫肌瘤较大,邻近器官出现受压迫症状,如子宫肌瘤压迫膀胱可出现尿频、排尿困难、尿潴留等,子宫肌瘤压迫输尿管可导致肾盂积水,子宫肌瘤压迫直肠可导致排便困难等;或表现为腹部肿块、腹痛、腰酸、下腹坠胀、白带增多、不孕等。

　　中医学称子宫肌瘤为癥瘕积聚,按辨证施治将子宫肌瘤分为瘀血停滞型、气滞血瘀型、寒凝血瘀型、痰瘀互结型和气虚血瘀型等。

第一节　子宫肌瘤西医用药

一、子宫肌瘤治疗原则性措施

　　1. 子宫肌瘤治疗方案,必须根据年龄、婚姻、生育等状况,肌瘤部位、大小和数量,有无症状及其轻重,最近发展情况及有无并发症,以及全身情况来确定,治疗应个性化、有针对性。

　　2. 子宫肌瘤小、无症状,特别是近绝经期,性激素水平相对低下,通常可萎缩或逐渐消失,一般每 3～6 个月随访观察 1 次,不需要特别治疗。

　　3. 子宫肌瘤有增大趋势,或出现明显症状,可用药治疗,如用雄激素对抗治疗等。

4. 子宫肌瘤用药不能控制症状,且符合手术指征,可手术治疗。

二、子宫肌瘤雄激素剂用药方

子宫肌瘤为性激素依赖性肿瘤,临床上主要应用性激素拮抗剂,以降低体内雌激素水平或对抗雌激素。

1. 甲睾酮和丙酸睾酮。丙酸睾酮,每次 25~50 毫克,每日 1 次,肌内注射;从月经来潮出血量多开始,连用 3 日;出血停止或出血量减少后改用甲睾酮,每次 5~10 毫克,每日 1 次,舌下含化;连用 22 日,连用 3~6 个月经周期。

2. 炔睾酮。每次 400 毫克,每日 1 次,口服,连用 6 个月为 1 个疗程。根据症状改善和不良反应情况,用药量可递增至每日 600~800 毫克。

三、子宫肌瘤黄体生成激素释放激素激动剂用药方

黄体生成激素释放激素激动剂,为人工合成的 10 肽类化合物,能使子宫和子宫肌瘤的血流量减少,细胞凋亡增加,导致子宫肌瘤缩小。

1. 戈舍瑞林,每次 3.6 毫克,每月 1 次,皮下注射,连用 3 个月。

2. 丙氨瑞林,每次 150 微克,每月 1 次,肌内注射,连用 3 个月。

3. 亮丙瑞林,每次 3.75 毫克,每月 1 次,肌内注射,连用 3~6 个月。

四、较小子宫肌瘤用药方

米非司酮,每次 10 毫克,每日 1 次,口服,连用 3 个月。

有闭经等不良反应,禁用于肝肾功能不全,戒烟。

五、减少子宫肌瘤出血用药方

丙酸睾酮,每次 25 毫克,每日 1~2 次,肌内注射;月经期,每

次 25 毫克,每日 1 次,肌内注射,连用 3 日。

每月用药总量不超过 300 毫克,否则会引起女性男性化表现;禁用于妊娠期、对本制剂或同类制剂过敏等,慎用于肝肾功能不全、高血压等。

六、子宫肌瘤手术前用药方

以下 2 方,有缩小子宫肌瘤等作用,有利于手术,可于手术前应用。

1. 亮丙瑞林,每次 3.75 毫克,每月 1 次,皮下注射,连用 4 个月。

2. 戈舍瑞林,每次 3.6 毫克,每月 1 次,皮下注射,连用 4 个月。

用药不超过 6 个月,否则,会引起更年期综合征;禁用于妊娠期、哺乳期、对本制剂或同类制剂过敏等。

第二节 子宫肌瘤中医用药

一、子宫肌瘤辨证施治方

根据子宫肌瘤临床表现,中医学按辨证分为以下五型施治。

1. 瘀血停滞型子宫肌瘤。腹部包块坚硬固定、小腹疼痛拒按,月经过多或月经夹血块、月经后期、月经期延长、月经淋漓不净、面色灰暗、口干不欲饮,舌质紫绀有瘀斑或瘀点、舌苔厚而干、脉沉涩或弦。宜采用活血逐瘀、消癥散结等治则,方用大黄䗪虫丸加减,药用干地黄 15 克,桃仁、杏仁、芍药各 12 克,黄芩、土鳖虫各 10 克,甘草 9 克,大黄、水蛭各 6 克,虻虫、蛴螬各 5 克,干漆 3 克。每日 1 剂,水煎取汁,分 2 次服用。

2. 气滞血瘀型子宫肌瘤。月经先后不(无)定期、月经过多或过少、月经时崩时漏、月经色暗红、月经夹血块、月经不畅或淋漓不净,少腹胀痛、月经前乳房胀痛、心烦易怒或口苦口干,舌质红、舌尖边有瘀点、舌苔薄白、脉弦细数。宜采用疏肝行气、活血化瘀、消癥等治则,方用血府逐瘀汤合失笑散加减,药用桃仁 12 克,川芎、赤芍、桔梗、柴胡、枳壳、五灵脂、蒲黄各 10 克,红花、当归、生地黄、牛膝各 9 克,甘草 6 克。每日 1 剂,水煎取汁,分 2 次服用。

3. 寒凝血瘀型子宫肌瘤。腹部包块、胀硬疼痛,小腹冷痛拒按、得热则减、月经过少或闭经、月经色暗或淡或有水迹,面色晦暗、身冷畏寒,舌质淡、舌苔薄白或白腻、脉沉涩有力。宜采用温经活血、化瘀消癥等治则,方用桂枝茯苓丸加减,药用桂枝、茯苓、芍药、牡丹皮、桃仁各 12 克。随症加减用药。①腹冷痛甚:加艾叶 10 克、吴茱萸 6 克。②月经后期、月经过少:加当归、川芎各 10 克。③带多清稀:加薏苡仁 20 克、苍术 10 克。每日 1 剂,水煎取汁,分 2 次服用。

4. 痰瘀互结型子宫肌瘤。腹中包块胀满、时或作痛、触之或硬或软,月经过少或闭经、带下量多、色白质黏,胸脘痞满、呕恶痰多、头眩、水肿、肥胖,舌苔白腻、脉沉滑或弦滑。宜采用理气化痰、活血化瘀、消癥等治则,方用开郁二陈汤合消瘰丸加减,药用牡蛎 30 克,浙贝母、生姜各 15 克,陈皮、茯苓、苍术、香附、川芎、槟榔各 12 克,半夏、青皮、莪术、玄参各 10 克,甘草 6 克。每日 1 剂,水煎取汁,分 2 次服用。

5. 气虚血瘀型子宫肌瘤。月经过多、或崩或漏、月经色淡质清稀,小腹胀坠作痛、喜温喜按、腰酸腿软、便溏、食欲缺乏、神倦、气短懒言,舌尖边有齿痕、舌边有瘀点、舌苔薄白、脉沉细。宜采用益气固冲、化瘀止血、消癥等治则,方用举元煎合失笑散加减,药用党参 30 克,黄芪 18 克,炒蒲黄、炒五灵脂各 12 克,白术、炙甘草各 9 克,炒升麻 6 克。每日 1 剂,水煎取汁,分 2 次服用。

二、子宫肌瘤秘验方

以下治疗子宫肌瘤秘验方,供酌情选用。

1. 桃仁、赤芍各 12 克,黄芪、土鳖虫各 10 克,大黄、水蛭、虻虫各 6 克,甘草 3 克。每日 1 剂,水煎取汁,分 2 次服用。具有活血逐瘀、消癥散结等作用,适用于瘀血停滞型子宫肌瘤。

2. 生地黄 15 克,当归、赤芍、枳壳、䗪虫,制大黄各 10 克,红花 6 克。随症加减用药。每日 1 剂,水煎取汁,分 2 次服用。具有活血逐瘀、消癥散结等作用,适用于瘀血停滞型子宫肌瘤。

3. 桃仁、红花各 12 克,柴胡、香附、蒲黄、五灵脂各 10 克,川芎、当归、牛膝各 9 克。每日 1 剂,水煎取汁,分 2 次服用。具有疏肝行气、活血化瘀、消癥等作用,适用于气滞血瘀型子宫肌瘤。

4. 当归、延胡索、三棱各 15 克,柴胡、青皮、枳壳、五灵脂各 12 克,牡丹皮 10 克,川芎、炙甘草各 6 克。每日 1 剂,水煎取汁,分 2 次服用。具有疏肝理气、活血化瘀、软坚散结等作用,适用于气滞血瘀型子宫肌瘤。

5. 桂枝、茯苓、芍药、牡丹皮、桃仁各 12 克,艾叶、吴茱萸各 10 克,川芎、苍术各 9 克。每日 1 剂,水煎取汁,分 2 次服用。具有温经活血、化瘀消癥等作用,适用于寒凝血瘀型子宫肌瘤。

6. 桂枝、茯苓各 12 克,牡丹皮、莪术、桃仁、红花、赤芍、白芍各 10 克。随症加减用药。每日 1 剂,水煎取汁,分 2 次服用。具有温经活血、化瘀消癥等作用,适用于寒凝血瘀型子宫肌瘤。

7. 牡蛎 30 克,浙贝母 15 克,陈皮、半夏、茯苓、苍术各 12 克,香附、青皮、莪术各 10 克,甘草 6 克。每日 1 剂,水煎取汁,分 2 次服用。具有理气化痰、活血化瘀、消癥等作用,适用于痰瘀互结型子宫肌瘤。

8. 贝母、半夏、陈皮各 12 克,瓜蒌、红花、莪术、川楝子各 10 克,泽泻、甘草各 6 克。每日 1 剂,水煎取汁,分 2 次服用。具有理气化痰、活血化瘀、消癥等作用,适用于痰瘀互结型子宫肌瘤。

9. 党参 30 克,白术、薏苡仁各 15 克,炒蒲黄、炒五灵脂各 12 克,炒升麻、炙甘草各 10 克。每日 1 剂,水煎取汁,分 2 次服用。具有益气固冲、活血化瘀、消癥等作用,适用于气虚血瘀型子宫肌瘤。

10. 黄芪 20 克,白术、升麻、茜草各 12 克,白芥子、红花、当归各 10 克,炙甘草 6 克。每日 1 剂,水煎取汁,分 2 次服用。具有益气固冲、活血化瘀、消癥等作用,适用于气虚血瘀型子宫肌瘤。

11. 禹余粮、代赭石、紫石英、赤石脂、五灵脂各 16 克,乳香、没药、赤芍各 10 克,炙大黄 6 克。每日 1 剂,水煎取汁,分 2 次服用。具有清热化瘀、凉血止血等作用,适用于瘀热交阻型子宫肌瘤。

12. 茯苓 15 克,桂枝、三棱、水蛭、昆布、白芍、五灵脂各 10 克,甘草 6 克。每日 1 剂,水煎取汁,分 2 次服用。具有温阳散寒、活血化瘀、软坚散结等作用,适用于寒湿凝滞型子宫肌瘤。

13. 黄芪、半枝莲、七叶一枝花各 30 克,黄精、玉米须各 20 克,白芍 15 克,白术、升麻各 12 克,生地黄、熟地黄、黑芥穗、柴胡、炙甘草各 10 克。每日 1 剂,水煎取汁,分 2 次服用。具有健脾益气、疏肝固冲、消瘤缩宫等作用,适用于肝郁脾虚型子宫肌瘤。

14. 黄芪 30 克,党参 20 克,茯苓、白术、当归、白芍、熟地黄各 12 克,川芎、阿胶(熔化)、艾叶炭、蒲黄各 10 克。每日 1 剂,水煎取汁,分 2 次服用。具有补气摄血、养血消瘤等作用,适用于气血两虚型子宫肌瘤。

15. 水牛角(先煎)、生地黄炭、紫草、半枝莲各 30 克,白芍 20 克,牡丹皮、麦门冬、炙龟甲(先煎)、鬼箭羽各 15 克,五味子、黄柏、枳壳各 10 克,制大黄 6 克。每日 1 剂,水煎取汁,分 2 次服用。具有滋阴清热、凉血止血、消癥等作用,适用于阴虚火旺型子宫肌瘤。

三、子宫肌瘤中成药剂方

以下治疗子宫肌瘤中成药剂方,供酌情选用。

1. 宫瘤清胶囊。每次 3 粒,每日 3 次,温开水送服,连用 3 个月为 1 个疗程。具有活血逐瘀、消癥散结、养阴清热、止血等作用,适用于瘀血停滞型子宫肌瘤。

2. 调经至宝丸。每次 12 克,每日 1 次,温开水送服;月经期停用。具有行气化瘀、软坚消癥等作用,适用于气滞血瘀型子宫肌瘤。

3. 桂枝茯苓胶囊。每次 3 粒,每日 3 次,温开水送服,月经期停用,连用 3 个月为 1 个疗程。具有温经活血、化瘀消癥等作用,适用于寒凝血瘀型子宫肌瘤。

4. 妇科回生丹。每次 1 丸,每日 2 次,掰碎后,温开水送服,月经期停用。具有益气养血、软坚散结等作用,适用于气血两虚型子宫肌瘤。

四、子宫肌瘤中药汤剂方

以下治疗子宫肌瘤中药汤剂方,供酌情选用。

1. 活血化瘀汤。瓦楞子 20~30 克,牡丹皮、赤芍、益母草各 6~12 克,茯苓、桃仁、香附、炙鳖甲各 6~10 克,三棱、莪术各 5~10 克,桂枝 3~6 克。随症加减用药。每日 1 剂,水煎取汁,分 2 次服用;连用 1 个月后,改为每 2 日 1 剂。具有活血逐瘀、消癥散结等作用,适用于瘀血停滞型子宫肌瘤。

2. 三甲二虫汤。牡蛎 15 克,炒桃仁 12 克,桂枝、牡丹皮、赤芍、茯苓、知母、黄柏各 10 克,炙龟甲、制鳖甲各 9 克,水蛭、土鳖虫各 7 克,制大黄、甘草各 6 克。随症加减用药。每日 1 剂,水煎取汁,分 2 次服用。具有活血逐瘀、消癥散结等作用,适用于瘀血停滞型子宫肌瘤。

3. 化瘀合剂汤。煅牡蛎(先煎)30 克,紫丹参 15 克,当归尾、桃仁、红花、三棱、莪术、黄药子、山慈姑、香附、枳壳各 10 克,土鳖虫、水蛭各 9 克。每日 1 剂,水煎取汁,分 2 次服用。具有活血逐瘀、消癥散结等作用,适用于瘀血停滞型子宫肌瘤。

4. 清宫汤。柴胡、龙骨、牡蛎、海藻、马齿苋各 15 克,牡丹皮、白芍、桃仁、茯苓、穿山甲、桂皮、乌梅、延胡索、续断、枳壳、甘草各 10 克,白僵蚕 5 克。随症加减用药。每日 1 剂,水煎取汁,分 2 次服用,连用 14 日为 1 个疗程。具有疏肝行气、活血化瘀、化痰消癥等作用,适用于气滞血瘀型子宫肌瘤。

5. 肝气郁结汤。牡蛎 25 克,昆布 20 克,柴胡、青皮、赤芍、夏枯草、生地黄、枳实、香附、川牛膝、炙甘草各 10 克,川芎 6 克。每日 1 剂,水煎取汁,分 2 次服用。具有疏肝理气、活血化瘀、化痰消癥等作用,适用于气滞血瘀型子宫肌瘤。

6. 活血化瘀汤。丹参、赤芍、夏枯草各 15 克,柴胡、酒香附、青皮、五灵脂、半夏各 10 克,乳香、蒲黄各 6 克。每日 1 剂,水煎取汁,分 2 次服用。具有疏肝理气、活血化瘀、化痰消癥等作用,适用于气滞血瘀型子宫肌瘤。

7. 消瘤汤。三棱 25 克,茯苓 20 克,党参、白术、莪术、白芍、桂枝、牛膝各 15 克。随症加减用药。每日 1 剂,水煎取汁,分 2 次服用。具有温经活血、化瘀消癥等作用,适用于寒凝血瘀型子宫肌瘤。

8. 消瘤汤。王不留行 30 克,夏枯草 20 克,丹参、牡蛎各 15 克,当归、香附、莪术各 12 克,桃仁、桂枝、茯苓各 9 克,水蛭、皂刺、穿山甲各 6 克。随症加减用药。每日 1 剂,水煎取汁,分 2 次服用。具有温经活血、化瘀消结等作用,适用于寒凝血瘀型子宫肌瘤。

9. 散结消癥汤。生牡蛎(先煎)、丹参、王不留行各 30 克,桂枝、茯苓、鳖甲、赤芍各 15 克,三棱 10 克,土鳖虫 6 克。随症加减用药。每日 1 剂,水煎取汁,分 2 次服用;月经期停用,连用 30 日为 1 个疗程。具有温经养血、活血化瘀、软坚消癥等作用,适用于血虚血瘀型子宫肌瘤。

10. 化瘤汤。三棱、莪术、浙贝母、夏枯草、鸡内金、玄参各 12 克,当归、牛膝各 9 克,川芎 4.5 克。随症加减用药。每日 1 剂,分 2 次服用。具有理气化痰、活血化瘀、消癥散结等作用,适用于痰瘀互结型子宫肌瘤。

11. 益气消癥汤。黄芪 30 克,党参、三棱、莪术、香附、桃仁、红花、当归、昆布、穿山甲、夏枯草、王不留行各 10 克。随症加减用药。每日 1 剂,水煎取汁,分 2 次服用。具有益气固冲、化痰止血、消癥散结等作用,适用于气虚血瘀型子宫肌瘤。

12. 补中益气汤。黄芪、昆布、龙骨、牡蛎各 30 克,党参、白术、陈皮、肉苁蓉、夏枯草、海藻各 15 克,升麻、柴胡各 10 克。随症加减用药。每日 1 剂,水煎取汁,分 2 次服用。具有益气固冲、化瘀消癥、疏肝散结等作用,适用于气虚痰瘀型子宫肌瘤。

13. 四君子汤加味。莪术 60 克,三棱、党参各 30 克,白术 24 克,茯苓、牛膝各 15 克,甘草 9 克。每日 1 剂,水煎取汁,分 2 次服用。具有益气固冲、化瘀消癥等作用,适用于气虚血瘀型子宫肌瘤。

14. 加味生化汤。益母草 30 克,当归 24 克,川芎 15 克,桃仁、荆芥穗各 10 克,炙甘草 6 克,炮姜 3 克。每日 1 剂,水煎取汁,分 2 次服用。具有活血化瘀、温经散寒、止痛等作用,适用于血虚血瘀型子宫肌瘤。

第三节 子宫肌瘤辨证施治食疗

一、子宫肌瘤饮食宜忌

1. 按不同证型选用食品。①气滞血瘀型:宜食金橘、金橘饼、橘核、橘络、青皮、陈皮、桃仁、山楂、茉莉花、佛手花、槐花、萝卜等。②寒凝血瘀型:宜食生姜、干姜、肉桂、川椒、小茴香、八角茴香、艾叶、兔、羊肉、狗肉、虾仁、韭菜等。③气虚血瘀型:宜食黄芪、人参、山药、扁豆、薏苡仁、蛋、猪瘦肉、牛肉等。

2. 宜食软坚散结食品。如海带、海藻、紫菜、海蜇、牡蛎、鳖甲等,既可软坚散结,又有一定的抗癌变作用。

3. 宜食富含铁、铜、维生素 C、维生素 B_{12} 等食品。①富含铁食品:有动物肝肾、蛋黄、奶油、鱼虾、海带、淡菜、龙眼、黑芝麻、黄豆、豆制品、大枣、黑木耳、油菜、苋菜、空心菜、蜂蜜、红糖等。②富含铜食品:有动物肝肾、鱼、甲壳生物、坚果、叶菜等。③富含维生素 C 食品:有蔬菜、水果等。④富含维生素 B_{12} 食品:有动物心肝肾、猪瘦肉、鱼虾、贝、蛋、奶等。

4. 忌食生冷寒凉食品。如生冷水果、各种冷饮、凉拌食品等。

二、瘀血停滞型子宫肌瘤食疗方

瘀血停滞型子宫肌瘤主症、治则见前文介绍。以下食疗方,供酌情选用。

1. 桃仁、赤芍各 12 克,土鳖虫、黄芩各 10 克,大黄、虻虫、甘草各 6 克,大米 100 克,红糖适量。前 7 味水煎取汁,入大米煮成粥,加红糖调味即可。每日 1 剂,分 2 次食用。

2. 赤芍、当归、枳壳各 12 克,红花、三棱、鳖甲各 10 克,土鳖虫、炙大黄各 6 克,粳米 100 克,红糖适量。前 8 味水煎取汁,入粳米煮成粥,加红糖调味即可。每日 1 剂,分 2 次食用。

3. 丹参、紫草根各 15 克,茜草、生地黄、蒲黄、大黄各 9 克,大米 100 克,红糖适量。前 6 味水煎取汁,入大米煮成粥,加红糖调味即可。每日 1 剂,分 2 次食用。

三、气滞血瘀型子宫肌瘤食疗方

气滞血瘀型子宫肌瘤主症、治则见前文介绍。以下食疗方,供酌情选用。

1. 丹参、赤芍、夏枯草、益母草各 15 克,柴胡、炙香附各 10 克,乳香、红花各 6 克,大米 100 克,红糖适量。前 8 味水煎取汁,入大米煮成粥,加红糖调味即可。每日 1 剂,分 2 次食用。

2. 鳖甲、丹参各 30 克,桃仁、三棱各 15 克,柴胡、枳壳、陈皮各 10 克,粳米 100 克,红糖适量。前 7 味水煎取汁,入粳米煮成粥,加红糖调味即可。每日 1 剂,分 2 次食用。

3. 益母草、郁金、柴胡各 15 克,鲜牡蛎肉片 150 克,料酒、葱、姜、食盐、味精、植物油各适量。前 3 味水煎取汁,加其余各味煮至鲜牡蛎肉片熟入味即可。每日 1 剂,分 2 次佐餐食用。

四、寒凝血瘀型子宫肌瘤食疗方

寒凝血瘀型子宫肌瘤主症、治则见前文介绍。以下食疗方,供酌情选用。

1. 淫羊藿、菟丝子各 15 克,丹参、益母草各 12 克,三棱 10 克,鲜山药丁(去皮)、血米各 60 克,红糖适量。前 5 味水煎取汁,入血米煮化,入鲜山药丁煮成粥,加红糖调味即可。每日 1 剂,分 2 次食用。

2. 白茯苓、赤芍、桃仁各 15 克,桂枝、艾叶各 12 克,鳖甲 10

克,大米 100 克,红糖适量。前 6 味水煎取汁,入大米煮成粥,加红糖调味即可。每日 1 剂,分 2 次食用。

3. 肉桂、小茴香各 10 克,阿胶(烊化)12 克,三七末(冲服)3 克,粳米 100 克,红糖适量。前 2 味水煎取汁,入粳米煮至粥将成,加其余各味和匀煮成粥即可。每日 1 剂,分 2 次食用。

五、痰瘀互结型子宫肌瘤食疗方

痰瘀互结型子宫肌瘤主症、治则见前文介绍。以下食疗方,供酌情选用。

1. 浙贝母、丹参各 15 克,陈皮、香附、益母草各 12 克,半夏、莪术各 6 克,鲜牡蛎肉片、水发海带片各 60 克,料酒、葱、姜、食盐、味精、香油各适量。前 7 味水煎取汁,加其余各味煮至鲜牡蛎肉片、水发海带片酥熟入味即可。每日 1 剂,分 2 次佐餐食用。

2. 桃仁、丹参各 20 克,海藻、赤芍各 15 克,法半夏、陈皮、青皮各 10 克,大米 100 克,白糖适量。前 7 味水煎取汁,入大米煮成粥,加白糖调味即可。每日 1 剂,分 2 次食用。

3. 陈皮、炙半夏、茯苓各 12 克,莱菔子、桃仁、莪术各 10 克,白萝卜丝、粳米各 100 克,红糖适量。前 6 味水煎取汁,入粳米煮化,入白萝卜丝煮成粥,加红糖调味即可。每日 1 剂,分 2 次食用。

六、气虚血瘀型子宫肌瘤食疗方

气虚血瘀型子宫肌瘤主症、治则见前文介绍。以下食疗方,供酌情选用。

1. 黄芪、党参各 15 克,三棱、桃仁、昆布各 10 克,薏苡仁、大米各 60 克,白糖适量。前 5 味水煎取汁,入薏苡仁煮化,入大米煮成粥,加白糖调味即可。每日 1 剂,分 2 次食用。

2. 黄芪 30 克,山楂、莪术、红花各 10 克,白扁豆、粳米各 60 克,饴糖适量。前 4 味水煎取汁,入白扁豆煮化,入粳米煮成粥,加饴糖调味即可。每日 1 剂,分 2 次食用。

3. 党参 15 克,炒蒲黄、炒五灵脂各 10 克,人参末 6 克,鲜山药丁(去皮)、大米各 60 克,红糖适量。前 3 味水煎取汁,入大米煮化,入人参末、鲜山药丁煮成粥,加红糖调味即可。每日 1 剂,分 2 次食用。

第四节　子宫肌瘤药食兼用品食疗

一、子宫肌瘤土鳖虫食疗方

土鳖虫性寒味咸有小毒,具有破瘀通经、消癥散结等作用。以下子宫肌瘤土鳖虫食疗方,供酌情选用。

1. 土鳖虫、三棱、昆布、升麻各 10 克,黄芪 30 克,大米 100 克,红糖适量。前 5 味水煎取汁,入大米煮成粥,加红糖调味即可。每日 1 剂,分 2 次食用。具有益气固冲、化瘀消癥等作用,适用于气虚血瘀型子宫肌瘤。

2. 土鳖虫、莪术、红花各 10 克,党参 30 克,柴胡 9 克,粳米 100 克,红糖适量。前 5 味水煎取汁,入粳米煮成粥,加红糖调味即可。每日 1 剂,分 2 次食用。具有益气固冲、化瘀消积等作用,适用于气虚血瘀型子宫肌瘤。

3. 土鳖虫、五灵脂、益母草各 10 克,白术、穿山甲、香附各 9 克,鲜山药丁(去皮)、大米各 60 克,红糖适量。前 6 味水煎取汁,入大米煮化,入鲜山药丁煮成粥,加红糖调味即可。每日 1 剂,分 2 次食用。具有益气固冲、化瘀消癥等作用,适用于气虚血瘀型子宫肌瘤。

二、子宫肌瘤水蛭食疗方

水蛭性平味咸苦有小毒,具有破瘀通经、消癥散结等作用。以下子宫肌瘤水蛭食疗方,供酌情选用。

1. 水蛭、大黄各 6 克,桃仁、赤芍各 12 克,大米 100 克,红糖适量。前 4 味水煎取汁,入大米煮成粥,加红糖调味即可。每日 1 剂,分 2 次食用。具有活血逐瘀、消癥散结等作用,适用于瘀血停滞型子宫肌瘤。

2. 水蛭 6 克,丹参、夏枯草各 15 克,柴胡、乳香各 10 克,粳米 100 克,红糖适量。前 5 味水煎取汁,入粳米煮成粥,加红糖调味即可。每日 1 剂,分 2 次食用。具有疏肝理气、活血化瘀、消癥等作用,适用于气滞血瘀型子宫肌瘤。

3. 水蛭 6 克,淫羊藿、菟丝子,丹参各 10 克,血米 100 克,红糖适量。前 4 味水煎取汁,入血米煮成粥,加红糖调味即可。每日 1 剂,分 2 次食用。具有温经活血、化痰消癥等作用,适用于寒凝血瘀型子宫肌瘤。

三、子宫肌瘤虻虫食疗方

虻虫性微寒味苦有小毒,具有破瘀通经、消癥散结等作用。以下子宫肌瘤虻虫食疗方,供酌情选用。

1. 虻虫,炙大黄各 6 克,丹参、赤芍、甘草各 10 克,大米 100 克,红糖适量。前 5 味水煎取汁,入大米煮成粥,加红糖调味即可。每日 1 剂,分 2 次食用。具有活血逐瘀、消癥散结等作用,适用于瘀血停滞型子宫肌瘤。

2. 虻虫 6 克,当归、夏枯草、益母草各 12 克,柴胡、香附各 10 克,粳米 100 克,红糖适量。前 6 味水煎取汁,入粳米煮成粥,加红糖调味即可。每日 1 剂,分 2 次食用。具有疏肝理气、活血化瘀、消癥等作用,适用于气滞血瘀型子宫肌瘤。

3. 虻虫 6 克,郁金、陈皮、半夏、皂角刺、红花、莪术各 10 克,粳米 100 克,红糖适量。前 7 味水煎取汁,入粳米煮成粥,加红糖调味即可。每日 1 剂,分 2 次食用。具有理气化痰、活血化瘀、消癥等作用,适用于痰瘀互结型子宫肌瘤。

四、子宫肌瘤夏枯草食疗方

夏枯草性凉味微辛苦,具有平肝利胆、软坚散结等作用。以下子宫肌瘤夏枯草食疗方,供酌情选用。

1. 夏枯草 20 克,丹参 15 克,土鳖虫、水蛭各 10 克,大黄 6 克,大米 100 克,红糖适量,前 5 味水煎取汁,入大米煮成粥,加红糖调味即可。每日 1 剂,分 2 次食用。具有活血逐瘀、消癥散结等作用,适用于瘀血停滞型子宫肌瘤。

2. 夏枯草、益母草各 15 克,郁金、陈皮各 10 克,白萝卜丝、大米各 100 克,红糖适量。前 4 味水煎取汁,入大米煮化,入白萝卜丝煮成粥,加红糖调味即可。每日 1 剂,分 2 次食用。具有疏肝理气、化瘀消结等作用,适用于气滞血瘀型子宫肌瘤。

3. 夏枯草、丹参、贝母各 15 克,海藻、赤芍、陈皮、莪术各 10 克,大米 100 克,红糖适量。前 7 味水煎取汁,入大米煮成粥,加红糖调味即可。每日 1 剂,分 2 次食用。具有理气化痰、化瘀消结等作用,适用于痰瘀互结型子宫肌瘤。

五、子宫肌瘤山楂食疗方

山楂性味、功用见前文介绍。以下子宫肌瘤山楂食疗方,供酌情选用。

1. 山楂、当归各 12 克,香附、郁金各 10 克,土鳖虫、大黄各 6 克,大米 100 克,红糖适量。前 6 味水煎取汁,入大米煮成粥,加红糖调味即可。每日 1 剂,分 2 次食用。具有疏肝行气、化瘀消癥等作用,适用于气滞血瘀型子宫肌瘤。

2. 山楂、赤芍各 15 克,柴胡、香附各 10 克,水蛭、制大黄各 6 克,粳米 100 克,红糖适量。前 6 味水煎取汁,入粳米煮成粥,加红糖调味即可。每日 1 剂,分 2 次食用。具有疏肝行气、化瘀消癥等作用,适用于气滞血瘀型子宫肌瘤。

3. 山楂、川楝子、青皮各 12 克,丹参 10 克,虻虫、大黄各 6 克,白萝卜丝、大米各 60 克,红糖适量。前 6 味水煎取汁,入大米煮化,入白萝卜丝煮成粥,加红糖调味即可。每日 1 剂,分 2 次食用。具有疏肝行气、化瘀消癥等作用,适用于气滞血瘀型子宫肌瘤。

六、子宫肌瘤海带食疗方

海带性味、功用见前文介绍。以下子宫肌瘤海带食疗方,供酌情选用。

1. 水发海带丝、大米各 60 克,蒲黄、赤芍、柴胡、陈皮各 10 克,红糖适量。蒲黄、赤芍、柴胡、陈皮水煎取汁,入大米煮化,入水发海带丝煮成粥,加红糖调味即可。每日 1 剂,分 2 次食用。具有疏肝行气、化瘀消癥等作用,适用于气滞血瘀型子宫肌瘤。

2. 水发海带丁 30 克,山楂、丹参各 15 克,陈皮、法半夏各 10 克,大米 100 克,红糖适量。山楂、丹参、陈皮、法半夏水煎取汁,入大米煮化,入水发海带丁煮成粥,加红糖调味即可。每日 1 剂,分 2 次食用。具有理气化痰、活血化瘀、消癥等作用,适用于痰瘀互结型子宫肌瘤。

3. 海带丝 50 克,川楝子、香附、当归、五灵脂各 10 克,粳米 100 克,红糖适量。川楝子、香附、当归、五灵脂水煎取汁,入粳米煮化,入海带丝煮成粥,加红糖调味即可。每日 1 剂,分 2 次食用。具有疏肝行气、化瘀消癥等作用,适用于气滞血瘀型子宫肌瘤。

七、子宫肌瘤海藻食疗方

海藻性味、功用见前文介绍。以下子宫肌瘤海藻食疗方,供酌情选用。

1. 海藻、柴胡、香附各 10 克,当归、赤芍各 12 克,白萝卜丝、大米各 100 克,红糖适量。前 5 味水煎取汁,入大米煮化,入白萝卜丝煮成粥,加红糖调味即可。每日 1 剂,分 2 次食用。具有疏肝行气、化瘀消癥等作用,适用于气滞血瘀型子宫肌瘤。

2. 海藻、桂枝、茯苓各 10 克,丹参、益母草各 15 克,粳米 100 克,红糖适量。前 5 味水煎取汁,入粳米煮成粥,加红糖调味即可。每日 1 剂,分 2 次食用。具有温经活血、化瘀消癥等作用,适用于寒凝血瘀型子宫肌瘤。

3. 海藻、淫羊藿、肉苁蓉各 10 克,柴胡、丹参、瓜蒌各 12 克,粳米 100 克,红糖适量。前 6 味水煎取汁,入粳米煮成粥,加红糖调味即可。每日 1 剂,分 2 次食用。具有疏肝补肾、活血化瘀、化痰消癥等作用,适用于肝郁肾虚型子宫肌瘤。

八、子宫肌瘤紫菜食疗方

紫菜性味、功用见前文介绍。以下子宫肌瘤紫菜食疗方,供酌情选用。

1. 紫菜（撕碎）30克，香附、青皮各10克，赤芍、丹参各15克，大米100克，红糖适量。香附、青皮、赤芍、丹参水煎取汁，入大米煮至粥将成，加紫菜、红糖和匀煮成粥即可。每日1剂，分2次食用。具有疏肝行气、化瘀消癥等作用，适用于气滞血瘀型子宫肌瘤。

2. 紫菜（撕碎）30克，桂枝、茯苓各10克，丹参、赤芍各15克，大米100克，红糖适量。桂枝、茯苓、丹参、赤芍水煎取汁，入大米煮至粥将成，加紫菜、红糖和匀煮成粥即可。每日1剂，分2次食用。具有温经活血、化瘀消癥等作用，适用于寒凝血瘀型子宫肌瘤。

3. 紫菜（撕碎）30克，黄芪20克，丹参15克，红花、升麻各10克，粳米100克，红糖适量。黄芪、丹参、红花、升麻水煎取汁，入粳米煮至粥将成，加紫菜、红糖和匀煮成粥即可。每日1剂，分2次食用。具有益气固冲、化瘀消癥等作用，适用于气虚血瘀型子宫肌瘤。

第九章　阴道炎用药与食疗

病原体侵入阴道,致使阴道黏膜发生炎症,出现白带量、色、质等异常变化,称为阴道炎。根据侵入阴道的病原体不同,可分为细菌性、滴虫性、真菌性、病毒性、阿米巴性、老年性以及非特异性等阴道炎,其中以滴虫性阴道炎和真菌性阴道炎最为常见。滴虫性阴道炎是由阴道毛滴虫感染引起,以黄色白带增多和外阴瘙痒为主要症状;真菌性阴道炎是由白色念珠菌或假丝酵母菌感染引起,以白带增多、阴道和外阴瘙痒与灼痛为主要症状;非特异性阴道炎是由非特异性病原体感染引起,多为葡萄球菌、链球菌和大肠杆菌等,以阴道分泌物增多、呈脓性或浆液性为主要症状,若累及尿道可出现尿急、尿频、尿痛等;老年性阴道炎又称萎缩性阴道炎,多见于绝经后、卵巢切除术后或卵巢功能衰退后,因雌激素缺乏,阴道自洁防御能力弱,病原体侵入引起,以阴道分泌物增多,呈脓性、血性或泡沫状为主要症状,可出现局部干灼、痛痒和性交痛等。

中医学称阴道炎为带下病、阴痒,按辨证施治将阴道炎分为肝郁脾湿型、湿热蕴结型、湿热下注型和热毒炽盛型等。

第一节　阴道炎西医用药

一、阴道炎防治原则性措施

1. 注意外阴卫生,提倡淋浴,卫生用具宜煮沸或暴晒消毒。

2. 治疗期间,禁止性生活,避免交叉感染;若性伴侣同时治疗,可防止复发。

3. 合理应用抗生素和雌激素,控制糖尿病,预防真菌感染。

4. 遵医嘱选择合适抗生素,并按疗程用药;及时消除诱因,及时停用抗生素和雌激素。

二、假丝酵母菌性阴道炎用药方

（一）局部用药

1. 0.2％皮肤康洗液，每次 10 毫升，每晚 1 次，温开水 5 倍稀释，冲洗外阴。

2. 4％碳酸氢钠溶液，每次 10 毫升，每晚 1 次，冲洗外阴。

3. 咪康唑栓，每次 200 毫克，每晚 1 次，纳入阴道深处。

4. 制霉菌素栓，每次 100 万单位，每晚 1 次，纳入阴道深处。

（二）全身用药

1. 伊曲康唑，每次 200 毫克，每日 2 次，口服，连用 7 日。

2. 氟康唑，每次 150 毫克，每日 1 次，口服，连用 3 日。

3. 酮康唑，每次 200 毫克，每日 2 次，口服，连用 5 日。

三、白色念珠菌性阴道炎用药方

（一）局部用药

1. 制霉菌素栓，每次 20 万单位，每晚 1 次，纳入阴道深处，连用 5～7 日。

2. 克雷唑，每次 1 粒，每晚 1 次，纳入阴道深处，连用 7 日。

3. 咪康唑栓，每次 200 毫克，每晚 1 次，纳入阴道深处，连用 7 日。

（二）全身用药

1. 伊曲康唑，每次 200 毫克，每日 1 次，口服，连用 3～5 日。

2. 氟康唑，每次 150 毫克，每日 1 次，口服，连用 3 日。

3. 酮康唑，每次 200～400 毫克，每日 1 次，口服，连用 5 日。

妊娠期、哺乳期局部可用凯妮汀；抗真菌药对肝功能有损害，故全身用药期间应监测肝功和血常规，妊娠期禁全身用药；对顽固性白色念珠菌性阴道炎，以全身治疗为主，加大用药量并延长疗程；性伴侣应同时治疗。

四、滴虫性阴道炎用药方

（一）局部用药

1. 0.5％醋酸铝溶液，每次 40 毫升，每晚 1 次，擦洗阴道，连用

7日为1个疗程。

2. 甲硝唑泡腾片，每次200毫克，每晚1次，纳入阴道深处，连用7日为1个疗程。

局部用药前，先用1％乳酸溶液或0.1％～0.5％醋酸铝溶液擦洗阴道，改善局部酸碱度，以提高疗效，每日1～2次，连用7日。局部用药，以抗感染、改善阴道酸碱为主，平时尽量不要冲洗阴道，以免引起阴道菌群失调。

（二）全身用药

1. 甲硝唑，每次200毫克，每日3次，口服，连用7日为1个疗程。

2. 替硝唑，每次2克，每日1次，口服，连用7日为1个疗程。

禁用于妊娠期、哺乳期、12岁以下儿童、对本类制剂过敏等，慎用于过敏体质、血液病等。若出现神经系统症状，应及时停药；若出现头痛、皮疹、白细胞减少等症状，应立即停药；肝肾功能不全需减量用药或延长给药时间。用药期间，避免饮酒或含乙醇饮料；性伴侣应同时治疗。

五、细菌性阴道炎用药方

（一）局部用药

1. 0.2％皮肤康洗液，每次10毫升，每晚1次，冲洗阴道，连用7日。

2. 磺胺噻唑片，每次0.5克，每晚1次，纳入阴道深处，连用7日。

（二）全身用药

1. 氨苄西林，每次500毫克，每日4次，口服，连用7日。

2. 四环素，每次500毫克，每日4次，口服，连用7日。

3. 克林霉素，每次300毫克，每日4次，口服，连用7日。

六、厌氧菌性阴道炎用药方

（一）局部用药

1. 甲硝唑泡腾片，每次200毫克，每晚1次，纳入阴道深处，连用 12 日。

2. 保菌清阴道栓,每次 1 枚,每晚 1 次,纳入阴道深处,连用 12 日。

(二)全身用药

1. 甲硝唑,每次 400 毫克,每日 2 次,口服,连用 12 日。

2. 替硝唑,每次 2 克,每日 1 次,口服,连用 7 日。

甲硝唑、替硝唑用药禁忌证、不良反应、注意事项见前文介绍。

七、阿米巴性阴道炎用药方

(一)局部用药

1. 1%乳酸溶液或 1:1 000 高锰酸钾溶液,每次 10 毫升,每晚 1 次,冲洗阴道,连用 7～10 日为 1 个疗程。

2. 甲硝唑泡腾片,每次 200 毫克,每晚 1 次,纳入阴道深处,连用 7～10 日为 1 个疗程。

(二)全身用药

1. 甲硝唑,每次 200～400 毫克,每日 3 次,口服,连用 10～14 日为 1 个疗程。

2. 氢喹宁,每次 300 毫克,每日 2 次,口服;2 日后,改为每次 300 毫克,每日 1 次,口服;连用 14～21 日。

八、老年性阴道炎用药方

(一)局部用药

1. 0.5%醋酸铝溶液,每次 40 毫升,每晚 1 次,冲洗阴道。

2. 甲硝唑栓,每次 10 毫克,每晚 1 次,纳入阴道深处。

3. 妊马雌酮软膏,每次适量,每日 2 次,涂搽阴道。

(二)全身用药

尼尔雌醇,每次 1 毫克,每月 1 次,口服。

九、老年性阴道炎不同治疗目的局部用药方

1. 改变阴道酸碱度。0.1%～1%乳酸溶液,每次 10 毫升,每晚 1 次,擦洗阴道,连用 7 日;定君生,每次 1 粒,每晚 1 次,纳入阴道深处,连用 7 日。

乳酸溶液浓度不超过 1%,否则会引起阴道黏膜灼伤;定君生为活乳酸杆菌,应在冰箱内保存。

2. 阴道局部消炎。甲硝唑泡腾片,每次 200 毫克,每晚 1 次,纳入阴道深处,连用 7 日。

3. 提高阴道局部雌激素水平。妊马雌酮软膏,每次适量,每日 2 次,涂擦阴道。偶可引起阴道少量出血。

十、老年性阴道炎不同时期用药方

1. 局部用药。0.5%醋酸铝溶液(或两匙食醋加入温开水中)1 000毫升,每晚 1 次,坐浴或冲洗阴道,连用 7 日;呋喃西林 100 毫克和雌二醇 0.5 毫克,每晚 1 次,纳入阴道深处,连用 7 日。

2. 已绝经用药。雌二醇凝胶,每次 1.25 克,每日早晚 2 次,涂于手臂、肩部、头颈部、腹部、大腿部、脸部等;一般涂后 2 分钟左右即干,以沐浴后应用最好,连用 24 日;从第 13 日开始,加黄体酮,每次 50 毫克,每日 2 次,口服,连用 12 日;为 1 个疗程,停用 7 日,再开始下个疗程。

3. 未绝经用药。雌二醇凝胶,每次 1.25 克,每日早晚 2 次,涂于手臂、肩部、头颈部、腹部、大腿部、脸部等;从月经周期第 6 日开始,连用 24 日;从第 13 日开始,加黄体酮,每次 50 毫克,每日 2 次,口服,连用 12 日;为 1 个疗程,停用 7 日,再开始下个疗程。

雌二醇凝胶不能口服,禁用于乳房、外阴、阴道黏膜等处,禁用于妊娠期、乳腺或生殖系统癌症等。

十一、非特异性阴道炎用药方

1. 轻症非特异性阴道炎。局部清洁,温水坐浴,每日 2 次,大便后清洗外阴。

2. 重症非特异性阴道炎。1:5 000 高锰酸钾溶液坐浴,每日 2~3 次,并保持外阴清洁干燥。

3. 亚急性期非特异性阴道炎。瘙痒症状明显,10%氢化可的松软膏,每次适量,每晚 1 次,涂擦阴道或外阴。

4. 顽固性、持续性非特异性阴道炎。根据药敏试验,选用合适抗生素。

5. 增强阴道黏膜抵抗力。妊马雌酮软膏,每次适量,每晚 1 次,涂擦阴道,连用 7～14 日;己烯雌酚,每次 0.1 毫克,每晚 1 次,口服,连用 7～14 日。

第二节 阴道炎中医用药

一、阴道炎辨证施治方

根据阴道炎临床表现,中医学按辨证分为以下四型施治。

1. 肝郁脾湿型阴道炎。阴部胀痛或灼热、甚至痛连少腹或乳房,带下量多、色黄质稠、味臭,心烦易怒、胸胁胀满、善叹息、口苦、食欲缺乏,舌质红、舌苔白腻或黄腻、脉弦滑数。宜采用疏肝清肝、健脾除湿等治则,方用丹栀逍遥丸加减,药用白芍、茯苓各 15 克,牡丹皮、栀子、当归、醋柴胡、白术、车前子(布包)各 10 克,薄荷(后下)、甘草各 6 克。随症加减用药。每日 1 剂,水煎取汁,分 2 次服用。

2. 湿热蕴结型阴道炎。带下量多、色如黄茶浓汁、或似血非血、或青如豆汁、质黏稠或黏腻如脓、味腥臭,胸闷纳呆、烦躁易怒、头昏目赤、腹胀便溏、小便涩痛,舌质红、舌苔黄腻,脉弦滑或濡数。宜采用清热利湿止带等治则,方用止带汤加减,药用茯苓 12 克,猪苓、车前草、泽泻、茵陈、赤芍、牡丹皮、黄柏、栀子各 10 克,川牛膝 6 克。随症加减用药。每日 1 剂,水煎取汁,分 2 次服用。

3. 湿热下注型阴道炎。带下量多、质稀薄如水样、色灰白、味腥臭,外阴瘙痒灼热、脘闷、食欲缺乏、小便黄少或频数涩痛、口苦而腻,舌质红、舌苔黄腻、脉滑数。宜采用清热利湿、除湿止带等治则,方用龙胆泻肝汤加减,药用龙胆草、栀子、黄芩、生地黄、车前子(布包)、泽泻、川木通、当归、茵陈各 10 克,柴胡、甘草各 5 克。随症加减用药。每日 1 剂,水煎取汁,分 2 次服用。

4. 热毒炽盛型阴道炎。带下量多、色黄或黄绿如脓或五色杂下、质黏稠、味腐臭,外阴瘙痒或痒痛难忍、坐卧不安、腰骶酸痛、大便干结、小便坠胀短少、口苦咽干,舌质红、舌苔黄腻、脉滑数。宜采用清热解毒、化湿止痛等治则,方用五味消毒饮加减,药用金银花、蒲公英各 30 克,炒贯众 24 克,紫花地丁、野菊花各 15 克,天葵子、土茯苓各 12 克,椿根皮 10 克。随症加减用药。每日 1 剂,水煎取汁,分 2 次服用。

二、阴道炎秘验方

以下治疗阴道炎秘验方,供酌情选用。

1. 牡丹皮、栀子各 15 克,白术、茯苓各 12 克,柴胡、车前草各 10 克,甘草 6 克。每日 1 剂,水煎取汁,分 2 次服用。具有疏肝清肝、健脾祛湿等作用,适用于肝郁脾湿型阴道炎。

2. 泡参、山药、白芍、黄柏、白果各 15 克,白术、苍术、陈皮、柴胡、荆芥、车前子(布包)各 10 克,甘草 6 克。每日 1 剂,水煎取汁,分 2 次服用。具有清热除湿、止带止痒等作用,适用于湿热蕴结型阴道炎。

3. 龙胆草、栀子、黄芩、生地黄、泽泻、通草、车前草各 9 克,柴胡 6 克,当归 3 克。每日 1 剂,水煎取汁,分 2 次服用。具有清热除湿、杀虫止痒等作用,适用于湿热蕴结型阴道炎。

4. 猪苓、茯苓各 12 克,车前子(布包)、泽泻、茵陈、赤芍、牡丹皮、黄柏、栀子、川牛膝各 10 克。随症加减用药。每日 1 剂,水煎取汁,分 2 次服用。具有清热利湿、除湿止带等作用,适用于湿热下注型阴道炎。

5. 金银花、蒲公英、薏苡仁各 24 克,野菊花、紫花地丁、天葵子各 15 克,苍术、黄柏、川牛膝、土茯苓各 10 克。随症加减用药。每日 1 剂,水煎取汁,分 2 次服用。具有清热解毒、化湿止痛等作用,适用于热毒炽盛型阴道炎。

6. 薏苡仁 30 克,蛇床子 15 克,苦参、百部、土茯苓各 12 克,赤芍、鹤虱、黄柏、萆薢各 10 克,生甘草 5 克。随症加减用药。每日 1 剂,水煎取汁,分 2 次服用。具有杀虫止痒、清热利湿等作用,适用于感染虫淫型阴道炎。

7. 薏苡仁 24 克,贯众 18 克,女贞子、墨旱莲各 15 克,土茯苓 12 克,苍术、黄柏、川牛膝各 10 克。随症加减用药。每日 1 剂,水煎取汁,分 2 次服用。具有清热利湿除带、滋阴补肾等作用,适用于肾阴虚夹湿热型阴道炎。

8. 熟地黄、鸡冠花各 15 克,山药、琥珀各 12 克,知母、黄柏、炒荆芥、茵陈各 10 克,茯苓、泽泻、牡丹皮各 9 克。随症加减用药。每日 1 剂,水煎取汁,分 2 次服用。具有滋阴降火、清热止带等作用,适用于阴虚火动型阴道炎。

9. 桑白皮 15 克,苦楝根皮、椿根皮、生地黄、槟榔各 10 克,胡黄连 6 克,甘草 3 克。随症加减用药。每日 1 剂,水煎取汁,分 2 次服用。具有养阴清热、杀虫止痒等作用,适用于肝肾阴虚型阴道炎。

10. 山药、山茱萸各 15 克,熟地黄、茯苓各 12 克,知母、盐黄柏、牡丹皮、泽泻各 10 克。随症加减用药。每日 1 剂,水煎取汁,分 2 次服用。具有滋阴清热、除湿止带等作用,适用于肝肾阴虚型阴道炎。

三、阴道炎中成药剂方

以下治疗阴道炎中成药剂方,供酌情选用。

1. 洁尔阴泡腾片。每次 2 片,每日 1～2 次,纳入阴道深处,连用 7 日为 1 个疗程。适用于滴虫性阴道炎、真菌性阴道炎、非特异性阴道炎等。

2. 保四康栓。每次 1 枚,每晚 1 次,纳入阴道深处,连用 7 日为 1 个疗程。适用于滴虫性阴道炎、老年性阴道炎等。

3. 紫金锭。每次 2 片,每日 1 次,口服,连用 7～10 日为 1 个疗程。适用于细菌性阴道炎等。

4. 妇康灵胶囊。每次 2 粒,每晚 1 次,纳入阴道深处,连用 7～10 日为 1 个疗程。适用于细菌性阴道炎等。

5. 10％洁尔阴洗液。每次 200 毫升,每晚 1 次,冲洗阴道,连用 7 日为 1 个疗程。适用于细菌性阴道炎等。

6. 皮肤康洗液。兑水适量,每晚 1 次,冲洗阴道,连用 7 日为 1 个疗程。适用于细菌性阴道炎等。

7. 妇炎洁泡腾片。每次 2 片,每日 1～2 次,纳入阴道深处,连用 7～10 日为 1 个疗程。适用于非特异性阴道炎。

四、阴道炎中药汤剂、洗剂、栓剂方

以下治疗阴道炎中药汤剂、洗剂、栓剂方,供酌情选用。

1. 内外煎剂合用。内服方:薏苡仁 30 克,黄柏、苍术、黄芩、茯苓、车前子(布包)、鸡冠花各 15 克,山药、龙胆草各 12 克,焦栀子、醋柴胡、白果各 10 克;每日 1 剂,水煎取汁,分 2 次服用。外洗方:苦参、百部、苍术、蛇床子、土大黄各 15 克,花椒、艾叶各 10 克,冰片 1 克,大青叶 1 撮;每日 1 剂,水煎取汁 1 500 毫升,分早晚 2 次,趁热先熏后洗阴道和外阴,第二次熏洗时,药渣药汁要再次加热。内外合用,连用 15 日为 1 个疗程。具有清热利湿、除湿止带等作用,适用于湿热下注型阴道炎。

2. 龙胆泻肝汤加减。泽泻、车前子(布包)各 12 克,龙胆草、栀子、黄芩、当归、生地黄各 10 克,木通、柴胡、生甘草各 6 克。随症加减用药。每日 1 剂,水煎取汁,分 2 次服用,连用 7 日为 1 个疗程。具有清热利湿、除湿止带等作用,适用于湿热下注型阴道炎。

3. 加味苦参洗剂。苦参、土茯苓、蛇床子、生百部各 30 克,地肤子 24 克,龙胆草、紫槿皮、黄柏、川椒、苍术各 15 克。每日 1 剂,水煎取汁 1 500 毫升,分早晚 2 次,趁热先熏后洗阴道和外阴,第二次熏洗时,药渣药汁要再次加热,连用 10 日为 1 个疗程。具有清热利湿、杀虫止痒、止带等作用,适用于湿热下注型阴道炎。

4. 三黄粉敷涂。黄连、黄芩、黄柏、紫草根各 60 克,枯矾、硼砂各 120 克,冰片 2 克。各味烘干共研为细末和匀,过 120 目筛,贮存备用。每次 2 克,每日 1 次,纳入阴道深处,并扑布外阴,连用 5～7 日为 1 个疗程。具有清热解毒、利湿消肿、杀虫止痒等作用,适用于热毒炽盛型真菌性阴道炎、滴虫性阴道炎、外阴瘙痒等。

5. 复方桃仙合剂。鲜桃树叶 120 克(干桃树叶 70 克),苦参 30 克,蛇床子、黄柏各 20 克,仙鹤草、枯矾各 6 克。每日 1 剂,水煎取汁 2 000～4 000 毫升,分早晚 2 次,趁热先熏后洗阴道和外阴,每次 30 分钟,第二次熏洗时,药渣药汁要再次加热;晚睡前将 1 个带线棉球浸湿药液纳入阴道深处,次晨取出,每日 1 次;连用 10 日为 1 个疗程。具有清热解毒、燥湿杀虫、止痒等作用,适用于热毒炽盛型滴虫性阴道炎、真菌性阴道炎、老年性阴道炎、外阴瘙痒、外阴湿疹等。

6. 二妙虎参煎剂。虎杖根 100 克,苦参、蛇床子、地肤子各 60 克,白鲜皮 45 克,苍术、银花、百部各 30 克,黄柏、花椒、明矾各 15 克,全蝎 3 克。每日 1 剂,水煎取汁 3 000 毫升,分早晚 2 次,趁热先熏后洗阴道和外阴,每次 10～15 分钟,第二次熏洗时,药渣药汁要再次加热;晚睡前将 1 个带线棉球浸湿药液纳入阴道深处,次晨取出,每日 1 次;连用 10 日为 1 个疗程。具有清热燥湿、杀虫止痒等作用,适用于湿热型细菌性阴道炎、滴虫性阴道炎、真菌性阴道炎、老年性阴道炎等。

7. 灭滴抗炎栓。木槿皮浓缩液、苦参浓缩液(1：2.5)各 30 毫升,黄柏粉、蛇床子粉各 30 克,硼酸、葡萄糖各 5 克,甘油 120 克,甘油明胶 250 克。各味和匀,制成栓剂 100 枚,每枚重 5 克,贮存备用。每次 1 枚,晚睡前洗净外阴后,纳入阴道深处,次晨取出,每日 1 次,连用 7 日为 1 个疗程。具有清热除湿、抗炎止痒等作用,适用于湿热型细菌性阴道炎、滴虫性阴道炎、真菌性阴道炎等。

8. 萆薢渗湿汤加减。土茯苓、薏苡仁各 20 克,泽泻、通草、滑石各 15 克,萆薢、黄柏、牡丹皮各 10 克。随症加减用药。每日 1 剂,水煎取汁,分 2 次服用,连用 7 日为 1 个疗程。待滴虫检查转阴,于下次月经结束后,再用 1 个疗程。具有清热利湿、杀虫止痒等作用,适用于湿热蕴结型滴虫性阴道炎。

9. 灭滴洗剂。苦参、生百部、蛇床子、地肤子、白鲜皮各 20 克,石榴皮、紫荆皮、枯矾、川黄柏各 15 克。每日 1 剂,水煎取汁,分早晚 2 次,趁热先熏后洗阴道和外阴,每次 15～20 分钟,第 2 次熏洗时,药渣药汁要再次加热,连用 7 日为 1 个疗程。具有清热利湿、杀虫止痒等作用,适用于湿热型滴虫性阴道炎。

10. 灭滴栓。苦参 70 克,鲜桃树叶、鲜柳树叶、贯众各 50 克,蛇床子 100 克。每日 1 剂,每次加水 500 毫升,水煎取汁 2 次,合并药汁,浓缩至 80 毫升;14 个大棉球用线扎紧并留线头 10～15 厘米,高压消毒,浸入药汁中备用;晚睡前 0.5％醋酸铝溶液擦洗阴道后,将 1 个带线浸药大棉球纳入阴道深处,次晨取出,每日 1 次,连用 14 日为 1 个疗程。具有清热解毒、利湿止带等作用,适用于热毒炽盛型滴虫性阴道炎。

11. 猪胆汁提取物。猪胆汁提取物 50 毫克,枯矾、冰片末各适量。各味和匀,制成栓剂 1 枚,晚睡前 0.5％醋酸铝溶液擦洗阴道后,纳入阴道深处,次晨取出,隔日 1 次,连用 5 次为 1 个疗程。具有利湿消炎、杀虫止痒等作用,适用于湿热型滴虫性阴道炎。用药期间,严禁性生活,性伴侣口服甲硝唑、并常洗外阴。

12. 补肾胜湿汤。内服方:山茱萸、熟地黄、黄药子各 30 克,党参、白术、桑螵蛸各 15 克,补骨脂、淫羊藿、苦参、黄柏各 10 克,制附片 6 克;随症加减用药;每日 1 剂,水煎取汁,分早晚 2 次温服。外洗方:苦参、白矾、白头翁各 30 克,牡丹皮、花椒各 15 克;每日 1 剂,水煎取汁 3 000 毫升,分早晚 2 次,趁热先熏后洗阴道和外阴,再坐浴20～30 分钟,第二次熏洗时,药渣药汁要再次加热。内外合用,连用 7 日为 1 个疗程。具有补益脾肾、胜湿止带等作用,适用于脾肾虚湿热型真菌性阴道炎。

13. 矾黄汤。明矾,大黄各 30 克,地肤子 15 克,茵陈 10 克。每日 1 剂,水煎取汁 3 000 毫升,分早晚 2 次,趁热先熏后洗阴道和外阴,再坐浴 15～30 分钟,第 2 次熏洗时,药渣药汁要再次加热,连用 7 日为 1 个疗程。具有清热利湿、止带止痒等作用,适用于湿热蕴结型真菌性阴道炎。

14. 荷叶香糊剂。黄连、黄柏、丁香、苦参、薄荷各 0.5 克,生药 47.5 克。各味水煎取汁 1 000 毫升,每次 100 毫升冲洗阴道后,纳药渣 5 克入阴道深处,每晚 1 次,连用 10 日为 1 个疗程。具有清热燥湿等作用,适用于湿热型真菌性阴道炎。

15. 止带方。内服方:薏苡仁 30 克,黄柏、苍术、芡实、茯苓、车前子(布包)、鸡冠花各 15 克,龙胆草、淮山药各 12 克,白果、焦栀子、醋柴胡各 10 克;每日 1 剂,水煎取汁,分 2 次服用。外洗方:蛇床子、苦参、百部、土大黄、苍术各 15 克,川椒、艾叶各 10 克,冰片 1 克,大青盐 1 撮;每日 1 剂,水煎取汁,分早晚 2 次,趁热先熏后洗阴道和外阴,第二次熏洗时,药渣药汁要再次加热。内外合用,连用 15 日为 1 个疗程。具有清热解毒、燥湿止痒等作用,适用于热毒炽盛型非特异性阴道炎。

16. 坐浴外洗方。鲜石榴根皮 50 克,鲜桃树叶、苦楝皮、生黄柏各 30 克,鲜桉树叶 25 克,花椒 20 粒,冰片 3 克。每日 1 剂,前 6 味水煎取汁 2 000～3 000 毫升,加冰片和溶,分早晚 2 次,趁热先熏后洗阴道和外阴,每次 20 分钟,第二次熏洗时,药渣药汁要再次加热,连用 5 日为 1 个疗程。具有清热解毒、杀虫止痒等作用,适用于热毒炽盛型非特异性阴道炎。

17. 补肾止痒汤。党参 25 克,茯苓 20 克,山药、白芍、白术、菟丝子、炒柴胡、薏苡仁各 15 克,仙茅、椿白皮各 12 克,莲须 10 克,甘草 5 克。每日 1 剂,水煎取汁,分 3 次温服,连用 12 日为 1 个疗程。具有补益脾肾、止带止痒等作用,适用于脾肾虚型老年性阴道炎。

18. 内服外洗剂。内服方:熟地黄、山茱萸各 15 克,山药、茯苓、泽泻各 12 克,知母 9 克;随症加减用药;每日 1 剂,水煎取汁,分早晚 2 次温服。外洗方:金银花 30 克,淫羊藿、蛇床子、鹿衔草、何首乌、当归、百部、蝉蜕各 15 克,赤芍 12 克;随症加减用药;每日 1 剂,水煎取汁,分早晚 2 次,待温度适宜时坐浴,每次 15～20 分钟,第二次坐浴时,药渣药汁要再次加热。内外合用,连用 7 日为 1 个疗程。具有补益脾肾、利湿止带等作用,适用于脾肾虚型老年性阴道炎。

19. 苦参地肤子汤。苦参、生百部、蛇床子、地肤子、白鲜皮、紫橙皮各 30 克,龙胆草、川黄柏、川花椒、枯矾各 10 克。每日 1 剂,水煎取汁 1 500 毫升,分早晚 2 次,趁热先熏后洗阴道和外阴,每次 20～30 分钟,第二次熏洗时,药渣药汁要再次加热,连用 10 日为 1 个疗程。具有清热解毒、杀虫止痒等作用,适用于热毒炽盛型老年性阴道炎。

20. 白冰方。白花蛇舌草 60～90 克,蛇床子 50 克,黄柏、苦参、木槿皮各 15 克,花椒 9 克,冰片 3 克。每日 1 剂,前 6 味水煎取汁 2 000～3 000 毫升,加冰片和溶,分早晚 2 次,待温度适宜时坐浴,第二次坐浴时,药渣药汁要再次加热,连用数日。具有清热解毒、燥湿杀虫等作用,适用于热毒炽盛型老年性阴道炎。

第三节 阴道炎辨证施治食疗

一、阴道炎饮食宜忌

1. 肝郁脾湿型阴道炎。宜食疏肝清肝、健脾除湿等食品,如山药、白扁豆、绿豆、薏苡仁、莲子、荷叶、陈皮、青皮、槐花、菊花等。

2. 湿热蕴结型和湿热下注型阴道炎。宜食清热利湿、除湿止带等食品,如芹菜、荠菜、马兰头、菊花脑、香椿、马齿苋、苦瓜、冬瓜、绿豆、赤小豆、鸡冠花、石榴皮、车前草、蒲公英等。

3. 热毒炽盛型阴道炎。宜食清热解毒、利湿止带等食品,如绿豆、赤小豆、黄柏、苍术、土茯苓、茵陈、车前草、金银花、蒲公英、马齿苋、菊花络、马兰头、西瓜、黄瓜、冬瓜等。

4. 阴道炎外阴瘙痒。宜食止痒食品,如绿豆、海带、马齿苋、白鲜皮、地肤子、乌梢蛇、土茯苓、无花果等。

5. 注意饮食卫生,避免饥饱无度,忌过食肥腻和辛辣食品,以免损伤脾胃而使症状加重。

二、肝郁脾湿型阴道炎食疗方

肝郁脾湿型阴道炎主症、治则见前文介绍。以下食疗方,供酌情选用。

1. 牡丹皮、栀子、柴胡、白术、茯苓、车前草各 10 克,鲜山药丁(去皮)、大米各 60 克,饴糖适量。前 6 味水煎取汁,入大米煮化,入鲜山药丁煮成粥,加饴糖调味即可。每日 1 剂,分 2 次食用。

2. 栀子、香附、陈皮各 10 克,茯苓末、生晒参末各 6 克,薏苡仁粉、山药粉、赤小豆粉各 30 克,白糖适量。后 6 味温开水调成稀糊,待用;前 3 味水煎取汁,加稀糊煮成熟糊即可。每日 1 剂,分 2 次食用。

3. 牡丹皮、佛手、青皮各 10 克,大枣 20 个,绿豆、大米各 60 克,白糖适量。前 3 味水煎取汁,入大枣、大米煮化,入绿豆煮成粥,加白糖调味即可。每日 1 剂,分 2 次食用。

三、湿热蕴结型阴道炎食疗方

湿热蕴结型阴道炎主症、治则见前文介绍。以下食疗方,供酌情选用。

1. 猪苓、茯苓、茵陈各 12 克,车前子(布包)、栀子、黄柏各 10 克,粳米、糯米各 60 克,白糖适量。前 6 味水煎取汁,入粳米、糯米煮成粥,加白糖调味即可。每日 1 剂,分 2 次食用。

2. 泽泻、茯苓、车前草、龙胆草各 12 克,黄柏 10 克,冬瓜块(去皮)300 克,葱、姜、食盐、味精、高汤各适量。前 5 味水煎取汁,加其余各味煮至冬瓜块酥熟入味即可。每日 1 剂,分 2 次佐餐食用。

3. 泽泻、猪苓、土茯苓、栀子各 12 克,苍术、牛膝各 10 克,西瓜皮、大米各 100 克,白糖适量。前 7 味水煎取汁,入大米煮成粥,加白糖调味即可。每日 1 剂,分 2 次食用。

四、湿热下注型阴道炎食疗方

湿热下注型阴道炎主症、治则见前文介绍。以下食疗方,供酌情选用。

1. 龙胆草、栀子、黄芩、车前草各 12 克,泽泻、木通各 10 克,冬瓜丁(去皮)、大米各 100 克,白糖适量。前 6 味水煎取汁,入大米煮化,入冬瓜丁煮成粥,加白糖调味即可。每日 1 剂,分 2 次食用。

2. 土茯苓、猪苓、泽泻、黄柏、牛膝、夏枯草、椿根皮各 10 克,粳米 100 克,饴糖适量。前 7 味水煎取汁,入粳米煮成粥,加饴糖调味即可。每日 1 剂,分 2 次食用。

3. 茵陈、炒栀子、青皮、茯苓、黄柏、牛膝各 10 克,冬瓜皮、粳米各 100 克,白糖适量。前 7 味水煎取汁,入粳米煮成粥,加白糖调味即可。每日 1 剂,分 2 次食用。

五、热毒炽盛型阴道炎食疗方

热毒炽盛型阴道炎主症、治则见前文介绍。以下食疗方,供酌情选用。

1. 金银花藤、蒲公英各 30 克,野菊花、土茯苓各 15 克,贯众、椿根皮各 12 克,绿豆、大米各 60 克,冰糖适量。前 6 味水煎取汁,入大米煮化,加绿豆、冰糖和匀煮成粥即可。每日 1 剂,分 2 次食用。

2. 金银花、紫花地丁、蒲公英各 30 克,天葵子、茯苓各 12 克,冬瓜皮、赤小豆、大米各 60 克,白糖适量。前 6 味水煎取汁,入赤小豆、大米煮成粥,加白糖调味即可。每日 1 剂,分 2 次食用。

3. 金银花、野菊花、紫花地丁各 30 克,苍术、黄柏、升麻、白芷各 10 克,粳米 100 克,白糖适量。前 7 味水煎取汁,入粳米煮成粥,加白糖调味即可。每日 1 剂,分 2 次食用。

第四节　阴道炎药食兼用品食疗

一、阴道炎龙胆草食疗方

龙胆草性寒味苦,具有泻肝胆实火、清下焦湿热等作用。以下阴道炎龙胆草食疗方,供酌情选用。

1. 龙胆草、栀子各 15 克,牛膝、黄芩、车前子(布包)各 10 克,大米 100 克,白糖适量。前 5 味水煎取汁,入大米煮成粥,加白糖调味即可。每日 1 剂,分 2 次食用。具有清热利湿、除湿止带等作用,适用于湿热下注型阴道炎。

2. 龙胆草、土茯苓各 15 克,黄柏、苍术各 10 克,粟米、粳米各 60 克,白糖适量。前 4 味水煎取汁,入粟米、粳米煮成粥,加白糖调味即可。每日 1 剂,分 2 次食用。具有清热利湿、除湿止带等作用,适用于湿热下注型阴道炎。

3. 龙胆草、茵陈各 15 克,茯苓、黄柏各 10 克,薏苡仁、粟米、大米各 30 克,白糖适量。前 4 味水煎取汁,入薏苡仁、粟米、大米煮成粥,加白糖调味即可。每日 1 剂,分 2 次食用。具有清热利湿、除湿止带等作用,适用于湿热下注型阴道炎。

二、阴道炎苦参食疗方

苦参性寒味苦,具有清热燥湿、杀虫止痒、利水等作用。以下阴道炎苦参食疗方,供酌情选用。

1. 苦参、龙胆草各 15 克,栀子、黄柏各 10 克,芡实、大米各 30 克,白糖适量。前 4 味水煎取汁,入芡实、大米煮成粥,加白糖调味即可。每日 1 剂,分 2 次食用。具有清热利湿止带等作用,适用于湿热蕴结型阴道炎。

2. 苦参、夏枯草各 20 克,土茯苓、苍术、牛膝各 12 克,大米 100 克,白糖适量。前 5 味水煎取汁,入大米煮成粥,加白糖调味即可。每日 1 剂,分 2 次食用。具有清热利湿、除湿止带等作用,适用于湿热下注型阴道炎。

3. 苦参、金银花、土茯苓各 15 克,椿根皮各 12 克,绿豆 30 克,大米 60 克,冰糖适量。前 4 味水煎取汁,入大米煮化,入绿豆煮至粥将成,加冰糖煮成粥即可。每日 1 剂,分 2 次食用。具有清热解毒、化湿止带等作用,适用于热毒炽盛型阴道炎。

三、阴道炎凤尾草食疗方

凤尾草性寒味甘淡微苦,具有清热利湿、凉血止痢等作用。以下阴道炎凤尾草食疗方,供酌情选用。

1. 凤尾草、茵陈各 15 克,车前草、黄柏各 10 克,大米 100 克,白糖适量。前 4 味水煎取汁,入大米煮成粥,加白糖调味即可。每日 1 剂,分 2 次食用。具有清热利湿止带等作用,适用于湿热蕴结型阴道炎。

2. 凤尾草、龙胆草各 15 克,苍术、川牛膝各 10 克,粳米 100克,白糖适量。前 4 味水煎取汁,入粳米煮成粥,加白糖调味即可。每日 1 剂,分 2 次食用。具有清热利湿、除湿止带等作用,适用于湿热下注型阴道炎。

3. 凤尾草、蒲公英各 20 克,土茯苓、野菊花各 12 克,赤小豆、大米各 60 克,冰糖适量。前 4 味水煎取汁,入赤小豆煮化,入大米煮至粥将成,加冰糖煮溶成粥即可。每日 1 剂,分 2 次食用。具有清热解毒、化湿止带等作用,适用于热毒炽盛型阴道炎。

四、阴道炎黄柏食疗方

黄柏性寒味苦,具有清热燥湿、泻火解毒、利水等作用。以下阴道炎黄柏食疗方,供酌情选用。

1. 黄柏、苍术各 12 克,茵陈、车前草各 10 克,大米 100 克,白糖适量。前 4 味水煎取汁,入大米煮成粥,加白糖调味即可。每日1 剂,分 2 次食用。具有清热利湿止带等作用,适用于湿热蕴结型阴道炎。

2. 黄柏、牛膝各 12 克,土茯苓、夏枯草各 15 克,粳米 100 克,白糖适量。前 4 味水煎取汁,入粳米煮成粥,加白糖调味即可。每日 1 剂,分 2 次食用。具有清热利湿、除湿止痒等作用,适用于湿热下注型阴道炎。

3. 黄柏、苍术、牛膝各 10 克,苦参、冬瓜皮各 30 克,冬瓜块(去皮)300 克,葱、姜、食盐、味精、高汤各适量。前 5 味水煎取汁,入冬瓜块、高汤煮至冬瓜块酥熟,加各味调料和匀即可。每日 1剂,分 2 次佐餐食用。具有清热利湿、除湿止带等作用,适用于湿热下注型阴道炎。

五、阴道炎猪苓食疗方

猪苓性平味甘,具有淡渗利湿等作用。以下阴道炎猪苓食疗方,供酌情选用。

1. 猪苓、茯苓、苦参各 12 克,车前子(布包)、黄柏各 10 克,大米、粟米各 60 克,白糖适量。前 5 味水煎取汁,入大米、粟米煮成粥,加白糖调味即可。每日 1 剂,分 2 次食用。具有清热利湿止带等作用,适用于湿热蕴结型阴道炎。

2. 猪苓、泽泻、龙胆草各 12 克,黄芩、黄柏各 10 克,冬瓜块(去皮)300 克,葱、姜、食盐、味精、高汤各适量。前 5 味水煎取汁,入冬瓜块、高汤煮至冬瓜块酥熟,加各味调料和匀即可。每日 1 剂,分 2 次佐餐食用。具有清热利湿止带等作用,适用于湿热蕴结型阴道炎。

3. 猪苓、苍术、土茯苓各 12 克,西瓜皮 50 克,大米 100 克,白糖适量。前 4 味水煎取汁,入大米煮成粥,加白糖调味即可。每日 1 剂,分 2 次食用。具有清热利湿止带等作用,适用于湿热蕴结型阴道炎。

六、阴道炎土茯苓食疗方

土茯苓性平味甘淡,具有祛湿解毒、止带等作用。以下阴道炎土茯苓食疗方,供酌情选用。

1. 土茯苓、猪苓各 12 克,柴胡、车前草各 10 克,薏苡仁 30 克,大米 60 克,白糖适量。前 4 味水煎取汁,入薏苡仁煮化,入大米煮成粥,加白糖调味即可。每日 1 剂,分 2 次食用。具有疏肝清肝、健脾除湿等作用,适用于肝郁脾湿型阴道炎。

2. 土茯苓、茯苓各 12 克,栀子、香附各 10 克,山药丁(去皮)50 克,粳米 100 克,白糖适量。前 4 味水煎取汁,入粳米煮化,入山药丁煮成粥,加白糖调味即可。每日 1 剂,分 2 次食用。具有疏肝清肝、健脾除湿等作用,适用于肝郁脾湿型阴道炎。

3. 土茯苓、青皮、佛手各 12 克,大枣 10 个,白扁豆 30 克,大米 100 克,白糖适量。前 4 味水煎取汁,入白扁豆煮化,入大米煮成粥,加白糖调味即可。每日 1 剂,分 2 次食用。具有疏肝清肝、健脾除湿等作用,适用于肝郁脾湿型阴道炎。

七、阴道炎鸡冠花食疗方

鸡冠花性寒味甘,具有凉血止血、止带止淋等作用。以下阴道炎鸡冠花食疗方,供酌情选用。

1. 鸡冠花 30 克,黄柏、牛膝各 10 克,白果仁 10 个,大米 100 克,白糖适量。前 3 味水煎取汁,入大米煮化,入白果仁煮成粥,加白糖调味即可。每日 1 剂,分 2 次食用。具有清热利湿、除湿止带等作用,适用于湿热下注型阴道炎。

2. 鸡冠花 20 克,苦参、车前草各 12 克,苍术 10 克,粳米 100 克,白糖适量。前 4 味水煎取汁,入粳米煮成粥,加白糖调味即可。每日 1 剂,分 2 次食用。具有清热利湿止带等作用,适用于湿热蕴结型阴道炎。

3. 鲜鸡冠花(切小块)60 克,金银花、土茯苓各 15 克,蚌肉片 150 克,料酒、葱、姜、食盐、味精、植物油各适量。金银花、土茯苓水煎取汁,入鸡冠花、蚌肉片煮至蚌肉片熟,加各味调料煮至蚌肉片入味即可。每日 1 剂,分 2 次佐餐食用。具有清热解毒、化湿止带等作用,适用于热毒炽盛型阴道炎。

第五节　阴道炎食品食疗

一、阴道炎白扁豆食疗方

白扁豆性平味甘,具有补脾除湿、消暑解毒等作用。以下阴道炎白扁豆食疗方,供酌情选用。

1. 白扁豆、山药丁(去皮)、大米各 30 克,柴胡、栀子各 10 克,白糖适量。柴胡、栀子水煎取汁,入白扁豆、大米煮化,入山药丁煮成粥,加白糖调味即可。每日 1 剂,分 2 次食用。具有疏肝清肝、健脾除湿等作用,适用于肝郁脾湿型阴道炎。

2. 干白扁豆花、鸡冠花、香附、车前草各 10 克,薏苡仁 30 克,粳米 100 克,白糖适量。前 4 味水煎取汁,入薏苡仁煮化,入粳米煮成粥,加白糖调味即可。每日 1 剂,分 2 次食用。具有疏肝清热、健脾祛湿等作用,适用于肝郁脾湿型阴道炎。

3. 鲜白扁豆花、水发黑木耳各 30 克,苍术、牛膝各 10 克,鲜嫩芹菜段 300 克,食盐、味精、色拉油各适量。苍术、牛膝水煎取汁,加其余各味煮至水发黑木耳、鲜嫩芹菜段熟入味即可。每日1剂,分2次佐餐食用。具有清热利湿止带等作用,适用于湿热下注型阴道炎。

二、阴道炎冬瓜仁食疗方

冬瓜仁性凉味甘,具有清热渗湿、滑痰止带等作用。以下阴道炎冬瓜仁食疗方,供酌情选用。

1. 冬瓜仁30克,白术12克,山药丁(去皮)、芡实、大米各30克,白糖适量。前2味水煎取汁,入芡实、大米煮化,入山药肉丁煮成粥,加白糖调味即可。每日1剂,分2次食用。具有健脾渗湿止带等作用,适用于脾湿型阴道炎。

2. 冬瓜仁30克,龙胆草25克,黄柏10克,冬瓜块(去皮)300克,葱、姜、食盐、味精、高汤各适量。前3味水煎取汁,入冬瓜块、高汤煮至冬瓜块酥熟,加各味调料煮至冬瓜块入味即可。每日1剂,分2次佐餐食用。具有清热利湿止带等作用,适用于湿热蕴结型阴道炎。

3. 冬瓜仁、冬瓜皮各30克,苍术、黄柏、牛膝各10克,大米100克,白糖适量。前5味水煎取汁,入大米煮成粥,加白糖调味即可。每日1剂,分2次食用。具有清热利湿、除湿止带等作用,适用于湿热下注型阴道炎。

三、阴道炎香椿头食疗方

香椿头性温味甘辛,具有健脾开胃、止带等作用。以下阴道炎香椿头食疗方,供酌情选用。

1. 香椿头小段、薏苡仁、大米各30克,柴胡、白术各10克,白糖适量。柴胡、白术水煎取汁,入薏苡仁、大米煮至粥将成,加香椿头小段、白糖和匀煮成粥即可。每日1剂,分2次食用。具有疏肝清肝、健脾除湿等作用,适用于肝郁脾湿型阴道炎。

2. 香椿头小段30克,香附、车前草各10克,鲜山药丁(去皮)、赤小豆、粳米各30克,白糖适量。香附、车前草水煎取汁,入赤小豆、粳米煮化,入鲜山药丁煮至粥将成,加香椿头小段、白糖和匀煮成粥即可。每日1剂,分2次食用。具有疏肝清肝、健脾除湿等作用,适用于肝郁脾湿型阴道炎。

3. 香椿头小段、绿豆、大米各30克,佛手、青皮各10克,白糖适量。佛手、青皮水煎取汁,入大米煮化,入绿豆煮至粥将成,加香椿头小段、白糖和匀煮成粥即可。每日1剂,分2次食用。具有疏肝清肝、健脾除湿等作用,适用于肝郁脾湿型阴道炎。

四、阴道炎荠菜食疗方

荠菜性味、功用见前文介绍。以下阴道炎荠菜食疗方,供酌情选用。

1. 荠菜500克,陈皮丝、佛手丝各10克,白豆腐干丝100克,食盐、味精、麻油各适量。荠菜入沸水焯透沥干,切细末,待用;陈皮丝、佛手丝、白豆腐干丝分别入沸水焯熟,沥干入盘,加其余各味拌匀即可。每日1剂,分2次佐餐食用。具有疏肝清肝、健脾除湿等作用,适用于肝郁脾湿型阴道炎。

2. 荠菜花、香附、青皮各10克,薏苡仁、大米各60克,白糖适量。前3味水煎取汁,入薏苡仁煮化,入大米煮成粥,加白糖调味即可。每日1剂,分2次食用。具有疏肝清肝、健脾除湿等作用,适用于肝郁脾湿型阴道炎。

3. 荠菜粗末、粳米、鲜山药丁(去皮)各60克,栀子、青皮、白术各10克,白糖适量。栀子、青皮、白术水煎取汁,入粳米煮化,入荠菜粗末、鲜山药丁煮成粥,加白糖调味即可。每日1剂,分2次食用。具有疏肝清肝、健脾除湿等作用,适用于肝郁脾湿型阴道炎。

五、阴道炎乌鸡食疗方

乌鸡性味、功用见前文介绍。以下阴道炎乌鸡食疗方,供酌情选用。

1. 乌鸡肉丁60克,水发黑木耳、淡菜各30克,芡实、大米各60克,食盐、味精、高汤各适量。芡实、大米、高汤入锅,加水适量,煮至芡实、大米化,入前3味煮成粥,加食盐、味精调味即可。每日

1剂,分2次食用。具有补肾健脾、祛湿止带等作用,适用于肾虚脾湿型阴道炎。

2. 乌鸡块200克,栀子、柴胡、薏苡仁、茯苓各10克,料酒、葱、生姜、食盐、味精各适量。栀子、柴胡、薏苡仁、茯苓水煎取汁,入乌鸡块、料酒、葱、生姜煮至乌鸡块酥熟,加食盐、味精调味即可。每日1剂,分2次佐餐食用。具有疏肝清肝、健脾除湿等作用,适用于肝郁脾湿型阴道炎。

3. 乌鸡肉丁、粳米、糯米各60克,龙胆草、黄柏、土茯苓各12克,料酒、葱、姜、食盐、味精各适量。龙胆草、黄柏、土茯苓水煎取汁,入粳米、糯米煮化,入乌鸡肉丁、料酒、姜煮至粥将成,加葱、食盐、味精和匀煮成粥即可。每日1剂,分2次食用。具有清热利湿止带等作用,适用于湿热蕴结型阴道炎。